国家卫生健康委员会"十四五"规划教材

全国高等职业教育教材

供老年保健与管理专业用

U0658765

老年人综合能力评估

主　编　赵文星

副主编　杨术兰　杨　芳　喻秀丽

编　者（以姓氏笔画为序）

方　欣（安徽医学高等专科学校）

冯晓敏（河南护理职业学院）

杨　芳（毕节医学高等专科学校）

杨术兰（重庆三峡医药高等专科学校）

宗胜蓝（苏州卫生职业技术学院）

赵文星（菏泽医学专科学校）

徐珍珍（宁波卫生职业技术学院）

喻秀丽（重庆医科大学附属第一医院）

谢　燕（重庆医科大学附属第一医院）

蔡巧英（菏泽医学专科学校）

人民卫生出版社

·北京·

图书在版编目（CIP）数据

老年人综合能力评估 / 赵文星主编 . —北京：人民卫生出版社, 2022.6 （2025.5重印）

ISBN 978-7-117-32782-4

Ⅰ. ①老…　Ⅱ. ①赵…　Ⅲ. ①老年人–健康状况–评估– 高等职业教育–教材　Ⅳ. ①R161.7

中国版本图书馆 CIP 数据核字（2021）第 267770 号

人卫智网	www.ipmph.com	医学教育、学术、考试、健康，购书智慧智能综合服务平台
人卫官网	www.pmph.com	人卫官方资讯发布平台

老年人综合能力评估
Laonianren Zonghe Nengli Pinggu

主　　编：赵文星

出版发行：人民卫生出版社（中继线 010-59780011）

地　　址：北京市朝阳区潘家园南里 19 号

邮　　编：100021

E - mail：pmph @ pmph.com

购书热线：010-59787592　010-59787584　010-65264830

印　　刷：天津市光明印务有限公司

经　　销：新华书店

开　　本：850×1168　1/16　印张：15

字　　数：475 千字

版　　次：2022 年 6 月第 1 版

印　　次：2025 年 5 月第 7 次印刷

标准书号：ISBN 978-7-117-32782-4

定　　价：60.00 元

打击盗版举报电话：010-59787491　E-mail：WQ @ pmph.com

质量问题联系电话：010-59787234　E-mail：zhiliang @ pmph.com

数字融合服务电话：4001118166　E-mail：zengzhi @ pmph.com

出版说明

随着社会的发展,人们的生活水平不断提高,人口老龄化已经成为世界上大多数国家人口发展过程中的普遍现象。社会迫切需要大批的经过专业教育,具有良好职业素质,具有扎实的老年护理与保健知识,具有较强的操作技能和管理水平的高素质技术技能型人才。

老年保健与管理专业作为培养国家紧缺型养老服务技术技能人才的新专业,于 2015 年列入教育部《普通高等学校高等职业教育(专科)专业目录》。2019 年以来,《国家职业教育改革实施方案》和《国务院办公厅关于推进养老服务发展的意见》等一系列文件的颁布为高等职业教育老年保健与管理专业的发展提出了要求并指明了方向。

为推动老年保健与管理专业的发展和学科建设,规范老年保健与管理专业的教学模式,适应新时期老年保健与管理专业人才培养的需要。在 2019 年 8 月教育部公布了《高等职业学校老年保健与管理专业教学标准》以后,人民卫生出版社在全国广泛调研论证的基础上,启动了全国高等职业教育老年保健与管理专业第一轮规划教材编写工作。

本套教材编写紧密对接新时代健康中国高质量卫生人才培养需求,坚持立德树人,德技并修,推动思想政治教育与技术技能培养融合统一,深入贯彻课程思政,在编写内容中体现人文关怀和尊老敬老的中华传统美德。教材遵循技术技能型人才成长规律,编写人员不仅包括开设老年保健与管理专业院校的一线教学专家,还包括来自企业的一线行业专家,充分发挥校企合作的优势,体现"双元"的职业教育教材编写模式。教材编写团队精心组织教材内容,优化教材结构,积极落实卫生职业教育改革发展的最新成果,创新编写模式,从而推动现代信息技术与教育教学深度融合。

本轮教材编写的基本原则:

1. 符合现代职业教育对高素质老年保健与管理专业人才的需求 教材融传授知识、培养能力、提高技能、提升素质为一体,注重职业教育人才德能并重、知行合一和崇高职业精神的培养。重视培养学生的创新、获取信息及终身学习的能力,突出教材的启发性,为建设创新型国家提供人才支撑。

2. 体现衔接与贯通的职教改革发展思路 教材立足高职专科层次学生来源及就业面向,实现教材内容的好教、好学、好用。突出教材的有机衔接与科学过渡作用,并将职业道德、人文素养教育贯穿培养全过程,为中高衔接、高本衔接的贯通人才培养通道做好准备。

3. 与职业技能等级证书标准紧密接轨 职业技能等级证书标准以岗位需求为导向,注重多个学科的交融与交叉,是教学应达到的基本要求。因此教材内容和结构设计与职业技能等级证书考核要求和标准紧密结合,从而促进与 1+X 证书制度的有效融合,提高学生职业素养和技能水平,提升养老服务与管理人才培养质量。

本套教材共 9 种,供高等职业教育老年保健与管理专业以及相关专业选用。

前　言

我国是较早进入老龄化社会的发展中国家。至 2019 年底,我国 60 岁及以上人口有 25 388 万人,占总人口的 18.1%,其中 65 周岁及以上人口有 17 603 万人,占总人口的 12.6%,老龄化形势严峻。国家出台了多项政策"提升医养结合服务能力,推动居家、社区和机构养老融合发展",以应对正在加速的人口老龄化趋势。

在为老年人健康养老服务的过程中,老年人综合能力评估是为老年人服务的核心技术之一。从全面关注与老年人健康和功能状况相关的问题入手,从躯体功能、健康状况、精神心理、社会支持、经济情况、生活质量等多个层面对老年人进行全面综合评估,在确定其康养、医疗和照护目标的基础上,为老年人制订出综合的康养、医疗和照护计划或随访计划。老年人综合能力评估现已成为老年康养服务相关研究、教学与实践中必不可少的工具之一。

我国老年保健与管理专业自开设以来,老年人综合能力评估课程教材的选用困扰了许多教师。原有的一部分老年评估教材多偏重于老年医学或老年护理,不适应现代社会对老年人的理解。老年人正常的增龄性生理变化不能作为疾病来评估,老年人作为一个正常的生理变化个体,不宜作为病患看待。为此,我们根据老年人在生理变化、社会活动、心理因素等方面的特点,组织老年医学、老年护理、康复保健、老年心理以及社会学等方面的专家,按照老年保健与管理专业国家专业教学标准要求,综合目前国内外常用的老年人综合评估技术和理论,兼顾实际工作需要,加以系统化整理描述,共同完成了老年人综合能力评估教材的编写。

本书在内容上贯穿国家医养结合养老政策,使之既能作为学生使用的理论教材,增强学生对老年人综合能力评估理论和技术的理解,使学生在掌握知识的同时能够提高认识和处理工作中遇到的实际问题的能力,又能作为工具书,在日常医养工作中方便读者查阅使用。

由于我们的水平有限,在教材编写中存在不当之处,请广大读者惠予指正,谨致谢意。

赵文星

2021 年 5 月 22 日

目 录

第一章　数字内容

学习目标

1. 掌握：老年人综合能力评估概念、评估原则、老年人健康标准。
2. 熟悉：老年人综合能力评估内容。
3. 了解：老年人各系统病理生理特点。
4. 学会：老年人综合能力评估的基本方法。
5. 具有：尊老、助老意识和较强的人际沟通能力。

　　随着经济和社会的发展，人类的预期寿命逐步延长，人口老龄化成为一大社会问题。预计到2050年，我国人口老龄化将达到最高峰，65岁及以上老年人口占比将接近30%。人口老龄化是现代社会的一大挑战。由于老年人口比例的不断增长，与老龄化相关的问题也逐步显现。随着医学的进步和人们健康观念的改变，如何满足老年人的健康需求成为研究的重点。为准确了解老年人的身心状况，进而提供更恰当的康养服务和健康支持，对老年人进行科学的综合评估就显得尤为重要。

第一节　老年人综合能力评估

一、老年人综合能力评估概念

　　老年人作为一个特殊的群体，面临着诸多的躯体、心理和社会问题，三者共同影响老年人的健康状况。老年人综合能力评估是以一系列评估量表为工具，从老年人的医学问题、认知功能、躯体状态、心理情感、社会支持、生活环境等多方面进行全面详细评估，从而明确老年人康养服务和健康支持的目标和重点。

　　老年人综合能力评估是一个诊断评估过程，同时也是一个康养干预过程，其目的是改善或恢复老年人的功能状态，尽量保持其生活自理能力、提高其生活质量。老年人综合能力评估的目的主要包括通过全面了解老年人疾患、躯体功能、精神心理、经济社会支持系统等情况，制订符合老年人当下情况的照护或养护干预措施；及早发现老年人潜在的问题和缺陷，便于早期介入干预，防止不良事件发生，从而改善或维持老年人最优状态；老年人综合能力评估不是一次性过程，而是一种跟踪服务，适时再评估老年人各项功能变化，用于调整照护诊疗方案，持续为老年人提供合适的康养服务。

二、老年人综合能力评估适合人群

　　一般认为，老年人综合能力评估的实施人群无明显界定，只要能够通过老年人综合能力评估的实施,综合分析老年人的各种功能状态,为老年人的医疗养护、日常生活、文体活动、社会交往等提供评估分析和干预建议,并能从中获益的人群都可以进行评估。

适合实施评估的人群:①合并多种慢性疾病、多重用药的老年人;②存在或可能存在老年综合征者,例如出现认知问题、情绪障碍、眩晕、跌倒等情况;③因急性疾病而出现功能下降,需要他人协助或照顾的老年人;④经过急性期医院住院治疗,功能有一定程度下降的老年人;⑤存在便秘、营养不良、压力性损伤等常见老年照护问题的老年人;⑥存在居住环境、社会环境和文化环境不良的老年人;⑦存在社会支持问题的老年人,例如独居、丧偶等;⑧80岁以上的高龄老年人,需要全面了解其心身健康问题,并有针对性干预;⑨需要或已经入住护养机构的老年人;⑩年龄相对年轻、功能基本健全的老年人可以根据个人需要进行评估。

对于智力完全丧失或功能完全缺失、绝对卧床的老年人,如重病卧床老年人或者处于急危重症中的老年人不适宜进行老年人综合能力评估,而应该进行医学检查评估。

三、老年人综合能力评估应用原则

在实际工作中,对所面向的全体老年人都进行全面评估是不现实的,评估内容需要根据老年人自身状态及需求的不同和实施的地点而异,可相应的进行繁简区分,最大限度满足老年人的个体化需求。

(一)不同场所的老年人评估侧重点不同

对于因患急性疾病住院的老年人,在病情稳定之后就要评估其功能状态,从而为其制订康复计划;对于即将恢复出院的老年人,要持续对其进行社会支持系统和居家环境评估;对于居住在护养机构中的老年人,要重点关注他们的自理能力、营养状况、跌倒和压力性损伤风险等;对于居住在社区中的老年人,要重点关注慢性疾病、用药情况和老年综合征情况。

(二)不同健康状态老年人的评估侧重点不同

对于生活可以自理的老年人,应重点评估其慢性疾病管理,从而预防机体功能下降,同时也要详细评估老年综合征情况;对于机体功能部分下降、部分自理的老年人,应重点评估其功能状况,同时还要评估老年综合征、社会支持以及居家安全情况,尽可能提供适宜帮助,尽可能延后其入住护养机构时间;对于无法自理的老年人,应重点评估其社会支持系统和经济支持情况,是否有长期照料需求,是否接受居家养老的形式,根据评估情况协助老年人家属确立护养目标,联系养老场所。

四、老年人综合能力评估内容

考虑到老年人在疾病谱、社会支持环境和功能状态的异质性,老年人综合能力评估超越了通常疾病诊断范围,评估内容比较广泛,主要包括一般医学评估、躯体功能评估、精神心理评估、社会评估、环境评估、生活质量评估和老年综合征的评估。

(一)一般医学评估

一般医学评估包括慢病诊断和治疗、用药核查以及老年综合征。它是一种以疾病为中心的评估模式,评估的目的在于了解老年人患病种类及程度,评估的方法是通过采集完整既往病史、家族史、生活方式等,并结合实验室检查、影像学检查和其他特殊检查等,最后得出疾病诊断并做好详细治疗记录的评估过程。

(二)躯体功能评估

因衰老和疾病的影响,老年人机体功能常有各种不同程度的下降,躯体功能评估是功能评估的主要部分,包括日常生活活动(activities of daily living,ADL)、平衡与步态、关节活动程度、营养状况、视力和听力、吞咽功能和失能程度等的评估。在躯体评估中,最重要的是ADL评估,具体可分为基本ADL评估和工具性ADL评估。基本ADL评估内容包括生活自理活动和开展功能性活动的能力,例如移位、穿衣、平地行走、洗漱、尿便控制、上下楼梯、进餐、沐浴等,此项可以通过直接观察或询问进行评估;工具ADL评估包括独立用药、理财、购物、交通、社交等能力的评估。ADL主要评估的是个人生活自理能力和活动能力,评估时需要详细询问老年人能否独立完成上述任务,是否需要他人帮助,需要评估老年人对辅助器具的使用情况,包括使用辅助设施的类型、时间长短和在什么情况下使用。

（三）精神心理评估

精神心理评估主要包括认知功能评估、妄想评估、情绪和情感等的评估。一般经常使用的筛查工具：画钟测验、简易智能评估量表、简易操作智能问卷和蒙特利尔评估量表。

（四）社会评估

社会评估主要对老年人的社会适应能力、社会支持网络、社会资源的利用，以及经济状况、文化背景、特殊需求等方面的评估，同时还应从老年人是否被遗弃、被忽视、被不公正对待等方面评估老年人的受虐情况，所有的评估都将有益于护养计划的制订。在社会评估中，社会工作者应当发挥主要作用，应高度重视老年人的个性化需求，重视老年人的个人价值观、宗教信仰和临终遗愿。

（五）环境评估

环境评估是指对老年人生存的社会环境、物理环境、精神环境、文化环境的评估，在物理环境的评估中，老年人的居家安全评估是最重要的，常用家庭危险因素评估工具进行环境评估。

（六）生活质量评估

对衡量老年人的幸福感有着重要意义，每一位老年人在生活习惯、生理功能、精神状态、经济状况、社会支持、信仰文化等方面都具有非常大的差异，老年社会工作者和服务人员应当充分考虑这些问题，对老年人做出客观全面的评价。目前常用的评估工具包括36项健康调查简表、生活满意度指数量表、诺丁汉健康量表和欧洲五维健康量表等。

（七）常见老年问题和老年综合征评估

常见的老年问题包括压力性损伤、便秘、肺栓塞、深静脉血栓、肢体残疾和临终关怀等，常见的老年综合征包括跌倒、痴呆、尿失禁、晕厥、帕金森综合征、失眠等。对上述问题的评估主要通过多学科整合管理团队的协调，共同为老年人制订综合的诊疗、康复和照护计划，尽可能减少老年残疾或其他不良事件的发生，最大限度提高老年人的生活质量。

五、老年人综合能力评估的实施形式

老年人综合能力评估在实践中有多种实施形式，概括地讲，可根据评估的目的、场所和时间等进行分类。按评估时间分类：可分为入（住）机构前评估、入（住）院评估、出院评估和追踪评估等。按评估目的分类：可分为诊疗评估、康复评估、护理评估、用药评估和活动评估等。按评估场所分类：可分为医院评估、社区评估、家庭评估、护养机构评估。

六、老年人综合能力评估的意义

老年人综合能力评估是老年康养服务的重要工作内容和方法，老年人综合能力评估是一个多学科诊断和治疗干预过程，对老年人的疾病、认知、心理、功能、经济和社会支持系统进行综合评估，进而制订全面可行的个体化康养服务方案。老年人综合能力评估的意义主要体现在：通过评估与反馈，可以提高护养机构服务质量，提高康养人员的服务水平；通过评估的实施和结果的汇总，能够为社会保障部门提出行动依据，充分发挥行政部门的引导作用，发挥社会工作者的主动性；通过评估后的结果分析和评估建议，可以提高老年人家庭成员的照护意识，帮助老年人做出正确抉择。

第二节　老年人病理生理特点

随着年龄的增长，由于生理、心理、社会和环境等方面的影响，人体不可避免地会老化，出现身体功能下降，各类疾病也逐渐增多，对老年人生活造成各种不利影响。老年病又称老年疾病，是指人在老年期所患的与衰老有关的，在各种原因的作用下单发或多发，并且有自身特点的疾病总称。老年人患病与儿童和成年人患病有明显差别，老年人患病不仅比年轻人多，而且有其特点，主要是因为进入老年期后，人体组织结构老化，各器官功能逐步下降，身体抵抗力逐步衰弱，活动能力降低，协同功能丧失。老年人中的慢性疾病患病率和致残率明显高于年轻人，老年人身体基本健康者不足三分之一。

一、老年病的分类及常见的老年病

(一)老年病的分类

临床常根据不同分类方式把老年病分为老年原发性疾病和继发性疾病、老年易感性疾病、常见性疾病及老年罕见病等。老年原发性疾病是指老年人特有的疾病,病因主要是正常机体在衰老过程中发生的组织结构和功能障碍,例如动脉硬化、阿尔茨海默病、失聪、前列腺肥大、帕金森病等;老年继发性疾病是指继发于其他老年病的病症,例如脑动脉硬化基础上继发的脑血管意外,即脑卒中;老年易感性疾病是指老年人容易罹患的疾病,在非老年人群中不易得病,例如白内障、肺气肿、骨质疏松等;老年常见性疾病是指老年人群的多发疾病,但是在非老年人群中也可能常见,例如高血压病、糖尿病、胆结石等;老年罕见性疾病是指老年人群中罕见疾病,主要包括儿童期的各种传染病,在老年人群中很少见。

(二)常见老年病

常见老年病见表1-1。

表1-1 常见老年病

系 统	疾 病	发 生 率
心血管	冠心病	49.6%~65.0%
	原发性高血压	42.5%~52.0%
	心律失常	32.0%~45.0%
呼吸系统	慢性支气管炎	43.1%~55.3%
	肺气肿	10.5%~13.1%
	肺心病	0.6%~8.0%
	陈旧性肺结核	18.0%~31.3%
消化系统	消化性溃疡	11.3%~26.0%
	慢性胃炎	11.9%~33.7%
	肝硬化	1.3%~7.0%
神经系统	脑血管意外	5.6%~7.0%
	震颤麻痹	1.3%
代谢内分泌系统	高脂血症	16.4%~43.8%
	糖尿病	20.5%~21.3%
	痛风	0.6%~1.5%
骨科	颈椎病	21.0%~32.5%
	肥大性脊柱炎	11.3%~55.0%
眼科	白内障	25.3%~35.0%
耳鼻喉科	失聪及听力障碍	15.6%~63.6%
肿瘤	恶性肿瘤	1.7%~2.5%

二、老年人疾病的特点

（一）老年人疾病症状不典型

老年人由于机体功能减弱,器官功能下降,对疾病引发的不适敏感性降低,给病情判断加大了难度。同时患有多种疾病的老年人往往不能准确反映病情,使得老年人的临床症状复杂且不典型,特别是患有认知症的老年人,由于认知障碍,他们无法正确表达自己的感受,这就导致老年人患病经常被漏诊或误诊。此外,老年人的病情发展多初期进展缓慢,后期恶化迅速,有时病情会在短时间内迅速恶化,严重危及老年人生命。熟悉老年人患病症状的不典型性,注意及时观察老年人生命体征、实验结果、辅助检查等,准确把握评估依据十分重要。

（二）多病共存

老年人罹患的疾病往往是多病共存,研究显示,60~69 岁平均患病 7.5 种,70~79 岁平均患病 7.8 种,80~89 岁平均患病 9.7 种,90 岁及以上平均患病 11.1 种,多病共存造成存在多重用药的情况,易发生医源性损伤,这就给及时准确评估带来了很大困难。因此,针对老年人疾病的评估应当与年轻人区别开来,要清楚老年人常见患病种类,权衡各类疾病的轻重缓急,根据每个人的个体情况,制订个性化治疗和康复方案,尽量减少老年人痛苦,提高老年人生活质量。

（三）病因复合、病情复杂

老年人由于多病共存,多种病因复合存在,互相重叠成因,多种病症重合,症状复杂多样,加之老年人免疫功能下降,对疾病及应激反应能力减退,药物敏感性降低,一旦发病,病情进展快、恶化急,治疗困难,预后不佳。例如老年肺炎的治疗就非常困难,如果对抗生素不敏感,很快就会继发呼吸衰竭、心力衰竭等,猝死发生率高,因此要加强监测,及时进行多学科会诊,做出准确评估,采取恰当措施,及时干预,降低死亡率。随着老年医学的不断发展,老年人综合能力评估技术越来越占据了重要位置。

（四）疾病治疗效果差、治愈率低

随着年龄的增长,老年人自身恢复功能降低,大多数疾病无法自愈,而且在多种疾病共存的情况下更会导致长久卧床或坐立,导致治愈效果差,致残率高,老年人自理能力降低,失能率提高,其病情对老年人的正常活动产生较大影响,摔伤和骨折的可能性增加。病死率高,人类病死率随着年龄的升高而升高,当人老到一定年龄时,身体各器官功能衰竭,也难以用某一种疾病来解释其死亡原因,但人类死亡还是以病死为主。

（五）老年护养工作十分重要

在老年病的治疗过程中,护养工作起着举足轻重的作用。老年护养是非常特殊且复杂的,护养工作直接对疾病恢复程度和速度产生影响。老年护养工作必须做到:疾病护理与功能康复相结合;生活照护和心理康复相结合;专业操作熟练与精心细心爱心相结合。

第三节 老年人健康标准

一、健康的概念

1948 年,世界卫生组织宪章中首次提出健康概念:健康不仅是生理和躯体上健全无疾病,而且还要具备健康的心理状态,社会适应状态良好。1977 年,世界卫生组织将健康概念确定为"不仅仅是没有疾病和身体虚弱,而是身体、心理和社会适应的完满状态"。20 世纪 90 年代,健康的含义注入了环境的因素,即健康为"生理 - 心理 - 社会 - 环境"四者的和谐统一。进入 21 世纪后,"健、康、智、乐、美、德"组成了更全面的"大健康"概念,成为幸福人生的更佳境界,也就是说,评价老年群体健康状况时的指标应包括躯体、社会、心理、经济、智力等方面。

老年人随着年龄的增长,维持人体生命活动的细胞、组织、器官和系统衰老,人体正常的生理功能会出现不同程度的下降,躯体健康的含义会出现与年轻人的不同。老年人生活中积累形成的独特情感、认知、体验等心理活动和行为特征会受躯体老化和功能衰退、社会角色的退出、家庭系统的变化等因素的影响,心理健康与社会适应问题也需要重视。老年人的社会角色的退出与转换,经济独立能力的缺失,生活环境的安全、适老化等多方面都会影响老年人的健康问题。

二、老年人健康标准

(一)健康老年人标准的5条建议

1982年中华医学会老年医学分会提出了有关健康老年人标准的5条建议,认为健康老年人是指主要的脏器没有器质性病理改变的老年人。1995年依据医学模式从生物医学模式向生物-心理-社会医学模式转变的要求,中华医学会老年医学分会又对这一标准进行了补充修定为10条,该标准侧重健康和精神心理等方面,但对健康相关危险因素、社会参与度和社会贡献以及自我满意度方面涉及不全。1996年,中华医学会老年医学分会流行病学组发布了我国健康老年人的标准。伴随社会进步和疾病谱变化,2013年,中华医学会老年医学分会流行病学组发布了我国健康老年人的标准:

1. 重要脏器的增龄性改变未导致功能异常,无重大疾病,相关高危因素控制在与其年龄相适应的达标范围内,具有一定抗病能力。
2. 认知功能基本正常,能适应环境,处事积极乐观,自我满意或自我评价良好。
3. 能恰当处理家庭和社会人际关系,积极参与家庭社会活动。
4. 日常生活活动正常,生活自理或基本自理。
5. 营养状况良好,体重适中,保持良好的生活方式。

(二)老年人的健康标准

世界卫生组织从老年人躯体表现和处理事务能力方面制定了老年人的健康标准:

1. 有充沛精力,能从容不迫地担负日常生活和繁重工作,而且不感到过分紧张疲劳。
2. 处事乐观,态度积极,乐于承担责任,事无大小,不挑剔。
3. 善于休息,睡眠好。
4. 应变能力强,能适应外界环境各种变化。
5. 能够抵抗一般性感冒和传染病。
6. 体重适当,身体匀称,站立时,头、肩、臂位置协调。
7. 眼睛明亮,反应敏捷,眼睑不发炎。
8. 牙齿清洁,无龋齿,不疼痛,牙龈颜色正常,无出血现象。
9. 头发有光泽,无头屑。
10. 肌肉丰满,皮肤有弹性。

(三)中老年人身体健康标准的指标

祖国医学按照传统医学的理论,主要从人体器官和系统的功能进行评定,提出了中老年人身体健康标准的指标:

1. 眼有神　目光炯炯有神,说明精气神足,脏腑功能良好。
2. 声息和　声音洪亮有底气,说明发声器官、语言中枢、呼吸系统良好。
3. 前门松　排尿通畅,说明泌尿系统功能良好。
4. 后门紧　指肛门约束力较强。
5. 形不丰　保持体形匀称,不胖不瘦,保持标准体形。
6. 牙齿坚　保持口腔卫生,基本上无龋齿或其他口腔疾病,肾精充足。
7. 腰腿灵　保持每周3次以上运动,每次半小时,肌肉、骨骼运动灵活。
8. 脉形小　脉搏从容和缓、节律整齐,说明心脏和循环功能良好。
9. 饮食节　每日定时定量饮食,不挑食、不偏食,说明消化系统良好。
10. 起居准　能够按时起床和入睡,睡眠质量良好。

除了这些综合标准以外,国内外许多学者根据老年人生理、心理特点,分别制定了老年心理健康标准、社会道德健康标准、饮食健康标准等细化的健康标准指标,用于评估老年人各方面的状态,为老年人提供个性化的适合的康养服务。

三、老年人健康分级

根据我国 2013 年老年人健康标准和多家老年健康服务机构的研究,一般将老年人健康状况分为了 7 级,分别是健康、亚健康、慢病、急危重症、病损、失能和临终关怀。

(一)健康老年人

无任何明确诊断的躯体疾病,生活自理。社会适应能力良好。有一定兴趣爱好,心理状态正常,自我满意,自我认可,自我肯定,无抑郁、焦虑等心理疾病,能够正常参加社会活动。经济条件可以满足自给需求,社会经济支持力良好。

(二)亚健康老年人

身体有些病症介于正常和疾病之间,存在一些身体不适症状,但无明确诊断的慢性病史,有时需要药物治疗,存在潜在患病风险。心理状态尚可,无明显抑郁、焦虑倾向,自我满意度较高,能够参与一些社会活动,有较好的社会适应能力。生活质量较好,经济条件尚可,具备一定经济支持力。

(三)慢病老年人

存在明确诊断的慢性病史,需要较长时间药物治疗,无急危重症疾病出现,病情较平稳,无需住院治疗,生活基本自理。存在一种以上老年综合征表现,如跌倒、痴呆、尿失禁。出现一种以上老年照护问题,如压力性损伤、失眠、听力障碍、视力障碍。心理状态较差,产生抑郁、焦虑问题。社会参与度较低,社会适应能力减弱。

(四)急危重症老年人

急性病症具有明确诊断依据,对生命造成威胁,需要立即治疗,出现一种或以上重要器官或系统的急性病变,出现一种或以上明确诊断的重要脏器急性功能衰竭,出现一种或以上临床危象,如高血压危象、糖尿病危象、甲亢危象;有过严重疾病史且尚未完全康复的老年人;其他严重威胁老年人生命的疾病。

(五)病损老年人

病损是指因为某些疾病造成身体功能的损害,而这种损害是可恢复或可代偿的,具有康复的潜在性,经过康复治疗一般可以恢复完全自理或基本自理。具备以下前两项及其他任何一项都可以认定为病损:因急危重症入院治疗,身体功能尚未完全恢复;具有功能恢复的潜在性,在经过康复治疗后可能实现完全自理或基本自理;因手术或外伤,切除了部分脏器,例如胃、肾脏、肝脏,但是经过身体功能的代偿或辅助康复器具的使用生活能够自理的;存在某种身心功能缺陷,例如视力残疾、听力残疾等,但是可以通过使用康复辅具来实现生活自理的;其他情况引发,但不影响生活自理的。

(六)失能老年人

失能老年人是指丧失自理生活能力的老年人,部分丧失的称为半失能,完全丧失的称为完全失能。具备以下前两项及其他任何一项都可以认定为失能:经日常生活活动评估,分为轻度、中度、重度、极重度失能者;生活不能自理,需要提供长期照护服务的;心理状态欠佳,存在严重抑郁、焦虑、自杀倾向等心理问题;长期卧床,具有一定程度的老年综合征表现;具有一定认知功能障碍,基本无社会参与。

(七)临终老年人

具备以下前两项及其他任何一项都可以认定为老年人处于临终状态:被确诊患有难以治愈性疾病的;经老年人综合能力评估和生存期预测评估,预期寿命在 3~6 个月的;罹患恶性肿瘤,且处于晚期的。脑卒中并伴有严重并发症,生命处于危急状态的;衰老并伴有多种慢性疾病的;严重心肺疾病,病情危重的;多器官功能障碍,病情危重的;其他处于濒死状态的情形,如禁食、尿便失禁、目光呆滞、指甲变黑、呼吸困难或微弱。

第四节 老年人综合能力评估常用方法

通过老年人综合能力评估,掌握老年人各方面的需求,可以合理分配养老资源,科学规划市场供给,明确养老服务市场的供需情况,改善养老服务质量,更好地保障老年人权益。

一、老年人综合能力评估分类

根据综合能力评估使用场所不同,评估重点会有不同倾向,常用技术会有差别,通常分为3类:

1. 社区适用的老年人综合能力评估技术 为使老年人在日常生活中保持健康,需要进行一些简易评估,旨在筛查老年人健康状况,为老年人的康养方式提供依据并进行健康管理,主要技术包括日常生活活动(ADL)评估、老年抑郁量表(GDS)评估、认知功能评估、营养状况评估、跌倒风险评估和尿失禁评估。

2. 医院适用的老年人综合能力评估技术 为使患病老年人尽早康复,需要进行院内评估,旨在明确诊断,制订照护计划,主要技术包括一般医学评估、日常生活活动能力评估、认知功能评估、营养状况评估和老年综合征评估。

3. 护养机构适用的老年人综合能力评估技术 为及时了解老年人健康状况、生活自理能力和其他功能状况,为老年人制订适合的护养措施,需要对其进行评估,其中的技术主要包括日常生活活动评估、精神心理评估、营养状况评估、认知功能评估和社会行为健康评估。

二、老年人综合能力评估的沟通技巧与方法

(一)沟通技巧

一个良好的评估结果的取得不仅依靠合理的评估方案,而且还需要良好的评估技巧,它是综合评估活动顺利开展所必需的。良好的沟通是获得良好评估结果的必要过程,在沟通过程中不仅需要合适的语言,还需要眼神、手势、动作等来表达事实,建立良好的沟通通常采用一定的技巧:

1. 同理心 了解老年人的经历和性格特点,从老年人的角度看待和思考问题,给予老年人相应支持更容易引起共鸣。

2. 真诚 用坦诚的态度与老年人交往,脸上常带微笑。

3. 接纳 用爱心和体谅去接纳老年人,不要轻易拒绝。

4. 尊重 给予其明显的尊重与支持,近距离弯腰与老年人交谈;在老年人目之所及的地方,不要同其他人耳语,以免引发猜忌。

5. 积极主动 大多数老年人处于被动状态,要主动接近他们,让他们感受到关心和尊重,沟通语言尽量避免晦涩难懂的术语。

6. 耐心细致 耐心倾听老年人的故事,适当给予回应,在沟通时要注视着对方的眼睛,不要游走不定。

7. 个性化 每位老年人都是一个独特的个体,在进行沟通时要根据每个人不同特点做出适当回应。

8. 灵活对应 如果沟通不顺畅,应选择能够引起老年人共鸣的话题,避免提及老年人不喜欢的话题,与老年人建立信任关系之后再进行沟通。

9. 肯定 肯定老年人的价值和意义,赞美往往会使沟通更加顺畅。

(二)沟通方式

沟通常分为语言沟通和非语言沟通。语言沟通包括口头沟通,电话沟通和书面沟通等应用语言文字等进行沟通的方式。非语言沟通包括采用触摸、微笑、身体姿势等方式,在进行触摸时应注意尊重老年人的习惯,选择合适的触摸位置,通常最易接受的是手。同时,对于老年人的触摸应当给予正向反馈。当言语表达不清时可以用身体姿势加以补充,如招手、挥手、指出物品所在地。

（三）沟通时应注意的问题

沟通过程中不可随意给老年人饮食,例如患糖尿病、高血压病等老年人要控制饮食的种类和数量;沟通过程中要时刻注意老年人的身体状况和安全需求,避免意外发生;沟通过程中各工种要相互配合,团结协作;在离开前应当与老年人有礼貌地告别,并嘱托好离房前的生活活动,如排便、保暖等工作。

（赵文星）

第二章　一般医学评估

第二章
数字内容

学习目标

1. 掌握：老年人常见循环系统、神经系统、呼吸系统、消化系统、泌尿生殖系统、运动系统疾病及老年人急重症的评估内容、评估工具；老年人急重症的评分系统。

2. 熟悉：老年人常见循环系统、神经系统、呼吸系统、消化系统、泌尿生殖系统、运动系统疾病及老年人急重症的临床表现。

3. 了解：老年人循环系统、神经系统、呼吸系统、消化系统、泌尿生殖系统、运动系统解剖、生理变化及各系统常见疾病的病理学改变。

4. 学会：老年人常见循环系统、神经系统、呼吸系统、消化系统、泌尿生殖系统、运动系统疾病及老年人急重症的评估方法。

5. 具有：尊老、助老意识和较强的人际沟通能力，操作规范、关爱老年人。

导入情景

李爷爷，65岁，在某护养中心入住了5个月，近1周反复出现胸部疼痛，多在做活动时出现，并向左肩放射，经休息很快缓解。今日在散步时再次出现胸痛发作，持续约3分钟，休息后缓解。入住护养中心期间，进食好，大小便正常，睡眠可，体重无明显变化。既往有高血压病史6年，血压150~170/90~100mmHg，无冠心病史，无用药过敏史，吸烟20余年，其父有高血压病史。李爷爷此次血压为170/100mmHg，一般情况好，无皮疹，浅表淋巴结未触及，巩膜无黄染，心界不大，心率80次/min，律齐，无杂音，肺叩诊清音，无啰音，腹平软，肝脾未触及。

工作任务

为明确李爷爷出现的健康问题，请为李爷爷进行医学评估。

随着年龄的增长，老年人机体逐渐老化衰退，表现为组织更新与修复能力明显下降、器官生理功能逐渐减退、免疫功能下降、应激能力减弱。在机体老化衰退的基础上，老年疾病也相应发生，且呈现一人多病，临床表现不典型、病情急、进展快，并发症多、疗效差，病程长、恢复慢等特点，部分老年人的认知能力或沟通能力受限，病史的正确采集困难，容易造成漏诊或误诊。因此，老年人能力评估师必须全面掌握老年人一般医学评估的内容、方法、工具，做到耐心、细致、全面的评估，及时发现现存或潜在的疾病，以维护老年人的身心健康，提高晚年生活质量。

第一节　循环系统评估

随着年龄的增长,人体全身各器官、组织的老化相应发生,心血管系统的增龄改变对人体生命活动具有重要意义。近年资料显示,心、脑疾病分别为我国前十位死亡原因的第二和第三位,心、脑疾病死因总和一直占我国死亡构成的第一位。心血管疾病的死亡率和年龄相关,了解老年人心血管系统的解剖及生理变化特点,正确理解和处理老年心血管问题至关重要。

一、心脏功能评估

（一）老年人心脏的解剖生理特征

心脏老化又称"老化心""老年心"。心脏老化的过程从心肌组织的超微结构开始,最终导致解剖形态的变化,并引起心脏生理功能的改变。老年人心脏从基底到顶点的长度变短,主动脉根部右移和扩张,左心房扩大;老年人心包膜下的脂肪沉着增加,分布不均匀,心包胶原束随年龄增长而变直,心包变厚、僵硬使老年人左心室舒张期顺应性降低;老年人心脏退行性变造成二尖瓣瓣环钙化（mitral valve calcification, MAC）,常和主动脉瓣硬化相伴,患有 MAC 的老年人较易合并二尖瓣狭窄、关闭不全、心力衰竭、房颤、心脏传导系统疾病、脑卒中、冠心病等,心血管事件的发生率和死亡率增加。

（二）老年人心脏的功能老化特点

随着增龄,心脏老化将引起心脏功能的变化。老年人运动时最大心率随年龄下降,运动后恢复到静息心率的时间延长,对低氧血症和高碳酸血症的敏感性降低;老年人心音强度一般无明显改变,但常有肺气肿、脊柱后凸引起胸廓变形,使老年人的心脏位置发生变化,心音强度被掩盖,即使无明显心脏疾病或血流动力学异常改变的老年人,在听诊时心音会变弱或遥远,在心尖和主动脉瓣区常听到柔和的吹风样收缩期杂音;老年人每搏输出量一般比年轻人减少,冠脉血流量不能随运动强度的增加而增加。

（三）老年人心脏常见疾病的评估

1. 老年高血压　高血压是老年人常见病之一,是导致脑卒中、冠心病、心力衰竭、肾衰竭的发生率和死亡率升高的主要危险因素之一,严重影响老年人的健康和生活质量。老年高血压常表现为单纯收缩期高血压;血压波动大,易发生直立性低血压,并发症多且重。诊断标准:老年人（≥60 岁）未服用降压药物的情况下≥3 次非同日血压测定取得的平均值收缩压≥140mmHg 和 / 或舒张压≥90mmHg。

（1）症状:一般无特殊临床表现,多起病缓慢。常见症状有头晕、头痛、颈项板紧、疲劳、心悸等,呈轻度持续性,在紧张或劳累后加重,多数可自行缓解;也可出现视物模糊、鼻出血等症状。约 1/5 的老年人无症状,仅在测量血压或发生心、脑、肾等并发症时才被发现。

（2）体征:血压受季节、昼夜、情绪等因素影响较大。冬季血压较高,夏季较低;血压有明显昼夜波动,一般夜间血压较低,清晨起床活动后血压升高。老年人在家中的自测血压值往往低于诊所血压值。体格检查听诊时可有主动脉瓣听诊区第二心音亢进、收缩期杂音或收缩早期喀喇音,少数在颈部或腹部可听到血管杂音。

（3）恶性或急进型高血压:发病较急骤,血压显著升高,舒张压持续≥130mmHg;伴随头痛、视物模糊、眼底出血、渗出和视神经盘水肿;肾脏损害突出,表现为持续蛋白尿、血尿及管型尿,可伴肾功能不全;持续的恶性高血压可引发急性肾衰竭、脑卒中或心力衰竭等急危重症,预后不佳。

（4）并发症:高血压急症,指原发性或继发性高血压在病情发展过程中或某些诱因的作用下,血压急剧升高,病情迅速恶化,常伴有心、脑、肾功能障碍。高血压危象,在高血压病程中,由于周围血管阻力突然上升,血压明显升高,出现头痛、烦躁、眩晕、恶心、呕吐、心悸、呼吸急促及视物模糊等症状。高血压脑病,指在高血压病程中发生急性脑血液循环障碍,引起脑水肿和颅内压增高而产生的临床征象。高血压相关靶器官损害,未治的高血压增加血管损害的危险,累及小动脉（阻力血管）、中等动脉及大动脉（传输血管）。

用于分层的危险因素：①男性 >55 岁，女性 >65 岁；②吸烟；③血胆固醇 >5.72mmol/L，低密度脂蛋白 >3.3mmol/L，高密度脂蛋白 <1.0mmol/L；④早发心血管病家族史（一级亲属发病年龄 <50 岁）；⑤腹型肥胖（腹围：男性≥85cm，女性≥80cm），或体重指数 >28kg/m²；⑥高敏 C 反应蛋白≥1mg/dl；⑦缺乏体力活动。

用于分层的靶器官损害：心电图或超声心动图示左心室肥厚；颈动脉超声证实有动脉粥样斑块或内膜中层增厚≥0.9mm；血肌酐轻度升高：男性 115~133μmol/L，女性 107~124μmol/L；微量蛋白尿 30~300mg/24h。

用于分层的并发症：心脏疾病（心绞痛、心肌梗死、冠状动脉血运重建、心力衰竭等）；脑血管疾病（脑出血、缺血性脑卒中、短暂性脑缺血发作等）；肾脏疾病（糖尿病肾病，血肌酐升高，男性 >133μmol/L，女性 >124μmol/L，临床蛋白尿 >300mg/24h）；血管疾病（主动脉夹层、外周血管病）；高血压性视网膜病变（视网膜出血或渗出、视神经盘水肿）。

高血压分层评估见表 2-1。

表 2-1　高血压老年人心血管危险分层标准

其他危险因素	血　压		
	1 级（收缩压 140~159mmHg 或舒张压 90~99mmHg）	2 级（收缩压 160~179mmHg 或舒张压 100~109mmHg）	3 级（收缩压 ≥180mmHg 或舒张压 ≥110mmHg）
无其他危险因素	低危	中危	高危
1~2 个危险因素	中危	中危	极高危
3 个以上危险因素或糖尿病或靶器官损害	高危	高危	极高危
并存临床情况	极高危	极高危	极高危

2. 老年冠心病　冠状动脉粥样硬化性心脏病（coronary atherosclerotic heart disease，CHD）指冠状动脉粥样硬化使血管腔狭窄或阻塞，或 / 和因冠状动脉功能性改变（痉挛）导致心肌缺血缺氧或坏死而引起的心脏病，简称冠心病，亦称缺血性心脏病（ischemic heart disease）。老年冠心病多有长期的冠状动脉粥样硬化病史；病变多、严重且累及多支动脉；有长期的心肌缺血或陈旧性心肌梗死病史，心肌病变广泛并可伴有不同程度的心功能不全，常表现为心绞痛和心肌梗死。

（1）老年人心绞痛：指冠状动脉供血不足和 / 或心肌耗氧增加导致心肌暂时性缺血所致的发作性症候群，是冠心病的最常见类型。老年心绞痛表现常不典型：以发作性胸痛为主要临床表现，常放射至左肩、左臂内侧达无名指和小指，或至颈、咽或下颌部；胸痛常为压榨或紧缩性，偶伴濒死的恐惧感；持续 3~5 分钟可缓解；在停止原来诱发症状的活动后或舌下含服硝酸甘油缓解。运动试验是心肌耗氧与冠脉供血两者关系的动力学检查，对疑有冠心病和评价老年人运动耐量很有帮助；心脏超声和冠脉造影能显示心脏及冠脉病变部位和严重程度。

（2）老年人心肌梗死：急性心肌梗死（acute myocardial infarction，AMI）是在冠状动脉病变的基础上发生供血急剧减少或中断而导致心肌缺血性坏死，是冠心病的一种严重类型。老年人 AMI 可在临床症状、心电图和心肌酶学三方面表现不典型，疼痛最先出现，多发生于清晨，程度较重，持续时间较长，可达数小时或更长，休息和含服硝酸甘油多不能明显缓解，疼痛剧烈时常伴有恶心、呕吐等消化道症状；可出现各种心律失常，伴随血压下降。心电图是诊断 AMI 的重要依据，能够估计病情和判断预后。心肌酶学不典型：肌酸磷酸激酶（CKP）峰值低、出现迟、持续时间长；乳酸脱氢酶（LDH）峰值出现迟；丙氨酸转氨酶（AST）峰值出现迟、持续时间长。

3. 常见心律失常　老年心律失常是一种常见疾病，主要有各种期前收缩、心动过速、心房颤动与扑动、各种房室传导阻滞及病态窦房结综合征。心房颤动是老年人常见的心律失常，常表现为心室率快且极不整齐，多为 100~160 次 /min，心音强弱不等、脉搏短绌。老年人常患的各种心血管疾病易发生致命性心律失常。心电图是心律失常常用的评估手段,常见提前出现的异位 P' 波、宽大畸形的 QRS 波,T 波方向与 QRS 波主波方向相反等异常表现。

4. 心力衰竭(heart failure)　是任何心脏结构或功能异常导致心室充盈或射血能力受损,进而引起一系列病理生理变化的临床综合征。其主要临床表现为呼吸困难和乏力(活动耐量受限)以及液体潴留(肺淤血和水肿),是各种心脏病的严重和终末阶段。

(1)左心衰竭

1)症状:老年人常有运动性疲乏、运动耐力降低、呼吸困难(劳力性呼吸困难、夜间阵发性呼吸困难、端坐呼吸)、卧位性咳嗽等症状。

2)肺部体征:两肺或双肺底部湿啰音,伴或不伴有哮鸣音等。

3)心脏体征:左心室或左心房扩大,心率增快,心尖部舒张期奔马律,肺动脉瓣第二心音亢进等;交替脉;发绀;X 线胸片示中上肺野肺纹理增粗,或见到 Kerley 线,尤其是 B 线;左心室射血分数 <50% 或正常;左心室舒张末压 >18mmHg,肺毛细血管楔压 >17mmHg。具备上述指标越多诊断的确定性越强。

(2)右心衰竭

1)症状:腹胀、右上腹痛、食欲不振、恶心、嗳气、少尿、夜尿增多。

2)体循环淤血体征:颈静脉怒张、肝肿大、双下肢水肿、胸腔积液、腹水、心包积液。

3)心脏体征:心脏扩大,三尖瓣听诊区闻及舒张期奔马律。

4)X 线检查:可见心影增大、上腔静脉扩张及搏动,肺野可清晰(单纯右心衰竭)或淤血;颈静脉压超过 5mmHg。

(3)全心衰竭:同时有左心衰竭和右心衰竭的症状和体征,在右心衰竭时左心衰竭的症状可缓解。

(4)心力衰竭的分级:目前临床上广泛使用的心力衰竭程度分级系统是纽约心脏协会 1964 年通过的心力衰竭分类标准,又称为纽约心脏病学会心功能分级(NYHA 心功能分级),分级依据的是老年人活动受限程度(表 2-2)。

表 2-2　心力衰竭的 NYHA 心功能分级

I级:普通体力活动不引起异常的呼吸困难和疲劳
II级:休息状态下感觉正常,普通体力活动可引起呼吸困难和疲劳
III级:休息状态下感觉正常,但轻微体力活动可引起呼吸难和疲劳
IV级:休息状态下也可以发生呼吸困难和疲劳,任何体力活动均可使上述症状恶化

(5)辅助检查评估:普通胸部 X 线检查可查知心力衰竭的直接征象。左心衰竭 X 线检查可发现左心房、左心室扩大、肺淤血、肺间质水肿等征象,右心衰竭可有右心室、右心房扩大和上腔静脉阴影增宽。心电图检查主要为心脏房室肥大以及可能存在的各种心律失常。超声心动图用于评估心脏大小、心室壁厚度等功能状态。

二、血管功能评估

(一)血管的老化

血管是复杂的弹性管道系统,由储存血管(主动脉和大动脉)、分配血管(中等动脉、小动脉、微动脉)、交换血管(毛细血管网)和容量血管(小静脉、中静脉、大静脉)形成管道网络。除毛细血管,血管由内膜、中膜和外膜三层组成。血管系统的老化和病理变化在人体衰老和疾病的发生、发展中占有重要地位。

1. 主动脉的增龄变化　人体主动脉内膜从出生到年老要经过几度变迁而呈现肥厚。动脉老化的形态学特点:主动脉周径随增龄而增大;主动脉的弹性和伸展性随增龄而降低。总的变化是,人体的大动脉随增龄出现周径增大,伸展性降低,管壁增厚,并可见延长、屈曲、下垂。

2. 毛细血管网的增龄改变　随着增龄,毛细血管网也有明显的结构变化。单位面积内有功能的毛细血管数量减少;动、静脉支延长,常有动脉瘤样扩张;动脉支弯曲度增大,毛细血管血流减慢;毛细血管壁弹性降低,脆性增加。毛细血管内皮数量减少,距离扩大,毛细血管通透性降低,造成机体供氧不足。

3. 静脉系统的增龄变化　静脉系统的老化表现是血管壁增厚。静脉的老化有着与动脉老化相似的组织及生理改变。静脉老化的结果使血管床扩大,静脉壁张力和弹性降低,全身静脉压降低。增龄使大动脉血管弹性降低,阻力增加,静脉系统压力降低,正常心脏、血管间的血流动力学关系受到影响,心脏为推动血液循环耗能增多,可引起左心室代偿性肥大。

（二）外周血管疾病的评估

1. 动脉栓塞（arterial embolism）　动脉栓塞是指血块或进入血管内的异物成为栓子,随着血流冲入并停留在口径与栓子大小相似的动脉腔内,造成血流阻塞,引起急性缺血的临床表现。起病急,症状明显,进展迅速,预后严重,需紧急处理。动脉栓塞主要由血栓造成,中心源性常见,下肢比上肢常见,老年人多见。其一般医学评估如下:

（1）临床表现典型:表现为"5P"征,即疼痛（pain）、感觉异常（paresthesia）、麻痹（paralysis）、无脉（pulselessness）和苍白（pallor）。凡有心脏病史伴有心房颤动或其他心源性疾病,突然出现上述症状,即可做出临床诊断,并且可以估计栓塞的部位。

（2）皮肤测温试验:栓塞远侧肢体皮温降低并有冰冷感觉,用手指自趾或指端向近侧检查,常可扪到骤然改变的变温带。

（3）超声多普勒检查:探测肢体主干动脉搏动突然消失的部位,可对栓塞平面作出诊断。

（4）血浆 D- 二聚体:酶联免疫吸附测定法检查正常测定值 <200μg/L,D- 二聚体升高对诊断血栓形成有一定参考价值。

（5）实验室检查:当栓塞导致肢体缺血坏死,引起严重的代谢障碍时,可有高钾血症、肌红蛋白尿、代谢性酸中毒,最终导致肾衰竭。

（6）动脉造影:能了解栓塞部位,远侧动脉是否通畅,侧支循环状况以及是否有继发血栓形成等。

2. 原发性下肢静脉曲张　指单纯涉及大隐静脉、浅静脉伸长、迂曲而呈曲张状态。多发生于从事持久站立工作、体力活动强度高或久坐少动的人,老年人多见。一般医学评估如下:

（1）一般检查:Trendelenburg 试验:阳性提示有瓣膜功能不全或交通静脉瓣膜关闭不全;Perthes 试验:阳性表明深静脉不通畅;Pratt 试验:阳性表示有关闭不全的交通静脉。

（2）超声多普勒检查:是诊断下肢静脉曲张的常用方法,配合屏气试验更有助于临床评估。

（3）下肢活动静脉压测定:正常时,站立位活动后足背浅静脉压平均为 10~30mmHg,原发性下肢静脉曲张时足背浅静脉压为 25~40mmHg。

（4）静脉造影检查:可见到明显扩张、伸长、迂曲的静脉,准确判断病变性质。

3. 深静脉血栓形成　深静脉血栓形成指血液在深静脉腔内非正常凝结,阻塞静脉腔,导致静脉回流障碍,全身主干静脉均可发病,尤其多见于下肢。一侧肢体突然发生肿胀,伴有胀痛、浅静脉扩张,应怀疑有下肢深静脉血栓形成。一般医学评估如下:

（1）超声多普勒检查:采用超声多普勒检测仪,利用压力袖阻断肢体静脉,放开后记录静脉最大流出率,可以判断下肢主干静脉是否有阻塞。

（2）放射性核素检查:静脉注射的 ^{125}I 纤维蛋白原,可被新鲜血栓摄取,含量超过等量血液摄取量的 5 倍,可检测出早期形成的静脉血栓。用于高危老年人的筛选。

（3）下肢静脉顺行造影:直接显示静脉形态,做出诊断。主要 X 线征象:①闭塞或中断常见于血栓形成的急性期;②充盈缺损是血栓形成的直接征象,为急性静脉血栓形成的诊断依据;③血管再通指静脉管腔呈不规则狭窄或细小多支状,部分可显示扩张,甚至扩张扭曲状;④侧支循环形成表现为在邻近阻塞静脉的周围有排列不规则的侧支静脉显影。

（4）双侧下肢周径测量:大腿和小腿周径的测量点分别为髌骨上缘以上 15cm、以下 10cm 处,双侧相差 >1cm 有临床意义。

（5）血浆 D- 二聚体检查:正常测定值 <200μg/L,敏感性高而特异性差,急性肺栓塞时升高,有重要的排除诊断价值。

第二节 神经系统评估

在人类器官系统中,随着年龄的增长,中枢神经系统也有改变,包括形态结构、神经生理、神经生化和神经心理学等方面的改变,使老年人容易出现脑血管病变、外周神经疾病等。了解这些改变,熟悉这些疾病的特点,对正确做出与老年人年龄相关的神经病学评估很重要。

一、中枢神经功能评估

(一)老年人中枢神经系统结构与功能改变的特点

随着年龄的增长,中枢神经系统的结构与功能呈现一系列改变。解剖及组织结构主要表现为脑组织逐渐出现萎缩,重量减轻,体积缩小,神经细胞总数减少,脑血流量减少;功能改变主要表现为认知、感觉、运动系统等衰退。

1. 脑组织萎缩 神经细胞数目减少脑组织萎缩在 CT 上表现为脑皮质变薄,脑室扩大,脑裂增宽、变深。磁共振检查常可见脱髓鞘和腔隙性梗死,T_2 常表现为高信号。神经细胞的改变则主要体现为细胞数目减少,细胞水分减少、萎缩。

2. 认知功能衰退 年龄相关的认知功能衰退是中枢神经系统衰老的主要表现。临床主要表现为探索、储存新信息的能力减退,言语流畅性下降,严重者表现为痴呆。

3. 感觉系统改变 主要分为特殊感觉器官改变和一般感觉功能改变。

(1)特殊感觉器官改变:视觉随着年龄增长,视力开始减退,正常人的视力在 40 岁时约为 1.0,50 岁约为 0.9,60 岁约为 0.8,70 岁约为 0.6,80 岁约为 0.5,大部分老年人瞳孔缩小,瞳孔对光反射迟钝或消失;眼球运动能力下降,调节力减退,辐辏运动受限,向上凝视困难;眼底表现为无光泽,晶状体、玻璃体出现混浊,黄斑颜色逐渐变淡且边界不清,中央凹周围甚至中央凹光反射消失。听觉主要表现为 60 岁以后出现听力减退,老年性耳聋为 1 000Hz 时听力低于 30dB,以高频率音调减退为主,早期常于安静时出现,对声音的分辨能力下降。嗅觉减退,嗅球、嗅沟等结构萎缩,味觉感受性减退,感觉阈值升高,其中,咸味感觉最为明显。

(2)一般感觉功能改变:可表现为触觉、痛觉、温度觉、位置觉、振动觉、内脏感觉等全面减退或部分减退,临床表现痛觉症状不明显、不典型。

(二)意识障碍评估

意识是指个体对周围环境及自身状态的感知能力。意识障碍分为觉醒度下降和意识内容变化两方面。前者表现为嗜睡、昏睡、昏迷,后者表现为意识模糊和谵妄等。

1. 意识水平下降

(1)嗜睡:意识障碍的早期表现,老年人经常入睡,能被唤醒,醒来后意识基本正常,停止刺激后继续入睡。

(2)昏睡:老年人处于较深睡眠,一般外界刺激不能被唤醒,不能对答,较强烈刺激可有短时意识清醒,醒后可简短回答提问,当刺激减弱后很快进入睡眠状态。

(3)昏迷:意识活动完全丧失,对外界各种刺激或自身内部的需要不能感知。可有无意识的活动,任何刺激均不能被唤醒。按刺激反应及反射活动等可将昏迷分以下三度:

1)浅昏迷:随意活动消失,对疼痛刺激有反应,各种生理反射(吞咽、咳嗽、角膜反射、瞳孔对光反应等)存在,体温、脉搏、呼吸多无明显改变。

2)中度昏迷:对外界一般刺激无反应,强烈疼痛刺激可见防御反射活动,角膜反射减弱或消失,呼吸节律紊乱,可见周期性呼吸或中枢神经性过度换气。

3)深昏迷:随意活动完全消失,对各种刺激皆无反应,各种生理反射消失,可有呼吸不规则、血压下降、大小便失禁、全身肌肉松弛、去大脑强直等。

2. 意识内容改变

(1)意识模糊:老年人的时间、空间及人物定向明显障碍,思维不连贯,常答非所问,错觉为突出表现,幻觉少见,情感淡漠。语言缺乏连贯性,对外界刺激可有反应,但低于正常水平。

（2）谵妄状态：对客观环境的认识能力及反应能力均有下降，注意力涣散，定向障碍，言语增多，思维不连贯，多伴有觉醒 - 睡眠周期紊乱。

（3）类昏迷状态：许多不同的行为状态可以表现出类似昏迷或与昏迷相混淆，昏迷的老年人在长短不一的时间后可逐渐发展为这些状态中的某一种。这些行为状态主要包括闭锁综合征、持久性植物状态、无动性缄默症、意志缺乏症、紧张症、假昏迷。

（三）中枢神经系统疾病评估

1. 短暂性脑缺血发作 短暂性脑缺血发作（transient ischemic attack，TIA）是由于颅内外血管及视网膜血管病变造成的短暂的脑、脊髓及视网膜的缺血症状，在相关的神经影像上未见到任何相关病灶，通常在 30 分钟内完全恢复，超过 2 小时常遗留轻微神经功能缺损表现或者 CT 和 MRI 显示脑组织缺血征象，多与动脉粥样硬化有关，也可以是脑梗死的前驱症状。

（1）临床表现评估：TIA 的临床表现因受累的血管及其供血不同可表现出多种症状和体征。短暂性单眼盲：又称发作性黑矇，短暂的单眼失明是颈内动脉分支，眼动脉缺血的特征性症状。颈动脉系统 TIA：以偏侧肢体或单肢的发作性轻瘫最常见，通常以上肢和面部较重；主侧半球的颈动脉缺血可表现失语、偏瘫、偏身感觉障碍，偏盲亦可见于颈动脉系统缺血。椎基底动脉系统 TIA：常见症状有眩晕和共济失调、复视、构音障碍、吞咽困难、交叉性或双侧肢体瘫痪或感觉障碍、皮质性盲和视野缺损，还可以出现猝倒症。

（2）辅助检查评估：头颅 CT 可用于鉴别是否有脑出血，磁共振是确诊 TIA 的主要手段，血管检查可用于评价颅内外血管的狭窄程度、血流动力学相关情况、动脉粥样硬化斑块的稳定性等。心电图等检查用于判断 TIA 发病机制是否为心源性。其他检查可见到全血细胞计数可升高，血糖可升高、凝血酶原时间可延长。

（3）预后风险评估见表 2-3、表 2-4。

表 2-3 ABCD 评分

项　　目	评 估 内 容	分　数
年龄	≥60 岁	1
血压	收缩压≥140mmHg 和 / 或舒张压≥90mmHg	1
临床特点	一侧无力	2
	不伴无力的言语障碍	1
	其他	0
症状持续时间	≥60min	2
	10~59min	1
	<10min	0

表 2-4 7 天卒中风险

ABCD 分数	风险 /%
≤3	0
4	2.2
5	16.3
6	35.5

2. 脑梗死 脑梗死是由于脑动脉主干或皮质支动脉粥样硬化导致血管增厚、管腔狭窄闭塞和血栓形成，或者各种栓子随血流引起脑局部血流减少或供血中断所致，表现为脑组织缺血缺氧和脑组织的软化坏死，出现局灶性神经系统症状和体征。

（1）临床表现评估：临床表现与受累血管的部位、大小、次数、原发疾病、血管血供应的范围和侧支循环的情况,以及老年人的年龄和伴发疾病和血管危险因素的有无和多少有关。颈动脉系统脑梗死主要表现为病变对侧肢体瘫痪或感觉障碍;椎 - 基底动脉系统脑梗死可出现皮质盲、偏盲,近期记忆力下降、眩晕、复视及运动障碍、共济失调。

腔隙性脑梗死主要见于高血压老年人,常见以下 4 种类型:

1)运动性轻偏瘫:多是由于内囊、放射冠或脑桥基底部腔隙性脑梗死所致,临床表现为单侧的轻偏瘫或偏瘫,主要累及面部及上肢,可伴有轻度构音障碍,缺血性皮质梗死也可造成纯运动性轻偏瘫。

2)纯感觉卒中:多是由于丘脑腹后外侧核腔隙性梗死所致,临床表现为偏身麻木、感觉异常,累及面部、上肢、躯干和下肢。

3)偏轻瘫共济失调:又称同侧共济失调和足轻瘫,是由于内囊后肢或脑桥基底部的腔隙性脑梗死所致,表现为病变对侧下肢为主的轻瘫,并伴有瘫痪同侧上下肢的共济失调。

4)构音障碍 - 手笨拙综合征:多是由于脑桥上 1/3 和下 2/3 之间的基底深部的腔隙性脑梗死所致,临床特征是核上性面肌无力、伸舌偏斜、构音障碍、吞咽困难、手精细运动控制障碍和足跖反射伸性。内囊部位的腔隙性脑梗死也可造成这种综合征。壳核和内囊膝部的腔隙性脑梗死和小的出血除了可造成构音障碍 - 手笨拙综合征外尚伴有写小字征。

(2)辅助检查评估:平扫 CT 在发病 1 周内常难以显示缺血性病灶,1~2 个月后形成边界清楚的低密度囊腔。磁共振对脑梗死发现早,敏感性高。血管检查用于评价颅内外血管的狭窄程度、血流动力学相关情况和动脉粥样硬化斑块的稳定性。发病后应尽快行心电图检查,可以提示是否存在心脏相关疾病。

3. 蛛网膜下腔出血 蛛网膜下腔出血(subarachnoid hemorrhage, SAH)是指脑和脊髓血管破裂,血液流入蛛网膜下腔所致的急性脑血管病。由于颅脑外伤引起的称为外伤性蛛网膜下腔出血,非外伤性蛛网膜下腔出血称为原发性蛛网膜下腔出血。蛛网膜下腔出血占急性脑血管病的 5%~10%,远低于其他类型的卒中,但其致残率、死亡率却很高,尤其在老年人中更甚,是神经系统的急、危、重症之一。

(1)临床表现评估:典型症状表现为三主征——剧烈头痛、呕吐、脑膜刺激征。通常突然于活动中起病,情绪激动、剧烈体力活动是常见的诱因。头痛进行性加重,伴恶心、呕吐、项背部或下肢疼痛、眩晕、畏光,严重者出现短暂性或持续性意识障碍。60 岁以上老年人的临床表现不典型,起病相对缓慢,有时无明显头痛或头痛很轻微,脑膜刺激征不显著,常常以意识障碍和精神症状为突出表现。神经系统并发症如脑积水等发生率高;心脏损害如心肌缺血、心律失常和心力衰竭常见,其他脏器并发症亦较年轻者多见。

(2)辅助检查评估:头颅 CT 扫描可早期显示是否出血、出血量和血液分布情况,对于判断动脉瘤出血部位提供线索,动态检查还有助于观察出血吸收情况以及脑室大小变化,及时发现脑积水和再出血以及血管痉挛并发的脑梗死。MRI 扫描可清楚地显示高信号出血征象。脑脊液呈均匀一致的血性,压力增高。脑血管造影是明确蛛网膜下腔出血病因特别是确诊动脉瘤的"金标准"。

4. 脑出血 指非外伤性脑实质和脑室内出血,也称自发性脑出血。其中大多由高血压引起,称为高血压性脑出血。

(1)临床表现评估:大多数急性起病,病前常有情绪激动、体力活动等使血压升高的因素。易发生在血压显著升高、有饮酒史、肝病或凝血功能障碍的老年人。由于颅内压升高,常有头痛、恶心、呕吐、不同程度的意识障碍,可伴有癫痫发作,出血进入蛛网膜下隙或脑室系统可出现颈项强直和凯尔尼格征;大量出血及周围水肿可出现颅内压增高表现,包括深沉鼾声呼吸或潮式呼吸,脉搏慢而有力,收缩压高,大小便失禁,重症者迅速昏迷,呼吸不规则,心率快、体温高,可在数天内死亡。

(2)辅助检查评估:CT 检查对急性出血高度敏感,可以作为"金标准",磁共振对慢性期和陈旧性出血敏感性高于 CT 检查,经颅多普勒超声检查是监测脑血流动力学的重要方法。脑脊液检查可见压力增高,为均匀血性脑脊液。

二、外周神经功能评估

(一)老年人周围神经系统的特点

老年人周围神经的改变表现为有髓及无髓神经纤维数量减少,轴索肿胀或萎缩,节段性脱髓鞘,亦可见有神经纤维再生和髓鞘化,50岁以后可见神经营养血管狭窄,神经鞘内膜肥厚,结缔组织增生,胶原纤维增加并侵入神经束内。

（二）外周神经疾病评估

1. 特发性面神经麻痹 特发性面神经麻痹（idiopathic facial palsy）又称为面神经炎,是指茎乳突孔内急性非化脓性炎症引起的周围性面瘫。面神经麻痹表现以一侧面部表情肌突然瘫痪,同侧前额皱纹消失,睑裂扩大,鼻唇沟变浅,面部被牵向健侧为主要特征。

2. 原发性三叉神经痛 三叉神经痛是最常见的脑神经疾病,以一侧面部三叉神经分布区内反复发作的阵发性剧烈痛为主要表现。三叉神经痛多发生于中老年人,右侧多于左侧。该病的特点：在头面部三叉神经分布区域内,发病骤发、骤停,呈闪电样、刀割样、烧灼样、顽固性、难以忍受的剧烈性疼痛。说话、洗脸、刷牙或微风拂面,甚至走路时都会导致阵发性的剧烈疼痛。疼痛历时数秒或数分钟,疼痛呈周期性发作,发作间歇期同正常人一样。

3. 老年人糖尿病周围神经病 周围神经病变是糖尿病最常见的并发症之一,是糖尿病老年人致残、致死的重要原因。糖尿病周围神经病变常呈对称性疼痛和感觉异常,下肢症状较上肢多见。感觉异常有麻木、蚁走、虫爬、发热、触电样感觉,从远端脚趾上行可达膝上,有穿袜子或戴手套样感觉。感觉障碍严重的老年人可出现下肢关节病及溃疡。疼痛呈刺痛、灼痛、钻凿痛,有时剧痛如截肢痛呈昼轻夜重。有时有触觉过敏,甚则不忍棉被之压,须把被子支撑起来。当运动神经受累时,肌力常有不同程度的减退,晚期有营养不良性肌萎缩。周围神经病变可双侧,也可单侧,以双侧对称性者多见。

第三节 呼吸系统评估

导入情景

甄爷爷,68岁,居家养老,吸烟史30余年,出现慢性咳嗽、咳痰已20多年,近5年来明显加剧,伴有喘息和呼吸困难,冬春季节加重。3天前因受凉感冒而发热,剧咳,咯多量黄脓痰,气急,发绀。今晨起出现神志模糊、躁动不安、急来社区门诊就诊。如果您是今天值班的老年人能力评估师,为甄爷爷测量了体温,为39.2℃,脉搏122次/min,呼吸30次/min,血压140/88mmHg,甄爷爷现在唇颊发绀,球结膜充血,皮肤温暖,存在杵状指和桶状胸。

工作任务

为进一步明确甄爷爷的健康问题,请您为甄爷爷进行医学评估。

人的肺在12岁进入生长发育期,肺泡数量增加,各项肺功能增强,约至25岁发育成熟,肺泡数量增至最大,肺功能亦达到高峰。此后呼吸系统开始老化,结构开始出现退行性改变,功能减退也随增龄而加速。老年人肺活量最大呼吸效能、最大摄氧量比年轻人几乎降低一半。由于呼吸系统的主要结构与外界直接相通,而老年的呼吸系统又长期受到正常和病理两种因素的综合刺激,老年人呼吸系统的变化难以区分是正常老化的生理学改变,还是异常的病理性损害。

一、老年人呼吸系统结构与功能特点

（一）组织学与病理学的改变

1. 胸廓的改变 胸廓主要由胸骨、肋骨、胸椎构成。老年人由于椎间盘发生变性、萎缩而变薄,导致胸腰椎逐渐压缩、弯曲,向后凸出。同时肋软骨钙化,肋骨变为水平走向,肋间隙增宽。最终导致胸廓前后径增宽略呈桶状,限制了胸廓的运动。

2. 呼吸肌的改变 呼吸肌主要包括膈肌和肋间肌。老年人呼吸肌发生退行性改变,肌纤维组织萎缩减少,结缔组织和脂肪组织增生,导致肌力下降,肺活量降低,功能残气量增多,肺储备能力下降。

3. 呼吸道的改变 老年人呼吸道腺上皮细胞萎缩减少,使黏液分泌减少,而由纤毛细胞化生的杯状细胞不断增多,导致分泌物增多,同时支气管纤毛上皮细胞减少,纤毛运动减弱,排出痰液、异物的能力下降。气管及支气管软骨钙化、管壁变硬,小气管纤维弹性蛋白原被破坏,呼吸道弹性降低,功能减退。

4. 肺组织的改变　肺组织发生萎缩和退行性改变。肺组织弹性纤维数量减少,肺弹性回缩力下降,细支气管、肺泡管、肺泡囊、肺泡等结构持续性扩张,过度通气,最终导致肺泡壁变薄、断裂,肺泡相互融合,数目减少。

(二)生理学和病理生理学的改变

1. 老年人肺脏由于弹性回缩力下降,氧弥散能力减退,导致肺有效通气量减低,通气 / 血流比值失调,因而肺内气体潴留。老年人为了保持足够的通气量,呼吸频率常加快。

2. 老年人肺泡数量逐渐减少,肺血流量减低,动脉血氧分压随年龄增长不断下降,PaO_2 可小于 80mmHg,氧储备能力较低,对缺氧耐受力明显降低,易诱发呼吸衰竭。CO_2 由于透过呼吸膜的能力较强,弥散速度为 O_2 的 20 倍,即使老年人呼吸系统的结构和功能减退,$PaCO_2$ 增高不明显,对 pH 影响也不大。

3. 随着年龄增长,呼吸中枢化学感受器对低氧血症和高碳酸血症的敏感性降低,呼吸驱动下降。同时,老年人使用麻醉剂、镇静剂的概率增高,而中枢对麻醉剂、镇静剂的敏感性增高,导致老年人呼吸中枢更加容易受抑制,呼吸代偿能力明显下降。

二、老年人呼吸系统疾病评估

(一)老年人肺炎

肺炎是老年人的临床常见病,也是导致老年人死亡的主要原因。与一般人群所患肺炎相比,老年人肺炎具有不同的特点。

1. 老年人肺炎的临床特点

(1)多合并慢性基础疾病:老年肺炎常合并基础疾病。住院的老年人中 60%~91% 患一种或多种基础疾病,合并慢性基础疾病的数量及病种与年龄密切相关,年龄越大,合并的疾病越多,70 岁以下主要合并呼吸道疾病,70 岁以上以心脑血管病和糖尿病为主。

(2)临床表现不典型,缺乏特异性:不典型性是老年肺炎区别于年轻人肺炎的最大特点。老年肺炎起病往往隐袭,但发展迅速,初始可无发热、咳嗽、咳痰、胸痛、寒战等肺炎常见症状,代之以恶心、呕吐、食欲缺乏、腹泻、乏力、意识状态改变等消化系统和神经系统症状,或表现为基础疾病加重,如血糖控制不良、心衰。当老年人出现不能解释的功能状态降低,尤其是出现神经系统功能紊乱或原有基础疾病不明原因恶化时,都需要考虑肺炎的可能。

(3)易出现多器官功能损害:随着年龄的增长,老年人免疫功能降低易患感染性疾病;衰老使老年人对炎症反应能力下降,起病往往隐袭;老年人多有营养失调、循环功能降低、防御机制减低、各器官的功能减退等情况造成机体抵抗力差;老年人罹患肺炎易出现多器官功能衰竭等严重并发症。当老年人出现不明原因的胸闷、气急、呼吸困难、食欲缺乏、精神改变、呼吸频率大于 24 次 /min、伴或不伴咳嗽时,都应警惕肺炎的可能性,应及时行胸部 X 线检查明确诊断。

2. 辅助检查评估

(1)影像学检查:X 线检查是肺炎最可靠的诊断手段,X 线胸片和 / 或 CT 检查多呈小片状或斑片状影,少数呈大片状、网状影。

(2)血生化及炎症标志物:对于年轻人,外周血白细胞和中性粒细胞增多是肺炎较为敏感的细菌性感染指标,但在老年人其敏感性下降,往往需要借助其他炎症指标进行综合判断。血 C 反应蛋白增加(CRP)、前降钙素原(PCT)增高提示细菌感染并依此可以判断感染程度及对治疗的反应。D- 二聚体水平增高提示感染严重度及是否合并肺动脉栓塞,动态变化对判断老年重症肺炎的预后具有重要意义。

(3)细菌学检查:常采用痰培养和血培养方法检测老年性肺炎的病原菌。痰液细菌学检验是发现老年肺炎最有效辅助诊断方法。

(二)慢性支气管炎

1. 病理学改变　老年人支气管炎可见上皮细胞变性、坏死、增生、扁平上皮化生;上皮细胞的纤毛变短、粘连、功能失调，支气管上皮出现杯状细胞和黏液腺大量增生，分泌大量黏液，黏膜及黏膜下充血水肿，炎细胞大量浸润，以浆细胞、淋巴细胞为主。黏膜下平滑肌可萎缩、断裂，弹性纤维减少，周围纤维组织增生。病变发展到晚期黏膜有萎缩性病变。

2. 辅助检查评估

（1）影像学检查：老年人X线胸片早期检查可无异常改变，随着病情发展，支气管壁增厚，细支气管或肺泡间质炎性细胞浸润或纤维化，可见双肺纹理增粗、紊乱，呈网格状或者条索状、斑点状阴影改变。

（2）呼吸功能检查：早期肺功能检查常无异常，随着年龄增大或病情发展，肺功能呈逐渐下降趋势。

（3）血液检查：慢性支气管炎急性发作期或并发肺部感染时，可见白细胞、中性粒细胞总数升高的表现，缓解期白细胞多无明显变化。

（4）痰涂片及培养：可发现肺炎链球菌、流感嗜血杆菌、甲型链球菌等致病菌，近年来革兰氏阴性菌感染有明显增多的倾向。

3. 诊断标准

（1）以咳嗽、咳痰为主要症状，可伴有喘息或者气短。

（2）早期轻症慢性支气管炎可无任何异常体征，在急性发作期可有散在干、湿性音，咳嗽后减少或者消失。

（3）病程长，每年发病持续3个月以上，并连续2年或2年以上。

（4）排除有相似症状的其他疾病，如肺结核、支气管扩张、心脏病。

（三）慢性阻塞性肺疾病

慢性阻塞性肺疾病（chronic obstructive pulmonary disease，COPD）是一种常见的以肺通气气流受限为特征的肺部疾病。临床上，慢性支气管炎和肺气肿是导致COPD最常见的疾病。COPD在慢性支气管炎和/或肺气肿的早期，大多数老年人虽有慢性咳嗽、咳痰症状，但肺功能检查尚无气流受限，此时不能诊断为COPD；当老年人病情严重到一定程度，肺功能检查出现气流受限并且不完全可逆时，可诊断为COPD。

肺功能检查对确定气流受限有重要意义。在吸入支气管舒张剂后，第1秒用力呼气容积（FEV_1）占用力肺活量（FVC）的比值（FEV_1/FVC）降低（<70%）是临床确定老年人存在气流受限且不能完全逆转的主要依据。

1. COPD的病理生理改变 气道阻塞和气流受限是COPD最重要的病理生理改变，主要与下列因素有关：小气道慢性炎症时细胞浸润、黏膜充血和水肿等使管壁增厚以及分泌物增加等，使管腔狭窄，气道阻力增加；肺气肿使肺组织弹性回缩力减低，使呼气时将肺内气体驱赶到肺外的动力减弱，呼气流速减慢；肺组织弹性回缩力减低，小气道在呼气期容易发生闭合，进一步导致气道阻力上升。COPD老年人除了阻塞性通气功能障碍外，还有肺总量、残气容积和功能残气量增多等肺气肿的病理生理改变。多种因素导致COPD老年人发生通气和换气功能障碍，引起缺氧和二氧化碳潴留，发生不同程度的低氧血症和高碳酸血症，最终导致呼吸衰竭的发生，继发慢性肺源性心脏病。COPD主要累及肺脏，也可引起全身的不良效应，主要包括全身炎症和骨骼肌功能不良。COPD的全身不良效应可以加剧老年人的活动能力受限，使其生活质量下降，预后变差。

2. 临床表现评估

（1）症状：起病缓慢，病程较长。一般均有慢性咳嗽、咳痰等慢性支气管炎的表现。COPD的标志性症状是气短或呼吸困难。最初仅在劳动、上楼、爬坡时有气短，休息后可以缓解。随着病情发展，在平地活动时即可出现气促。急性加重期，支气管分泌物增多，进一步加重通气功能障碍，使胸闷、气促加重。严重时出现呼吸衰竭的症状。晚期老年人出现体重下降、食欲减退和营养不良。

（2）体征：早期可无异常体征，随疾病进展出现阻塞性肺气肿体征。听诊呼气音延长常提示有明显的气流阻塞和气流受限。并发感染时肺部可有湿啰音，如剑突下出现心脏搏动，心音较心尖部明显增强，提示并发早期肺源性心脏病。

3. 辅助检查评估 肺功能检查是判断气道阻塞和气流受限的主要客观指标，对COPD诊断、严重程度评价、疾病进展状况、预后及治疗反应判断等有重要意义。早期胸片并无特异性表现,后期可以出现慢性支气管炎和肺气肿的影像学改变,可出现肺野透亮度增加,肺体积增大,肋骨走向变平,肺纹理增粗紊乱等改变。血气分析对确定发生低氧血症、高碳酸血症、酸碱平衡失调以及判断呼吸衰竭的类型有重要价值。COPD 合并感染时,外周血白细胞增高、中性粒细胞增高。痰培养可检出致病菌。

知识链接

腹式缩唇呼吸方法及作用

方法:取舒适体位,全身放松,用鼻吸气,用口呼气,深吸气,缓呼气。吸气时腹部自然挺出,胸部不动;呼气时口唇缩拢似吹口哨状,腹部内收。每分钟呼吸 7~8 次,每次 10~20 分钟,每日 2 次。

作用:通过腹肌主动收缩与舒张,加强膈肌运动,提高通气量,提高口腔和气道内的呼气压力,以防小气道过早陷闭,利于肺泡气体的排出,呼吸功能得到改善。

(四)肺源性心脏病

1. 急性肺源性心脏病　急性肺源性心脏病是由于内源性或外源性栓子堵塞肺动脉或其分支使肺循环阻力增加,心输出量降低,引起右心室急剧扩张和急性右心功能衰竭的临床病理生理综合征。大范围肺动脉栓塞可引起猝死。

(1)临床表现评估:起病急骤,有呼吸困难、胸痛、窒息感,重者有烦躁不安、出冷汗、神志障碍、晕厥、发绀、休克等,可出现肺动脉压增高和心力衰竭,也可有剧烈咳嗽、咯血、中度发热等表现。临床常见呼吸急促、肤色苍白或发绀,脉细速、血压降低或测不到,心率增快等。心底部肺动脉段浊音可增宽,可伴明显搏动。肺动脉瓣区第二音亢进、分裂,有响亮收缩期喷射性杂音伴震颤,也可有舒张期杂音。三尖瓣区可有反流性全收缩期杂音。可出现阵发性心动过速、心房扑动或颤动等心律失常。右室负荷剧增时,可有右心衰竭体征出现。气管有时向患侧移位,肺部可闻及哮鸣音和干湿啰音,也可有肺血管杂音,并随吸气增强,此外还有胸膜摩擦音。临床典型表现为肺梗死三联症:呼吸困难、胸痛及咯血,可迅速死亡。

(2)辅助检查评估:血白细胞可正常或增高,血沉可增快,血清肌钙蛋白、乳酸脱氢酶、肌酸激酶同工酶(CK-MB)、血清胆红素常正常或轻度增高,血浆 D-二聚体≥500μg/L 提示肺栓塞存在,动脉血气分析动脉血氧分压可降低。心电图不仅有助于排除急性心肌梗死,而且可对某些大块肺栓塞者做出快速鉴别,此类老年人的心电图上存在右心室劳损的表现。发生大块肺栓塞的老年人可出现窦性心动过速,ST 和 T 波异常,也可表现为正常的心电图,倒置的 T 波出现在 V_1~V_4 导联最有价值。

2. 慢性肺源性心脏病　慢性肺源性心脏病简称肺心病,是指由肺组织、胸廓或肺动脉系统病变引起的肺动脉高压,伴或不伴有右心衰竭的一类疾病。

(1)临床表现评估:功能代偿期老年人都有慢性咳嗽、咳痰或哮喘史,逐渐出现乏力、呼吸困难。功能失代偿期时肺组织损害严重引起缺氧、二氧化碳潴留,可导致呼吸和 / 或心力衰竭。病变进一步发展时发生低氧血症,可出现各种精神神经障碍症状,称为肺性脑病;心力衰竭以右心衰竭为主,可出现各种心律失常。体检示明显肺气肿表现,包括桶状胸、肺部叩诊呈过清音、肝浊音上界下降、心浊音界缩小甚至消失。听诊呼吸音低,可有干湿啰音,心音轻。肺动脉区第二音亢进,剑突下有明显心脏搏动,是病变累及心脏的主要表现。颈静脉可有轻度怒张,但静脉压并不明显增高。

(2)辅助检查评估:血红细胞计数和血红蛋白增高,血细胞比容正常或偏高,全血黏度、血浆黏度和血小板黏附率及聚集率常增高,红细胞电泳时间延长,血沉一般偏快;动脉血氧饱和度常低于正常,二氧化碳分压高于正常,以呼吸衰竭时显著。在心力衰竭期,可有丙氨酸转氨酶和血浆 BUN、CR 增高等肝肾功能受损表现。合并呼吸道感染时,可有白细胞计数增高。在呼吸衰竭不同阶段可出现高钾、低钠、低钾或低氯、低钙、低镁等变化。痰细菌培养可指导抗生素的应用。X 线可见右肺下动脉横径

≥15mm;肺动脉中度凸出或其高度≥3mm;右心室增大。心电图常表现为右心房和右心室增大。超声心电图表现为右心房和右心室增大,左心室内径正常或缩小,室间隔增厚。在心肺功能衰竭期不宜进行肺功能检查,症状缓解期老年人均有通气和换气功能障碍,表现为时间肺活量及最大通气量减少,残气量增加。

（五）呼吸衰竭

呼吸衰竭是多种病因引起的外呼吸功能障碍,以致不能进行有效的气体交换,引起动脉血氧分压（PaO_2）降低,伴或不伴有动脉血二氧化碳分压（$PaCO_2$）增高而出现一系列生理功能和代谢紊乱的临床综合征。可由呼吸系统疾病引起,也可以是其他系统疾病的并发症。

1. 老年人呼吸衰竭的特点

（1）发病率高:呼吸衰竭的发病率随年龄的增长而增加,45~54 岁年龄组约为 0.1%,65~74 岁年龄组增至 0.5%,因此呼吸衰竭是老年人的常见病。

（2）临床表现不典型:老年人中许多引起呼吸衰竭的原发病（如肺炎等）症状不典型,同时由于老年人呼吸中枢敏感性下降,意识状态欠佳,呼吸衰竭的症状如呼吸窘迫、心率增快等表现均不突出。

（3）病因复杂:易合并多脏器功能衰竭。

（4）病死率高,预后差,反复发生率高。

2. 辅助检查评估

（1）影像学检查:包括 X 线、胸部 CT、放射性核素检查等,主要用于呼吸衰竭的病因诊断,常见为 COPD、重症肺炎、肺结核、肿瘤、肺栓塞等多种疾病。

（2）支气管镜:主要用于病理学活检、明确大气道情况,对病因诊断有重要意义。

（3）血气分析:为诊断呼吸衰竭的最主要手段。在海平面、静息状态、呼吸空气条件下,动脉血氧分压 $PaO_2 < 60mmHg$,伴或不伴二氧化碳分压 $PaCO_2 > 50mmHg$,并排除心内解剖分流和原发心排出量降低等因素,可诊断为呼吸衰竭。

（4）电解质检查:常有高血钾,HCO_3^- 可因呼吸性酸中毒代偿而升高,也可因代谢性酸中毒而降低,也可为正常值。

3. 分类 根据伴或不伴二氧化碳潴留分为Ⅰ型呼吸衰竭和Ⅱ型呼吸衰竭,根据起病缓急可分为急性呼吸衰竭和慢性呼吸衰竭,根据病变部位可分为中枢性呼吸衰竭和周围性呼吸衰竭,根据病理生理可分为泵衰竭和肺衰竭等。其中前两种分类方法在临床上较为常用。

Ⅰ型呼吸衰竭主要因换气功能障碍导致,血气分析表现为动脉血氧分压（PaO_2）<60mmHg,二氧化碳分压（PCO_2）可正常或降低。Ⅰ型呼吸衰竭可见于通气／血流比值失调、呼吸膜弥散功能障碍、肺血管栓塞。Ⅱ型呼吸衰竭主要因肺泡通气不足导致,血气分析表现为动脉血氧分压（PaO_2）<60mmHg,二氧化碳分压（PCO_2）>50mmHg。Ⅱ型呼吸衰竭可见于严重呼吸道阻塞、胸廓病变、神经系统病变。

急性呼吸衰竭老年人既往无呼吸衰竭病史,主要由于短时间内突发的原因造成肺通气、肺换气功能迅速出现障碍,如急性呼吸道阻塞、肺栓塞、颅脑胸廓外伤。慢性呼吸衰竭主要因慢性呼吸道疾病病程演变,呼吸功能损害逐步加重,机体通过代偿适应造成低氧或二氧化碳潴留,慢性呼吸衰竭老年人仍具有一定的生活能力。

第四节 消化系统评估

导入情景

今日上午 8 点,某养老机构入住一位郭爷爷,75 岁,因心情不好出现间断性上腹痛,位于剑突下,不放射,发作无规律性,时有反酸、嗳气,今晨排柏油样便一次,量约 200ml,自觉消瘦,有时出现头晕、乏力、心悸,既往健康,家族史无特殊。

工作任务

为明确郭爷爷出现的健康问题,请您为郭爷爷进行医学评估。

一、老年消化系统的生理性结构老化特点

（一）消化道

1. 口腔 随着增龄，口腔黏膜变薄，牙龈萎缩，牙骨质暴露，牙齿逐渐脱落，易致龋齿和咀嚼不完全，加上味觉和嗅觉的敏感性下降，老年人易出现营养摄入不足；唾液分泌减少、口干，影响咀嚼和吞咽功能，加之老年人常有动脉硬化、脑血管病变，在吞咽时易发生呛咳。

2. 食管 由于食管肌肉顺应性下降，食管下端括约肌以上的食物流动阻力增加，老年人会出现食团向咽部逆行的现象。缺乏有效的咀嚼，从咽部清除食物的能力下降，导致老年人误吸风险增加。

3. 胃 随着年龄的增长，老年人胃黏膜下组织中动脉血管硬化、扭曲，胃黏膜修复功能下降，胃酸分泌功能逐渐减退，细菌容易繁殖，胃蛋白酶不容易激活，常表现为食欲不同程度减退；老年人胃平滑肌收缩力降低，胃排空延迟，易出现消化不良；胃血供不足，黏膜的防御能力下降，易出现胃溃疡、消化道出血等表现；多种因素长期综合作用，老年人发生胃癌的概率增大。

4. 小肠 老年人小肠绒毛显著缩短，小肠黏膜中的淀粉酶、蛋白酶、蔗糖酶及乳糖酶等活性降低，容易出现消化不良；70岁后回肠的乳酸、双糖酶活性下降，老年人对脂溶性维生素D的吸收能力下降，对锌和钙的吸收量随增龄减少。

5. 结肠 随着增龄，结肠组织的隐窝细胞生长率增高，结肠病变容易有恶变倾向；老年人消化道或腔外有牵拉可形成结肠憩室；肠黏膜血液供应不畅可形成动静脉血管畸形，临床表现为间歇性消化道出血；增龄影响了结肠的神经肌肉解剖或功能改变，结肠运动缓慢，排便困难，临床约35%老年人有慢性习惯性便秘；50岁以后动脉粥样硬化逐渐明显，可在肠系膜动脉粥样硬化的基础上发生血栓，形成缺血性结肠炎。

（二）消化腺

1. 肝脏 老年人肝脏明显缩小，肝细胞数目减少，纤维组织增多，血流量降低，肝功能减退，白蛋白合成能力下降，肝细胞内各种酶的活性降低。对内、外毒素的解毒能力降低，易引起肝损害。

2. 胆囊 老年人胆囊及胆管变厚，弹性降低，胆汁少而黏稠，大量胆固醇容易沉积，易发生胆囊炎和胆石症。

3. 胰腺 老年人胰腺萎缩，胃酸分泌减少，促胰液素释放减少，胰液分泌减少，胰淀粉酶、胰蛋白酶及胰脂肪酶的活性降低，影响淀粉、蛋白质、脂肪等的消化和吸收。由于老年人胰岛细胞变性，胰岛素分泌减少，糖耐量降低，增加了糖尿病的发生危险。

二、老年人常见消化系统疾病的评估

（一）胃食管反流病

胃食管反流病（gastroesophageal reflux disease，GERD）是指由于胃、十二指肠内容物反流入食管，引起胃灼热、反流、胸骨后疼痛等症状或食管黏膜损伤的疾病。

1. 临床表现评估 胃食管反流病主要表现为胃灼热、反酸等消化道症状，由于胃液等反流物可以误吸入呼吸道，可以引起咳嗽、哮喘等呼吸系统表现，也可以表现为声音嘶哑、咽痛等。

2. 辅助检查 胃镜检查是诊断胃食管反流的主要方法。可表现为黏膜发红、片状出血、糜烂、溃疡、狭窄和息肉样增生等；24小时食管pH监测是诊断胃食管反流的重要方法，食管pH一般呈近似中性（5.5~7.0），当24小时内pH≤4超过2小时可提示有食管酸性胃液反流；临床上常将食管测压与24小时食管pH监测同步进行，以分析食管下括约肌运动功能对反流的影响；食管钡餐X线检查可了解有无器质性损害，如食管狭窄、溃疡和伴随的胃肠疾病；老年人吞服锝（^{99m}Tc）标记的凝胶后取仰卧位，用γ照相机计数食管内有无过多反流的核素。

（二）消化性溃疡

消化性溃疡（peptic ulcer，PU）指消化道黏膜在某种情况下被自身胃酸/胃蛋白酶消化而造成的溃疡，以胃溃疡（gastric ulcer，GU）和十二指肠溃疡（duodenal ulcer，DU）最常见。胃溃疡多发生于胃角和胃窦小弯；十二指肠溃疡多发生于十二指肠球部前壁。

1. 临床表现评估 消化性溃疡的主要临床表现是上腹痛，疼痛特点为慢性过程、周期性发作、节

律性上腹痛。老年人腹痛特点不典型,在评估时需要耐心、细致、全面。

(1)上腹部节律性疼痛:上腹部节律性疼痛是本病的特征,疼痛有周期性,秋末至春初较冷的季节更为常见,胃溃疡和十二指肠溃疡上腹痛的特点比较见表2-5。

表2-5 胃溃疡和十二指肠溃疡上腹痛的特点比较

	胃溃疡	十二指肠溃疡
疼痛部位	中上腹或剑突下偏左	中上腹或中上腹偏右
疼痛时间	常在餐后约1h发生,经1~2h后缓解	常在两餐之间,至下次进餐后缓解
疼痛性质	多呈灼痛、胀痛或饥饿样不适感	多呈灼痛、胀痛或饥饿样不适感
疼痛节律	进食→疼痛→缓解	疼痛→进食→缓解

(2)老年人消化性溃疡的不典型表现:半数以上疼痛的周期性与节律性不明显,仅表现为无规律性、较含糊的上腹不适,伴食欲不振、反酸等非特异性症状,持续时间较短,常能自行缓解。老年消化性溃疡多无明显压痛及肌紧张,即使有穿孔,也有部分病例不出现明显的腹肌紧张;高位胃溃疡、巨大溃疡、多发性溃疡多见,并发症多且严重;合并症增多。

2. 辅助检查评估 幽门螺杆菌(*Helicobacter pylori*,Hp)检测已成为常规检测项目。患胃溃疡的老年人胃酸分泌正常或低于正常,部分患十二指肠溃疡的老年人胃酸分泌增多。老年消化性溃疡的X线直接征象是龛影,间接征象表现为胃大弯侧痉挛性压迹、十二指肠球部激惹及球部变形。电子胃镜不仅可清晰、直接观察胃、十二指肠黏膜变化及溃疡大小、形态,还可以在直视下刷取细胞或钳取组织做病理检查。

知识链接

"埋藏"在胃肠中的诺贝尔奖

为了获得幽门螺杆菌致病的证据,澳大利亚科学家巴里·马歇尔(Barry Marshall)和一位名叫莫里斯的医生自愿进行服食细菌的人体试验。

马歇尔在服食培养的细菌后患上了胃炎。莫里斯在服食培养的细菌后,也发生了胃炎。虽然马歇尔很快就痊愈了,但莫里斯则费了好几年时间才治好。接下来,澳大利亚科学家罗宾·沃伦(Robin Warren)和马歇尔又用内镜对100例肠胃病老年人进行研究。他们发现,所有十二指肠溃疡老年人的胃内都有这种细菌。沃伦在马歇尔的配合下,最终于1982年确认了这种神秘细菌的存在及其在胃炎、胃溃疡和十二指肠溃疡等疾病中扮演的角色。为此,2005年这两位科学家获得了诺贝尔生理学或医学奖。

(三)老年消化功能不良

1. 老年人便秘(constipation) 便秘是老年病中的高发疾病。老年人便秘是指排便次数减少伴排便困难,粪便干结。正常人每日排便1~2次,便秘老年人每周排便少于2次,并且排便费力,粪质硬结,量少。

(1)临床表现评估:便秘可能是唯一的临床表现,也可能是某种疾病的症状之一。对于便秘老年人,应了解病史,必要时做进一步的检查,以明确是否存在消化道机械性梗阻,有无动力障碍。详细了解便秘的发病时间和治疗经过,近期排便时间的改变,排便次数,有无排便困难、费力及大便是否带血,是否伴有腹痛、腹胀、上胃肠道症状及能引起便秘的其他系统疾病。

体格检查能发现便秘存在的一些证据,如腹部有无扩张的肠型,是否可触及存粪的肠袢。肛门和直肠检查可发现有无直肠脱垂、肛裂疼痛、肛管狭窄,有无嵌塞的粪便,还可估计静息时和用力排便时肛管张力的变化。

(2)并发症:老年人用力排便时,可导致冠状动脉和全身血流量的改变,由于脑血流量的降低,排便时可发生晕厥,冠状动脉供血不足者可能发生心绞痛、心肌梗死,高血压者可引起脑血管意外,还可引起动脉瘤或室壁瘤破裂、心脏附壁血栓脱落、心律失常甚至猝死。由于结肠肌张力低下,可发生巨结肠症,用力排便时腹腔内压升高可引起或加重痔疮,强行排便时可损伤肛管,可引起肛裂等其他肛周疾病。

（3）辅助检查评估

1）腹部平片:能显示肠腔扩张及粪便存留和气液平面,可确定器质性病变如结肠癌、狭窄引起的便秘。

2）钡灌肠:可了解结肠、直肠肠腔的结构。

3）结肠镜及纤维乙状结肠镜:可观察肠腔黏膜以及腔内有无病变和狭窄,还可发现结肠黑变病。

4）肛管直肠压力测定:可以帮助判断有无直肠、盆底功能异常或直肠感觉阈值异常。

5）球囊逼出试验:有助于判断直肠及盆底肌的功能有无异常。

6）盆底肌电图检查:可判断有无肌源性或神经源性病变。

7）结肠传输功能实验:了解结肠传输功能。

8）排粪造影:有助于盆底疝及直肠内套叠的诊断。

2. 老年人慢性腹泻 老年人慢性腹泻指每日腹泻在3次以上,持续或反复出现。腹泻多由慢性消化系统疾病所致,也可以由消化系统以外的慢性疾病及其他原因所引起,病因主要为器质性。

（1）病因

1）肠源性:①慢性细菌性痢疾;②慢性阿米巴性痢疾;③肠道寄生虫感染;④肠道菌群失调症;⑤非特异性溃疡性结肠炎;⑥局限性肠炎;⑦肠道肿瘤（小肠淋巴瘤、结肠癌）;⑧肠功能紊乱等。

2）胃源性:萎缩性低胃酸性胃炎、胃癌、胃切除术后造成胃酸及胃蛋白酶减少,以致食物消化障碍所致,胃内未消化的食物常大量倾入肠内,引起肠蠕动增加,而发生腐败性消化不良性腹泻。

3）胰源性:慢性胰腺炎时出现胰淀粉酶、胰脂肪酶、胰蛋白酶功能障碍,导致消化不良、慢性腹泻,常表现为脂肪泻。

4）胆源性:胆管疾病,胆盐不足造成食物（主要是脂肪）消化障碍,而导致慢性腹泻。

5）肠功能紊乱:肠功能紊乱,造成食物消化、吸收障碍,而发生慢性腹泻,临床称吸收不良综合征。

6）全身性疾病:甲状腺疾病、肾上腺疾病、糖尿病、尿毒症及免疫功能低下等均可发生慢性腹泻。

（2）辅助检查评估:大便检查对慢性腹泻的诊断与鉴别诊断有特别重要的价值。脓血便可见于慢性结肠炎、结肠直肠癌、慢性痢疾、血吸虫病等;大便量多、颜色浅淡、外观无黏液,呈水样或粥样,见于原发性吸收不良综合征和小肠炎;大便镜检有无红、白细胞、溶组织阿米巴和寄生虫,可明确慢性腹泻的原因;大便痢疾杆菌培养和肠菌谱鉴定,对诊断慢性痢疾及肠道菌群失调有重要意义。肠镜检查可直视肠黏膜的病变,并可在直视下取黏膜或溃疡分泌物检查或做活体组织检查。胶囊内镜检查可发现小肠功能性与器质性病变。试验性治疗可作为腹泻的诊断指标。

（四）肝硬化

肝硬化（liver cirrhosis）是一种常见的由不同病因引起的慢性、进行性、弥漫性肝病,是在肝细胞广泛变性和坏死的基础上产生的肝脏纤维组织弥漫性增生,并形成再生结节和假小叶,导致肝小叶正常结构和血管解剖结构的破坏。晚期会出现肝功能衰竭、门静脉高压和多种并发症。

1. 临床表现评估 老年人肝硬化通常起病隐匿,可潜伏数年至数十年,多数老年人以肝功能失代偿为首发症状。肝功能失代偿期主要表现为肝功能减退和门静脉高压两大类临床表现,同时可有全身多系统症状。

（1）肝功能减退的临床表现

1）全身症状:营养状况较差,消瘦乏力,精神萎靡,面色晦暗无光泽（肝病面容）,可有不规则低热、夜盲及浮肿。

2）消化道症状:食欲不振、厌食,进食后常感上腹饱胀不适、恶心或呕吐、腹泻等。黄疸发生率高,持续时间较长且较深。

3）出血倾向和贫血表现:为鼻、牙龈出血,皮肤瘀斑和胃肠道出血等,主要与肝脏合成凝血因子减少、脾功能亢进和毛细血管脆性增加等有关。老年人常有不同程度的贫血,是由于营养不良、肠黏膜吸收障碍、胃肠道失血和脾功能亢进等因素引起。

4）内分泌紊乱:主要有雌激素增多,雄激素减少。由于肝脏对雌激素灭活能力减弱,导致雌激素水平增高,使外周毛细血管扩张,表现为面部、颈胸部、肩背部和上肢等上腔静脉引流区域出现蜘蛛痣和/或毛细血管扩张;在手掌鱼际、小鱼际和指端腹侧部位有红斑,称为肝掌。

（2）门静脉高压症:门静脉系统阻力增加和门静脉血流量增多是门静脉高压的发病机制。脾大、侧支循环的建立和开放、腹水是门静脉高压症的三大临床表现。

1）脾大:脾脏因长期淤血而肿大,一般为轻、中度大,有时可为巨脾。晚期脾脏增大常引起红细胞、白细胞和血小板计数减少,称为脾功能亢进。

2）侧支循环的建立和开放:临床上有3条重要的静脉侧支开放,侧支循环形成后会导致食管和胃底静脉曲张、腹壁和脐周静脉曲张、痔核形成。此外,肝脏与膈肌、脾脏与肾脏韧带、腹部器官与腹膜后组织间的静脉,也可相互连接形成侧支循环。

3）腹水:老年肝硬化腹水的发生率高于中青年,而且多为顽固性腹水,除了与门静脉高压有关外,还与老年人营养状况差,肝脏蛋白合成能力减退,血浆胶体渗透压降低,以及某些体液因子灭活不完全等因素有关。腹水量大时常形成脐疝,并由于膈肌抬高出现呼吸困难和心悸。部分大量腹水老年人可伴发胸腔积液,多见于右侧。

（3）并发症

1）上消化道出血:上消化道出血是老年人肝硬化最常见的并发症,多因食管或胃底的曲张静脉破裂发生呕血或黑便。部分老年人可并发门静脉高压性胃病或肝源性溃疡出血。有些老年人出血量虽较小,但症状重,预后差,死亡率高。

2）肝性脑病:肝性脑病为老年人最严重的并发症之一。多有明显诱因,如高蛋白饮食、上消化道出血、感染、大量排钾利尿、放腹水不当、便秘及应用催眠镇静药物等。起病多呈慢性进行性,表现为精神、神经异常,如性格、行为改变,多语或懒言,昼睡夜醒,进而嗜睡、昏迷。部分老年人无明显临床表现和生化异常,仅能用精细的心理智能试验（如数字连接试验、符号连接试验）和/或电生理检测才可做出诊断,称为亚临床肝性脑病或隐性肝性脑病。

3）感染:老年肝硬化者机体免疫功能低下及营养状况欠佳,易并发细菌感染,如自发性腹膜炎、肺炎、胆管感染、泌尿系感染、败血症等。因老年人反应迟钝,并发自发性腹膜炎时症状常不典型,大多无发热,亦无明显腹膜刺激征,严重者导致感染性休克、肝性脑病或肝肾综合征而危及生命。

4）肝肾综合征:肝硬化失代偿期由于有效循环血容量不足等因素,使肾血流量减少,肾内血流分布改变,皮质及肾小球相对供血不足,滤过率降低,以致发生类似于肾衰竭的综合病征。其主要临床特点为自发性少尿或无尿、进行性氮质血症、稀释性低钠血症和低尿钠,但无肾脏器质性病变,诊断主要依据临床特点及肾功能检查。

5）肝肺综合征:肝肺综合征是肝硬化等慢性肝病终末期合并严重肺功能损伤的一种临床综合征,具有进展性肝病、肺内血管扩张和室内大气压下肺泡-动脉血氧分压差增大（>20mmHg）三大特征。老年人表现为呼吸困难、发绀、杵状指、卧位呼吸、直立性缺氧等。

6）原发性肝癌:老年人肝硬化易并发原发性肝癌,多在大结节性肝硬化或大小结节混合性肝硬化基础上发生。如老年人短期内出现肝迅速增大、持续性肝区疼痛、肝表面发现肿块或腹水呈血性,应怀疑并发原发性肝癌,须做进一步检查。

2. 辅助检查评估

（1）影像学检查

1）X线检查:主要用于肝硬化老年人继发食管-胃底静脉曲张时的检查。口服钡剂可见虫蚀样或串珠样改变。

2）CT检查:肝脏通常有缩小,肝叶成比例或不成比例缩小,不成比例缩小多见。肝裂增宽和肝门区扩大,严重者肝叶似乎彼此分隔。肝脏结节增生显著的,可见肝脏表面高低不平,外缘呈分叶状或扇形。肝脏密度高低不均。

（2）腹腔镜检查:可直接观察肝、脾等腹腔脏器,并可进行组织活检以明确诊断。

（3）肝功能检查

1）血清丙氨酸转氨酶（ALT）和天冬氨酸转氨酶（AST）：肝细胞损伤时，两者可升高，但 AST 不如 ALT 敏感；当肝细胞严重坏死时，AST 活力高于 ALT。

2）血清胆红素测定：血清胆红素并不反映是否存在肝硬化，但可提示黄疸的性质。肝细胞性黄疸时，血中直接胆红素和间接胆红素均升高，以间接胆红素升高为主。

3）血清蛋白测定：蛋白质代谢是肝脏代偿能力的重要表现，是肝脏慢性疾病损害后的反映。肝硬化时往往白蛋白合成减少，血中白/球蛋白比值降低甚至倒置，比值越低，说明肝脏代偿能力越差。

4）蛋白电泳：蛋白电泳出现 γ- 球蛋白比例增加，提示慢性肝病。肝炎后肝硬化失代偿时，γ- 球蛋白升高最为显著。

5）凝血酶原时间测定：当肝实质细胞受损时，肝脏合成的多种凝血因子可减少。当肝功能严重受损时，凝血酶原时间测定是一项较为敏感的指标，肝硬化晚期时凝血酶原时间延长。

6）碱性磷酸酶（AKP）：肝硬化时无特异性，多出现在梗阻性黄疸、原发性胆汁性肝硬化和肝内肿瘤时。

7）γ- 转肽酶：在淤胆型肝炎、慢性活动性肝炎、进行性肝硬化和原发性肝癌时升高较明显。

8）免疫球蛋白测定：肝炎后肝硬化 IgG 及 IgA 升高多见，多以 IgG 升高为主。

（4）常规检查：血常规常有不同程度的贫血。脾功能亢进时红细胞、白细胞、血小板计数均减少；黄疸时可见尿液中出现胆红素，尿胆原增加；老年人由于可继发上消化道出血，可见黑便及便隐血阳性。

（5）门静脉压测定：正常人多 <5mmHg，>10mmHg 时为门静脉高压。

（五）老年人糖尿病

糖尿病（diabetes mellitus）是一组由胰岛素分泌缺乏和 / 或胰岛素作用障碍所致的以高血糖为特征的代谢性疾病。持续高血糖与长期代谢紊乱等可导致全身组织器官，特别是眼、肾、心血管及神经系统的损害及其功能障碍和衰竭。严重病例可引起失水、电解质紊乱和酸碱平衡失调等急性并发症。

1. 评估标准　目前国际上采用的是 1999 年 WHO 糖尿病专家委员会提出的评估标准：

（1）糖尿病诊断：糖尿病诊断是基于空腹、任意时间或口服葡萄糖耐量试验（OGTT）2 个小时的血糖值。空腹是指 8~10 小时内无任何热量摄入。任意时间是指一日内任何时间，无论上一次进餐时间及食物摄入量。OGTT 采用 75g 无水葡萄糖负荷量（表 2-6）。

表 2-6　糖尿病一般医学评估（静脉血浆）

糖尿病	空腹至少 8h 后血糖≥7.0mmol/L 或者
	随机血糖≥11.1mmol/L 或者
	OGTT 2h 血糖≥11.1mmol/L
空腹血糖异常（IFG）	FPG≥6.1mmol/L，但 <7.0mmol/L
糖耐量减低（ICT）	OGTT 2h 血糖≥7.8mmol/L，但 <11.1mmol/L

（2）尿糖测定：尿糖阳性是诊断糖尿病的重要线索。在分析尿糖结果时应注意肾糖阈的影响。肾糖阈升高的老年人，血糖虽高，但尿糖可阴性，如肾小球动脉硬化；肾糖阈降低的老年人，血糖不高也可出现糖尿，如肾性糖尿病。

（3）糖化血红蛋白：糖化血红蛋白水平可反映近 2~3 个月的平均血糖水平。

（4）胰岛素（或 C 肽）释放试验：方法同 OGTT。已诊断糖尿病者此试验可用馒头代替葡萄糖。1 型糖尿病老年人胰岛素分泌缺乏，空腹及餐后均低，表现为持续低水平曲线；2 型糖尿病老年人胰岛素分泌总水平可以正常、偏高或降低，但主要是延迟曲线。

（5）辅助检查评估

1）血生化检查：血脂测定，糖尿病老年人常有高血脂，可表现为三酰甘油升高、低密度脂蛋白胆固醇升高、高密度脂蛋白胆固醇降低。

2）必要时行血皮质醇、胰高血糖素、生长激素、甲状腺素等测定，以排除继发糖尿病。

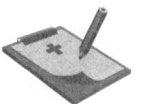

3）可进一步做心电图、尿白蛋白定量、眼底、神经传导速度和心血管超声等检查，了解合并大血管和微血管病变的情况。

2. 有关病因和发病机制的检查　已发现 90% 新诊断的 1 型糖尿病老年人血清中存在胰岛细胞抗体，比较重要的有胰岛细胞质抗体、胰岛素自身抗体、谷氨酸脱羧酶抗体和胰岛抗原 2 抗体。胰岛细胞自身抗体检测可预测 1 型糖尿病的发病及确定高危人群，并可协助糖尿病分型并指导治疗。

（蔡巧英）

第五节　泌尿生殖系统评估

一、老年人泌尿生殖系统的结构及功能特点

（一）肾脏

老年人肾脏随着年龄增长而逐渐萎缩，60 岁时双肾平均重量为 250g，70 岁 230g，80 岁 190g，85 岁重量减少 30%。肾实质丧失以肾小球较多的皮质明显，肾髓质较轻。肾小球毛细血管系膜区随年龄增长而增加。老年人肾小管间质的间隙增宽，纤维组织增加，纤维变性加重。肾小管细胞呈现脂肪退行性改变，基底膜增厚。肾小管憩室增多，部分憩室增大，可形成老年人常见的肾囊肿。

老年人肾脏结构的变化会导致肾功能的改变。一般 40 岁以后，肾功能开始出现缓慢而渐进性的减退，一般不会出现肾功能障碍。40 岁以后肾小球滤过率开始呈现直线下降。老年人肌肉萎缩，肌组织总量减少，表现为肌酐肾小球滤过率有一定下降，不一定伴有血肌酐升高。若老年人血清肌酐值增高，提示肾小球滤过率显著降低。老年人肾小管功能随年龄增长逐渐减退，主要表现为浓缩、稀释功能下降和尿酸化功能受损，较肾小球功能降低出现的早而明显。老年人肾血流量随增龄而降低，从 40 岁开始，平均每 10 年下降约 10%，至 90 岁时仅为年轻人的 50%。肾血流量的减少在皮质外层最明显，同时伴有肾血流从皮质外层向皮质内层及髓质的再分布。

老年人肾脏结构与功能的老化特点使其容易发生水钠潴留、代谢产物蓄积、药物蓄积中毒甚至肾衰竭。老年肾脏 α- 羟化酶活性的下降导致 1, 25- 二羟维生素 D_3 生成明显减少，钙吸收不足，骨质丢失，可致骨质疏松、代谢性骨病及病理性骨折。

（二）输尿管

老年人输尿管平滑肌层变薄，支配肌肉活动的神经细胞减少，输尿管收缩能力降低，将尿送入膀胱的速度减慢，容易发生反流，肾盂肾炎的发生率升高。

（三）膀胱

老年人膀胱肌肉萎缩、肌层变薄、纤维组织增生，膀胱括约肌收缩无力，膀胱缩小，容量减少至成人的 50% 左右；由于肌肉收缩无力，膀胱既不能充满，也不能排空，老年人容易出现尿外溢、残余尿增多、尿频、夜尿增多等症状。女性膀胱下垂、男性前列腺增生、水分摄入不足、尿液酸性降低等，易造成泌尿系统感染、结石，甚至诱发膀胱癌。老年女性因盆底肌肉松弛，易引起压力性尿失禁。

（四）尿道及前列腺

老年人尿道肌肉萎缩、纤维化变硬、括约肌松弛、尿道黏膜出现褶皱或致使尿道狭窄等，易发生排尿无力或排尿困难。老年女性因尿道腺体分泌黏液减少，抗菌能力减弱，易发生泌尿系统感染。老年男性前列腺易出现不同程度的肥厚、肿大，当肿大到一定程度时因压迫尿道导致排尿不畅，甚至排尿困难。

（五）子宫

老年人子宫颈变为扁平，穹窿消失，宫颈黏膜萎缩，腺体减少，颈管缺乏黏液性保护，容易导致逆行性感染。宫颈管口狭窄甚至粘连，易发生宫腔积液或积脓。绝经后随着雌激素水平下降，宫颈口鳞柱交界线向颈管内推移，致使老年妇女宫颈癌易发生在颈管内。绝经后子宫体退化，其位置由前倾前屈位转为后倾后屈位，相关韧带松弛，易发生子宫脱垂。子宫内膜受卵巢激素的变化最为明显，可表现为单纯萎缩型、囊性萎缩型和局限性增生过长型。老年女性绝经后不规则阴道流血须警惕子宫内膜癌的可能。

（六）输卵管和卵巢

绝经后老年女性输卵管退化,输卵管上皮细胞由高柱状细胞变为矮柱状细胞,黏膜皱襞消失。卵巢体积缩小,表面呈扁平萎缩状,无卵泡存在。但间质细胞常无变化,并具有激素活性且持续多年。

（七）外阴和阴道

老年人外阴改变萎缩明显,其中以阴道口改变最为显著,导致阴道口更接近尿道口;加之阴道前壁萎缩,牵拉尿道黏膜外翻,常受阴道内细菌侵袭,故老年女性易患尿道肉阜及反复性尿道炎。绝经后阴道上皮萎缩,糖原含量减少,糖酵解产生乳酸下降,pH上升,乳杆菌减少,微环境的变化导致阴道抵抗力下降,易受细菌侵袭发生老年性阴道炎,进而可形成瘢痕性狭窄或粘连。

二、老年人常见泌尿生殖系统疾病的评估

（一）慢性肾衰竭

慢性肾衰竭(chronic renal failure, CRF)是指各种原发性或继发性慢性肾脏病进行性发展引起肾单位和肾功能不可逆丧失,导致以代谢产物潴留、水电解质和酸碱平衡紊乱为主要表现的临床综合征,慢性肾衰竭晚期称为尿毒症。世界范围内老年CRF的发病率和患病率呈逐年增长。随着老龄化社会的发展,我国老年CRF的防治问题也越来越重要。

老年CRF的评估方法如下:

1. 病史询问　老年CRF的病因与其他成年组有所不同,以继发性肾脏疾病引起者为主,引起CRF的主要原因是糖尿病肾病和原发性高血压性肾动脉硬化症,其他继发性原因包括梗阻性肾病、淀粉样变性、骨髓瘤肾病、药物相关性肾病,许多原发性肾病和肾血管疾病也可引起老年人CRF。

2. 临床表现　老年CRF的临床表现与其他成年组相似,但有其自身特点。

（1）症状不典型:老年CRF起病多较隐匿,往往因其他系统疾病就诊时才发现。症状、体征常不典型,很多老年人仅有乏力、纳差、头晕等非特异性症状。精神神经系统相对较为明显,早期表现为失眠、注意力不集中,后期出现性格改变、抑郁、记忆力减退、判断错误、对外界反应淡漠等,尿毒症时常有精神异常、幻觉和昏迷。

（2）并发症多:主要表现为心血管和血液系统的改变,以及水电解质紊乱和代谢紊乱。

1）心血管系统:CRF老年人心血管系统并发症多见,症状较重。高血压是肾衰竭的常见并发症之一,如果血压得不到及时有效控制又可以加重肾功能的损害,形成恶性循环,其他并发症包括心包炎、心肌病、心力衰竭。

2）血液系统:老年CRF因促红细胞生成素生成不足常伴有贫血,CRF老年人因为合并营养不良,其贫血往往较重,贫血可以加重老年人的心力衰竭和心绞痛症状。

3）水电解质失衡和代谢失调:CRF老年人易出现水电解质代谢紊乱和代谢失调,表现为低血钠、高血钾、钙磷代谢失衡。

（3）尿毒症识别困难:老年CRF尿毒症的识别比其他成年组更为困难。行为的改变、无法解释的痴呆、头发或指甲生长停滞、无法解释的充血性心力衰竭的加重、对健康感知的改变等都可能是尿毒症老年人的表现。

3. 辅助检查评估　老年CRF的辅助检查项目如血常规、尿常规、肾功能、血液生化、影像学检查与其他成年组是一致的,特征性变化主要有以下两个方面。

（1）血肌酐水平:血肌酐与年龄、性别有关。老年人由于肌肉组织减少,血肌酐在肾功能异常时升高可不明显,特别对于消瘦的CRF老年人更是如此,故CRF老年人一旦血浆肌酐超过133μmol/L(1.5mg/d)以上,则提示有明确的肾功能受损,在临床中内生肌酐清除率更加常用。

（2）尿液检查:老年CRF的最早表现为肾浓缩功能下降,常表现为多尿及夜尿增多,尿比重降低,24小时尿量常大于1 500ml,尿比重多在1.016以下,常固定在1.010左右。

（二）尿路感染

尿路感染(urinary tract infection, UTI)是指细菌、真菌等微生物在尿路异常繁殖所致的尿路急性或慢性炎症。尿路感染是老年人的常见病,在老年人感染性疾病中仅次于呼吸道感染,居第二位。尿路感染的评估方法如下:

1. 临床表现评估 老年人 UTI 的临床表现常不典型。由于感觉迟钝及表达能力下降,发生 UTI 时尿路刺激症状常不明显,大部分老年 UTI 临床表现为肾外的非特异性症状,如发热、下腹不适、腰骶部疼痛、食欲减退等,有些老年人仅表现为乏力、头晕或意识模糊。老年人 UTI 极易漏诊或误诊,老年人 UTI 的复发率也较高。

（1）膀胱炎:急性膀胱炎多为上行感染所致,可同时伴有尿道炎。表现为尿频、尿急、尿痛及血尿,可伴有下腹部不适感。老年女性多不伴发热及全身表现,老年男性因常伴有急性前列腺炎和尿道炎,可表现为畏寒、高热、会阴部疼痛,尿道烧灼感,尿道脓性分泌物或白色黏液样物质排出。慢性膀胱炎多由于急性期治疗不彻底,或反复多次出现急性感染,或存在尿路梗阻、畸形等原因导致尿中持续或反复出现白细胞,或尿培养有细菌生长,但老年人自觉尿路刺激症状不明显,可表现为无症状性菌尿。

（2）肾盂肾炎:急性肾盂肾炎表现为发热、寒战、腰痛或小腹痛、肉眼血尿和尿路刺激症状,可伴恶心、食欲减退。体征可有肾区叩痛,耻骨上压痛。老年人表现多数不典型,仅有乏力、头晕、发热、食欲减退、腰骶部酸痛。当 UTI 急性发作时,老年人较易合并菌血症、败血症及感染性休克。慢性肾盂肾炎临床表现多种多样,多不典型,轻者常无自觉症状,仅有尿检异常,老年人可表现为无症状性菌尿;重者急性发病时表现为典型的急性肾盂肾炎;晚期可伴有肾功能不全,表现为乏力、腰酸、高血压、水肿、夜尿增多等。

（3）前列腺炎:老年男性常有前列腺增生肥大,导致尿路不畅,发生慢性膀胱尿潴留,易合并感染。急性前列腺炎常伴尿道炎,表现为畏寒、发热、尿路刺激症状,尿道有脓性分泌物流出;慢性期可表现为尿道下坠感、尿频、尿急、夜尿增多、排尿不畅,会阴部疼痛等。

（4）无症状性菌尿:没有尿路感染症状或体征的个体中,适当收集的尿液标本中能分离出特定数量的细菌,多见于老年人和留置导尿的人群。

（5）导尿管相关性尿路感染:导尿管相关性尿路感染指的是留置导尿管后,或者拔除导尿管 48 小时内发生的尿路感染。导尿管相关性 UTI 的症状复杂,且不一定涉及泌尿道,发热是最常见的症状。

2. 辅助检查评估

（1）尿常规:每高倍视野下超过 5 个白细胞称为脓尿。UTI 急性期尿白细胞显著增多,尿中若有白细胞管型,支持肾盂肾炎的诊断。UTI 尿检中还可出现血尿和少量蛋白尿,晚期肾小管功能受损时可出现尿比重降低,尿液化学检查亚硝酸盐阳性提示存在革兰氏阴性杆菌所致的尿路感染,阴性不能排除尿路感染。老年人的白细胞尿与菌尿或 UTI 的临床表现可以不平行,部分 UTI 老年人可无白细胞尿,部分老年人可因前列腺病变或生殖道黏膜病变出现白细胞尿而无 UTI 存在。

（2）尿细菌学检查:尿标本可取自清洁中段尿、导尿管导尿或膀胱穿刺尿。尿液细菌培养阳性时,必须依据细菌数判断是否有泌尿系统感染。检出同一种细菌时,革兰氏阴性杆菌 $=10^5/ml$ 菌落数（CFU）可认为是病原菌。

（3）肾脏形态学检查

1）B 超:早期肾脏形态无改变,晚期可呈现双肾大小不一,表面凹凸不平,皮髓质分界不清。应除外肾结石、肿瘤、肾脏先天畸形、肾盂积水、膀胱尿潴留或膀胱残余尿增多。老年人常有尿路梗阻因素存在造成 UTI 难治、易复发,老年人 UTI 应常规进行泌尿系超声检查。

2）腹部平片:早期无明显异常,晚期出现肾盂、肾盏变形或显影不清,双肾外型不光滑,或肾脏缩小,应除外有无尿路结石、畸形、梗阻,有无肾盂积水等易感因素。

（三）良性前列腺增生（benign prostate hyperplasia，BPH）

良性前列腺增生是引起中老年男性排尿障碍最为常见的一种良性疾病。其发生的病因尚不完全清楚,目前普遍认为高龄和有功能的睾丸是本病发生的主要因素,且两者缺一不可。下尿路症状（lower urinary tract symptoms，LUTS）为储尿期（刺激性）和 / 或排尿期（梗阻性）症状的统称,是老年男性常见的症状。对于有 LUTS 的老年男性首先考虑 BPH 的可能,需进行进一步临床评估,评估方法如下:

1. 病史询问 首先了解老年人的病史,特别是 LUTS 的特点、持续时间及其伴随症状;了解盆腔手术或外伤史；询问老年人的 LUTS 治疗史及是否服用可能导致或加重 LUTS 的药物。其次，用国际前列腺症状评分（International Prostate Symptom Scores, IPSS）评价老年人的下尿路症状（表 2-7）。IPSS 是目前国际公认的判断 BPH 老年人症状严重程度的最佳手段，是 BPH 老年人 LUTS 严重程度的主观反映。

表 2-7 国际前列腺症状评分（IPSS）

在最近 1 个月内，您是否有以下症状	无	在 5 次中				
		少于1次	少于半数	大约半数	多于半数	几乎每次
1. 是否经常有尿不尽感？	0	1	2	3	4	5
2. 两次排尿时间是否经常小于 2h？	0	1	2	3	4	5
3. 是否曾经有间断性排尿？	0	1	2	3	4	5
4. 是否有排尿不能等待现象？	0	1	2	3	4	5
5. 是否经常有尿线变细现象？	0	1	2	3	4	5
6. 是否需要用力及使劲才能开始排尿？	0	1	2	3	4	5
7. 从入睡到早起一般需要起来排尿几次？	没有	1次	2次	3次	4次	5次
评分	0	1	2	3	4	5

评分标准：0~7 分（轻度症状）、8~19（中度症状）、20~35 分（重度症状）。

2. 体格检查

（1）直肠指诊：BPH 老年人重要检查项目之一，需在膀胱排空后进行。直肠指诊可以了解前列腺的大小、形态、质地、有无结节及压痛等情况。但对前列腺体积的判断不够精准，经直肠超声检查可以更为精准描述前列腺的形态和体积。

（2）下腹部叩诊：了解老年人是否存在慢性尿潴留。

（3）局部神经系统检查（包括运动和感觉）：肛周和会阴外周神经系统的检查可提示老年人是否存在神经源性疾病导致的神经源性膀胱功能障碍。

3. 辅助检查评估

（1）血清前列腺特异抗原：评估 BPH 老年人进行该项检查，以除外合并前列腺癌的可能。

（2）尿常规：可以确定 BPH 老年人是否存在血尿、蛋白尿、脓尿及尿糖异常等伴随疾病。

（3）前列腺超声检查：可以了解前列腺形态、大小、有无异常回声、前列腺突入膀胱的程度，残余尿量以及是否合并膀胱结石、憩室或占位性病变，经直肠超声可以较精准地测定前列腺体积。

（4）尿流率检查：尿流率指单位时间内经尿道排出的尿量，尿流率测定可初步判断梗阻的程度：最大尿流率 <15ml/s 提示排尿不畅，<10ml/s 提示梗阻严重。评估最大尿流率时尿量在 150~200ml 为宜，重复检查会增加可靠性。

（5）肾功能检查：BPH 老年人合并慢性尿潴留或肾盂积水时进行该项检查，明确有无肾功能损害。

（6）尿道造影：BPH 老年人既往有尿道炎症、外伤或手术史，完善该项检查排除尿道狭窄。

（7）尿动力学检查：不能完全用前列腺增生解释的最大尿流率明显降低者，或怀疑老年人存在膀胱逼尿肌收缩功能障碍者，进行此项检查。

（8）尿道膀胱镜检查：该项检查可以排除膀胱颈挛缩、膀胱肿瘤等其他疾病，观察有无膀胱憩室、结石、肿瘤及尿道狭窄等合并症。

（四）尿石症

尿石症又称为尿路结石，是肾结石、输尿管结石、膀胱结石和尿道结石的总称，前两者称为上尿路结石，后两者称为下尿路结石。临床上以上尿路结石多见，是泌尿系统的常见病。尿路结石的评估方法如下：

1. 临床表现评估

（1）疼痛：肾结石可引起肾区疼痛。肾盂内大结石及肾盏结石，可无明显症状，活动后可出现上腹或腰部钝痛。结石活动和刺激可引起输尿管平滑肌痉挛或输尿管完全性梗阻时，可出现肾绞痛。典型肾绞痛表现为阵发性腰部或上腹部疼痛，剧烈难忍，并沿输尿管向下腹部、会阴部和大腿内侧放射，患者常坐卧不安、面色苍白、出冷汗、恶心、呕吐，严重甚至出现休克。疼痛持续数分钟至数小时不等。

（2）血尿：通常以镜下血尿多见，少数可见肉眼血尿。有时活动后出现镜下血尿是其唯一的临床表现。

（3）膀胱刺激征：当结石合并感染或结石位于输尿管膀胱壁段时，可出现膀胱刺激征。

（4）其他症状：膀胱结石典型症状为排尿突然中断，疼痛常放射至远端尿道，伴排尿困难和膀胱刺激症状。尿道结石典型症状为排尿困难，点滴状排尿，伴尿痛，重者可发生急性尿潴留。结石继发急性肾盂肾炎或肾积脓时，可有畏寒、发热等全身症状。双侧上尿路完全性梗阻时可导致无尿，出现尿毒症。

（5）体征：肾结石患者患侧肾区可有叩击痛。结石引起严重的肾积水时，可在上腹部触到增大的肾脏。前尿道结石可沿尿道扪及，后尿道结石经直肠指诊可触及。

2. 辅助检查评估

（1）实验室检查

1）尿液分析：常能见到肉眼血尿或镜下血尿，伴感染时有脓尿，必要时做尿细菌培养；可检测尿液 pH、钙、磷、尿酸、肌酐、草酸等；可发现晶体尿及行尿胱氨酸检查等。

2）血液分析：检测血钙、白蛋白、肌酐和尿酸等。

（2）影像学检查

1）超声检查：可发现尿路平片不能显示的小结石和 X 线透光结石，还能显示结石梗阻引起的肾积水和肾实质萎缩。

2）X 线检查：尿路平片，可发现 90% 以上的 X 线阳性结石；排泄性尿路造影，可显示结石所致的尿路形态和肾功能改变，有无引起结石的局部因素；逆行肾盂造影，仅适用于其他方法不能确诊时；CT 检查，平扫 CT 检查可发现以上检查不能显示的或较小的输尿管中、下段结石，增强 CT 检查能够显示肾脏积水的程度和肾实质的厚度，可反映肾功能的改变情况。

3）磁共振水成像（MRU）：可了解结石梗阻后肾输尿管积水的情况。

（3）内镜检查：包括经皮肾镜、输尿管镜、膀胱镜。常用于尿路平片未显示结石，排泄性尿路造影有充盈缺损而不能确诊时，借助内镜可明确诊断和进行治疗。

（五）老年性阴道炎

老年性阴道炎又称萎缩性阴道炎，是绝经后老年妇女的多发病和常见病。据 WHO 统计，绝经妇女老年性阴道炎的发病率高达 30.0%~86.6%，且该数据随着社会老龄化的发展而不断增长，与绝经后老年妇女卵巢功能减退，雌激素水平下降，阴道自净能力减弱等有关。老年性阴道炎评估方法如下：

1. 临床表现评估 主要症状为阴道分泌物增多及外阴灼热感、外阴不适、外阴瘙痒，可伴有性交痛。阴道分泌物稀薄，呈淡黄色，严重者呈脓血性。检查见阴道呈萎缩性改变，上皮皱襞消失、变平、萎缩、菲薄。阴道黏膜充血，有小出血点，可见浅表溃疡。溃疡面可与对侧粘连，严重时造成狭窄甚至闭锁，炎症分泌物引流不畅可形成阴道积脓或宫腔积脓。

2. 辅助检查评估 可行阴道分泌物检查，显微镜下可见大量基底层细胞及白细胞而无滴虫及假丝酵母菌，阴道微生态检测表现为菌群抑制，缺乏乳杆菌。有血性白带者，做宫颈刮片，必要时行分段诊刮术。对阴道壁肉芽组织行局部活组织检查排除阴道癌。怀疑与性传播疾病有关者应取阴道及宫颈管分泌物涂片及做淋球菌培养。

（六）盆底功能障碍性疾病

盆底肌肉群、筋膜、韧带及其神经构成复杂的盆底支持系统，互相作用和支持，以维持盆腔器官的正常位置。盆底功能障碍（pelvic floor dysfunction, PFD），又称盆底缺陷或盆底支持组织松弛，指各种原因导致的盆底支持薄弱，盆腔脏器移位，引起其他盆腔器官的位置和功能异常。PFD 主要包括盆腔器官脱垂（pelvic organ prolapse，POP）与压力性尿失禁（stress urinary incontinence，SUI），是中老年女性常见病，发病率约 40%。

随着人口老龄化，POP 发病率在逐步增高。妇女一生 POP 的发病率为 11%，绝经后妇女子宫脱垂者占 60%。POP 评估主要依靠下列症状和体征：

1. 症状评估　POP 主要症状包括下尿道、下生殖道、下消化道三个方面。下尿道症状主要是尿失禁和尿潴留以及排尿困难，下生殖道主要表现是子宫脱垂造成的阴道肿物压迫感、腰酸下坠等，下消化道主要表现为粪失禁、排便困难等。可进行生活质量评价，常用问卷评分，包括盆底功能障碍问卷简表、盆底功能影响问卷简表及性功能调查问卷评分。

2. 体征评估　妇科检查可见阴道前壁或后壁膨出，或子宫从正常位置沿阴道下降。宫颈外口达坐骨棘以下，甚至全部脱出阴道口以外，称为子宫脱垂。子宫切除术后如阴道顶端支持组织的缺损可膨出脱垂称穹窿脱垂。查体时根据不同脱垂部位和程度分期，目前多采用国际尿控协会指定的盆腔脏器脱垂定量分度法。

第六节　运动系统评估

导入情景

王奶奶，65 岁，左膝关节疼痛 3 年，加重 1 个月。3 年前无明显诱因下出现左膝关节疼痛，活动后加重，下楼梯时更明显，休息后缓解。近 1 个月以来出现左膝关节肿胀、疼痛加重。王奶奶既往体健，家族史无殊。

工作任务

为进一步明确王奶奶出现的健康问题，请对王奶奶进行医学评估。

运动系统是由骨、关节和骨骼肌三部分组成。骨骼肌附着于骨，受神经系统支配，可收缩和舒张并牵动骨，通过关节产生运动。在运动中，骨起到杠杆作用，运动的枢纽在关节，而骨骼肌是运动器官。

一、老年人运动系统的结构及功能特点

（一）骨骼

老年人骨骼中的有机物质，如骨胶原、骨黏蛋白含量减少，使骨质萎缩，骨量减少，容易导致骨质疏松，骨骼发生变形，如脊柱弯曲、变短，身高降低，甚至骨折等。又因骨细胞与其他组织细胞的老化，骨的修复与再生能力减退，容易导致骨折后愈合时间延长或不愈合的比例增加。

（二）关节

老年人的关节软骨、关节囊、椎间盘及韧带等会因老化而发生退行性变化，使关节活动范围缩小，尤其是肩关节的后伸、外旋，肘关节的伸展，前臂的后旋。髋关节的旋转，膝关节伸展及脊柱的整体运动等功能明显受限。

（三）肌肉

老年人的肌纤维萎缩、弹性下降，肌肉总量减少，肌肉力量减弱，容易出现疲劳、腰酸腿痛等。由于老年人肌肉力量、敏捷性下降，加上老年人神经系统功能的衰退，活动更加减少，最终导致老年人运动功能迟缓、笨拙、步态不稳等。由于老年人卧床不起或限制在轮椅上的机会增多，使之活动更加减少，进一步导致肌肉的老化，形成恶性循环。

二、老年人常见运动系统疾病的评估

（一）骨关节炎（osteoarthritis，OA）

骨关节炎又称退行性骨关节病、老年性骨关节炎等，是由于关节软骨发生退行性变，引起关节软骨完整性破坏以及关节下骨板病变，继而导致关节功能下降或障碍的一组慢性退行性病变。骨关节

的病理变化表现为透明软骨软化、糜烂,骨端暴露,并继发滑膜、关节囊、肌肉的变化。此病好发于髋、膝、脊椎等负重关节以及肩、指关节等,高龄男性髋关节受累多于女性,手骨关节炎则以女性多见。其发病率随着年龄的增加而升高,60 岁人群比 40 岁人群患病率高出一倍,该病的致残率高达 53%。OA 的评估方法如下:

1. 临床表现评估

(1)关节疼痛与压痛:最常见的表现是关节局部的疼痛和压痛,负重关节及双手关节最易受累。一般早期轻度或中度间断性隐痛,休息时好转,活动后加重。随病情进展可出现持续性疼痛,导致活动受限。关节局部可有压痛,伴有关节肿胀时尤为明显。疼痛在阴雨、潮湿天气会加重。

(2)关节肿胀:早期为关节周围的局限性肿胀,随病情进展可出现关节弥漫性肿胀、滑囊增厚或伴关节积液,后期可在关节部位触及骨赘。

(3)晨僵:晨起或关节静止一段时间后可出现僵硬感,活动后可缓解。晨僵时间一般数分钟至十几分钟,很少超过半小时。

(4)关节摩擦音(感):多见于膝关节,由于软骨破坏,关节表面粗糙,出现摩擦音(感)。

(5)关节活动受限:由于关节肿痛、活动减少、肌肉萎缩、软组织痉挛等,引起关节无力、活动受限。关节活动受限缓慢发生,早期表现关节活动不灵活,以后关节活动范围可因关节内的游离体或软骨碎片出现活动时的"绞锁"现象。

其中不同部位 OA 的表现特点如下:

1)手:以远端指间受累最为常见,表现为关节伸侧面的两侧骨性膨大,称 Heberden 结节,近端指间关节伸侧出现者称为 Bouehard 结节。可伴有结节局部的轻度红肿、疼痛和压痛。第一腕掌关节受累后,其基底部的骨质增生可形成方形手畸形,手指局部有肿胀、压痛、屈伸活动受限,多有骨摩擦音。

2)膝:膝关节受累在临床上最为常见。危险因素有肥胖、膝外伤和半月板切除。主要表现为膝关节疼痛,活动后加重,下楼梯更明显,休息后缓解。严重者可出现膝内翻或外翻畸形。关节局部有肿胀、压痛、屈伸活动受限,多有骨摩擦音。

3)髋:男性髋关节受累多于女性,单侧多于双侧,多表现为局部间断性钝痛,随病情进展可发展为持续性疼痛。部分老年人的疼痛可放射到腹股沟、大腿内侧及臀部。髋关节运动障碍多在内旋和外展位,随后可出现内收、外旋和伸展受限,可出现步态异常。

4)足:跖趾关节常常受累,可出现局部疼痛、压痛和骨性肥大。可出现足外翻等畸形。足底可出现骨刺,致行走困难。

5)脊柱:颈椎受累比较常见,腰椎 3、4 椎体为多发部位。可有椎体和后突关节的增生和骨赘,引起局部的疼痛和僵硬感,压迫局部血管和神经时可出现相应的放射痛和神经症状。颈椎受累压迫椎基底动脉可引起脑供血不足的症状。腰椎骨质增生导致椎管狭窄时可出现间歇性跛行以及马尾综合征。

2. 辅助检查评估 本病无特异性的实验室指标,影像学检查具有特征性改变,不仅帮助确诊 OA,而且有助于评估关节损伤的严重程度,评价疾病进展性和治疗反应,及早发现疾病或相关的并发症。

(1)X 线平片:是一种常规检查手段。典型表现为受累关节间隙狭窄,软骨下骨质硬化及囊性变,关节边缘骨赘形成,关节内游离骨片。严重者关节面萎缩、变形和半脱位。

(2)CT:用于椎间盘病的检查,效果明显优于一般 X 线检查。

(3)MRI:不但能发现早期的软骨病变,而且能观察到半月板、韧带等关节结构的异常。

(二)骨质疏松性骨折

骨质疏松性骨折(脆性骨折)是指原发性骨质疏松导致的骨密度和骨质量下降,骨强度降低,轻微暴力(如跌倒所引起的损伤)甚至日常活动中即可发生的骨折,是骨质疏松最严重的后果。常见的骨折部位是脊柱、髋部、桡骨远端和肱骨近端。骨质疏松发生率很高,老年人骨折后治疗难度大,内、外固定失败率高,合并症和并发症多,骨折后死亡率和残疾率也高。骨质疏松骨折的评估方法如下:

1. 临床表现评估 骨折的一般表现包括疼痛、压痛、肿胀和功能障碍。骨质疏松骨折老年人也可没有疼痛或仅有轻微疼痛,或表现为原有疼痛加重。功能障碍也可很轻微,甚至仍可活动。骨折的特有表现包括畸形、骨擦感(音)、反常活动,可合并骨质疏松的表现,如身高变矮、脊柱侧弯或驼背畸形等。

(1)髋部骨折:多见于骨质疏松老年人,主要为股骨颈骨折和粗隆间骨折,往往为摔倒引起。摔伤后臀部着地,髋部疼痛剧烈,不能再站立行走,老年人肢体也不敢移动,也不愿让人搬动。查体时可见患侧肢体缩短、外旋、髋部轻度屈曲畸形。髋关节中央有压痛、肢体纵向叩击痛,粗隆间骨折时大粗隆附近肿胀、皮下淤血。

(2)脊柱骨折:多见于绝经后骨质疏松女性,发生骨折后突发性腰痛,卧床而取被动体位,一般无脊髓或神经根压迫体征。腰椎压缩性骨折后常导致胸廓畸形、胸廓容量变小,心排出量下降,肺容量减小,导致心肺功能障碍。老年人以胸、腰椎骨折多见,其中绝大部位发生在胸、腰连接处(胸腰处骨折)。原因为摔伤后,臀部着地力量传导至胸腰处所致。老人感到骨折处剧痛,不能坐起和翻身,如骨折块移位进入椎管、损伤脊髓时,会出现双下肢功能障碍,甚至大小便失禁。查体可发现脊柱后突、局部压痛和叩痛,重点检查双下肢肌力、感觉和反射是否减退或消失。

(3)其他部位骨折:前臂及胫骨远端骨折常见于绝经后骨质疏松,而股骨、胫骨及肱骨近端及骨盆骨折常见于老年性骨质疏松。肋骨、锁骨和胸骨骨折比较少见。肱骨外科颈骨折和桡骨远端骨折常有肩部外伤(肩部撞击)或手部撑地史。外伤后骨折部位剧痛、肿胀、变形,患肢不能活动、只能用健侧手部托住患侧肘部。根据暴力方向不同桡骨远端骨折可分为 Colles 骨折和 Smith 骨折,临床以前者多见。

对合并其他部位的恶性肿瘤老年人,出现骨折时应询问其肿瘤病史,仔细检查以排除或确定骨转移瘤造成的病理性骨折。

2. 辅助检查评估

(1)X 线平片:是诊断骨折最简单、有效的方法,一般的骨折都能在 X 线平片上显示,可以观察和确定骨折部位移位方向和程度,并进行分型、分度,在髋部骨折诊断时尤为重要。

(2)CT:对髋部骨折、肱骨近端骨折、桡骨远端骨折时行 CT 检查时观察骨折粉碎、移位情况;骨折是否累及关节面,同时确定有无合并髋臼、肩胛骨关节盂骨折,为治疗提供依据。CT 扫描对于脊柱骨折的诊断特别有意义,可观察骨折椎体的椎管是否完整,是否有骨块后移入椎管,以间接判断脊髓受损情况。

(3)MRI:对 X 线平片不能显示有骨折,而临床又需要确定是否骨折时可采取此检查方法。脊柱骨折如病情允许,可行 MRI 检查,以直接观察脊髓受损情况,为治疗提供依据并可帮助判断预后。

知识链接

骨折风险知多少?

骨折风险评估工具(fracture risk assessment tool,FRAX)是 2008 年世界卫生组织推荐的一种可用于评估高危人群未来 10 年骨折风险的工具。评估部位是髋部或者其他核心区域,包括脊柱、腕部和骨盆。目的在于结合临床危险因素预测骨折风险。这些风险因素包括年龄、性别、体重、脆性骨折史、家族髋部骨折史、吸烟行为、激素治疗史、类风湿关节炎、继发性骨质疏松、饮酒及股骨颈骨密度值。

(三)颈椎病

颈椎病又称颈椎综合征,即颈椎椎间盘退行性改变及其继发病理改变累及其周围组织结构(神经根、脊髓、椎动脉、交感神经等),出现的一系列临床综合征。轻症老年人常感到头、颈、肩及手臂疼痛麻木,重则可出现肢体酸软无力,甚至出现大小便失禁及瘫痪等。随着人口老龄化进程的加快,颈椎病的患病率不断上升,成为严重影响人们健康的慢性疾病。颈椎病的评估方法如下:

1. 临床表现评估 根据受累组织和结构的不同,颈椎病可分为以下类型:

(1)颈型颈椎病:临床上较多见,实际上为各型颈椎病的早期阶段,临床表现为颈项强直、疼痛,主要见于中青年。

（2）神经根型颈椎病：依据神经根受压的程度不同而表现出不同的临床症状。最早期出现颈部疼痛和颈部发僵，随着病程的进展，出现上肢节段的运动障碍或麻木疼痛感，沿着受累神经根的走行和支配区放射，称为根型疼痛，症状的出现和缓解与患者颈部的位置和姿势有明显关系。查体：颈椎棘突、颈椎横突、冈上窝、肩胛内上角和肩胛下角有压痛点，椎间孔部位出现压痛并伴上肢放射性疼痛或麻木，或使原有症状加重，具有定位意义。压顶试验阳性，臂丛神经牵拉试验阳性。

（3）脊髓型颈椎病：颈椎病中最严重的一种类型，致残率高。临床主要症状依脊髓受压的部位和程度而不同。多数患者首先出现一侧或双侧下肢麻木、沉重感，随后逐渐出现行走困难，严重者步态不稳、双脚有踏棉花感。一侧或双侧上肢出现麻木、疼痛，双手无力，精细动作难以完成，严重者不能自行进食。胸部、腹部等躯干部位常出现有如皮带样的捆绑感，称为"束带感"，严重患者可出现排尿排便功能障碍。病情进一步进展，可致肢体瘫痪，卧床不起，生活不能自理。查体：上肢或躯干部出现节段浅感觉障碍、深感觉多正常、肌力下降，四肢肌张力增高，肌腱反射如肱二头肌、肱三头肌、膝腱、跟腱等活跃或亢进，病理反射阳性，髌阵挛、踝阵挛阳性，低头、仰头试验阳性，屈颈试验阳性。

（4）交感型颈椎病：由于椎间盘退行性变和节段性不稳定等因素，对颈椎周围的交感神经末梢造成刺激，产生交感神经功能紊乱。主要临床表现有头晕、眩晕、头痛；视物不清、耳鸣、听力下降、味觉改变；恶心、呕吐、腹胀、消化不良；心悸、胸闷、心前区疼痛、心律失常、血压变化；面部或某一肢体多汗、无汗等。症状往往与颈部活动有明显关系，休息或平卧后好转。老年人此型颈椎病常常引起心律失常，临床上需要与其他类型的心律失常相鉴别。查体颈部活动多正常，棘突周围的软组织有压痛。主要体征有心动过快、过缓，血压高低不稳，低头和仰头试验可诱发症状发作或加重。

（5）椎动脉型颈椎病：在老年人中发病率较高，临床上主要表现为发作性眩晕，有时伴随恶心、呕吐、耳鸣或听力下降、下肢突然无力、摔倒等椎基底动脉供血不足的症状。其特点是症状的出现与消失和头部位置改变有关。查体主要有转颈试验阳性，低头、仰头试验阳性。

2. 辅助检查评估

（1）X线检查：是确诊颈椎病的常规检查，为判断损伤疾患的严重程度、治疗评价等提供影像学基础。

（2）CT：对骨组织显像好，可以确切判断颈椎椎体与椎管矢状径的大小，椎间关节退变程度，横突孔大小，椎间盘突出的部位、程度、有无钙化，后纵韧带骨化情况，椎体增生的部位等多方面情况与神经根的关系。

（3）MRI：可以清晰地观察到颈椎、椎间盘、神经根与脊髓，能显示椎骨、脊髓内部的病变，对于颈椎损伤、颈椎病及肿瘤的诊断具有重要价值。

（4）肌电图检查：有助于对肌肉萎缩的病变进行鉴别，如肌肉源性还是神经源性，可以帮助了解神经损伤的部位、范围和程度。

（5）其他检查：经颅彩色多普勒、数字减影血管造影等检查可以有助于探查椎基底动脉血流，是检查椎基底动脉供血不足的有效手段，也是临床诊断椎动脉型颈椎病的常用检查手段。

（四）腰腿痛

腰腿痛是指以腰痛、腿痛为主要临床表现，包括腰、背、腿、臀等1个或多个部位的酸软、麻木或疼痛，并不是一种疾病，而是一组症状。腰腿痛的发病率高，老年人群中发病率约60%~80%。最常见的疼痛部位为下肢，其次为腰骶部。腰腿痛的病因复杂，临床表现多样，临床上需要仔细询问病史、体格检查和影像学检查，才能做出较为准确地诊断和治疗。对于大多数患者，腰腿痛的原因难以查明。通过自我治疗，腰腿痛常在数周内缓解。有1/3的患者，急性发作后1年内仍有持续中重度疼痛，有1/5的患者存在活动受限。腰腿痛症状常见、花费较大、可转为慢性病程，可导致严重活动障碍，及时有效的评估和恰当处理非常重要。

1. 老年人腰腿痛的常见病因及临床特点

（1）腰椎本身病变引起的腰腿痛

1）腰椎间盘退行性变：多发生于老年人。腰椎间盘随年龄增加逐渐发生退行性变，由于退行性变的程度不同，腰腿痛的表现不同，无明显特异性。临床表现多为晨起后出现疼痛，适当活动后可缓解,活动过多或负重过大后疼痛又逐渐加重,同时可出现活动受限的情况。体格检查无特异性,可存在症状相关的影像学异常。

2）腰椎间盘突出:主要表现为腰痛伴一侧或双侧下肢放射痛和/或麻木,是引起腰腿痛的最常见的病种。体格检查可见踝反射或膝反射受损,同侧或交叉直腿抬高试验阳性,趾、踝关节或股四头肌乏力,下肢感觉缺失。腰椎 CT 或 MRI 检查可显示腰椎间盘突出的表现。

3）腰椎管狭窄:该病随年龄增长发病率增加,50 岁前少见。临床表现三大特征:严重腿痛、间歇性跛行、坐位时无疼痛。体格检查可见宽底式步态,间歇性跛行,腰椎后伸 30 秒后大腿疼痛。腰椎 CT 或 MRI 检查可见腰椎椎管狭窄的表现。

4）骨质疏松:老年男性或绝经后女性多发,骨质疏松引起的腰背痛无特异性,多为钝痛,无固定压痛点,并向脊柱两侧扩散;若胸腰椎发生骨质疏松性骨折,则可出现急性疼痛,体位改变时尤为明显,该骨折部位相应的棘突出现叩击痛。双能 X 线骨密度检查可明确诊断。

5）其他腰椎疾病:强直性脊柱炎、脊柱畸形、腰椎不稳、腰椎滑脱、腰椎结核、骨髓炎、腰椎肿瘤等均可引起腰痛。

（2）其他原因引起的腰腿痛

1）急慢性腰肌劳损:主要症状为腰部酸痛,常伴有腰肌紧张,劳累后加重,休息后缓解,长时间刺激可导致腰部活动受限。

2）腹腔脏器疾病:腰背痛的程度、性质取决于不同的脏器病变,可有原发病的表现。

3）带状疱疹:老年人及免疫低下者常见,多出现沿肋间神经分布的单侧皮肤疱疹,疼痛为典型的神经痛,大部分表现为烧灼样的深部疼痛、针刺样或电击样痛,伴感觉异常,如感觉过敏以及难以忍受的瘙痒,症状夜间为重。

4）精神性因素:可引起腰腿痛,疼痛为非特异性,老年人存在心理或情绪异常,无明确的临床或解剖学异常。

2. 评估要点

（1）症状:仔细询问老年人腰痛的诱因、性质、持续时间、是否伴有腿部疼痛、有无外伤史等病史,协助明确腰腿痛的原因。腰腿痛持续时间对疼痛转归及指导治疗有重要意义。急性腰腿痛（疼痛持续时间小于 4 周）大多数无法确定病因,多与创伤及肌肉韧带拉伤有关,且多数能在 4 周内好转。慢性疼痛（疼痛持续时间超过 12 周）常持续不缓解或反复发作,易导致功能障碍。亚急性疼痛（疼痛时间 4~12 周）可看作是急性和慢性的过渡期。

（2）体格检查:检查老年人腰背部疼痛区域有无压痛、叩痛、感觉异常,可行腰椎活动度及脊柱稳定性评估,检查双下肢有无感觉受损、肌力下降,踝反射或膝反射是否受损,同侧或交叉直腿抬高试验是否阳性。

（3）辅助检查评估

1）双能 X 线骨密度检查:是目前临床上诊断骨质疏松的"金标准",绝经后女性和老年男性需要进行此项检查以明确有无骨质疏松及评估骨质疏松程度。

2）影像学检查:在腰腿痛的诊断中有重要的作用。X 线平片可显示椎体的形态、有无退行性变、椎间隙有无狭窄、有无骨折、肿瘤等征象;CT 平扫可清楚显示椎管横断面的骨性结构和软组织影,可以显示腰椎间盘纤维环破裂、髓核突出钙化的轮廓,以及突出方向及邻近组织的关系;MRI 可显示多个节段的神经组织和周围的软组织结构,并且能很好地显示终板改变和椎间盘变性、脱水的程度。在实际工作中,需要结合老年人的实际情况,予以综合考虑,选择适当的检查方法。

（五）类风湿关节炎

类风湿关节炎（rheumatoid arthritis, RA）是以对称性、侵蚀性多关节炎为主要临床表现的全身性自身免疫性疾病。基本病理改变为关节滑膜炎、滑膜血管翳形成。随病程进展出现关节软骨和骨破坏,最终导致关节畸形和功能丧失。通常人们把 60 岁以上的类风湿关节炎患者称为老年类风湿关节炎。老年类风湿关节炎约占患者总数的 40%。随着我国人口的老龄化,老年类风湿关节炎有增加的趋势。

老年类风湿关节炎分为两种情况:一种是 60 岁以后发病的类风湿关节炎,称为老年发病的类风湿关节炎（elderly-onset rheumatoid arthritis，EORA）；另一种为60岁以前发病迁延至老年。老年类风湿关节炎在临床表现、伴发疾病、用药与非老年类风湿关节炎不完全相同，尤其是EORA。多项研究表明，EORA通常起病较急，近端关节多受累，具有较高的病情活动性，易有多种并发症。EORA出现高滴度类风湿因子（rheumatoid factor，RF）时活动性更持久，影像学破坏多见，功能减退速度更快；相反，发病时类风湿因子阴性老年人通常病情不重、有自限性。

老年类风湿关节炎的评估方法如下：

1. 临床表现评估　类风湿关节炎是慢性全身性关节炎，特异性表现为对称性手、腕、膝、足关节受累。临床表现个体差异大。发病初期数周或数月，患者可有乏力、食欲减退、低热等症状，少数人可有高热、体重下降等症状。

（1）关节表现：关节表现可分为滑膜炎症和关节结构破坏的表现。前者导致关节肿胀、压痛、皮温升高和活动受限，治疗后有一定可逆性；后者是滑膜血管翳侵袭破坏软骨及软骨下骨导致骨性强直及关节畸形，关节破坏一旦发生很难逆转。

1）晨僵：表现为早晨起床后出现的关节及其周围僵硬感，超过1小时者诊断意义较大，是本病活动的指标之一。

2）关节肿痛：持续性关节肿胀和疼痛是类风湿关节炎最主要的症状。典型部位为腕、掌指、近端指间关节，其次是足趾、膝、踝、肘、肩等关节。受累关节对称性是RA的特征性表现。

3）关节畸形：见于病程较晚期的患者。最常见的关节畸形是腕和肘关节强直、掌指关节的半脱位、手指尺侧偏斜和"天鹅颈样"及"纽扣花样"畸形。膝关节可屈曲畸形，足关节也可发生外翻及足趾外侧偏移、半脱位等畸形。重症者关节呈纤维性或骨性强直，生活不能自理。

4）关节功能障碍：关节肿痛和结构破坏均引起关节活动障碍，影响关节功能。

5）特殊关节受累：可有相应的临床表现，如颈椎的可动小关节及周围腱鞘受累可出现颈痛、活动受限，重症者可出现寰枢椎半脱位甚至出现脊髓受压；肩、髋关节因其周围有较多软组织包围，较难发现肿胀，其受累最常见的症状是局部疼痛和活动受限；颞下颌关节受累可有晨僵伴有讲话或咀嚼时疼痛加重，严重者有张口受限。

（2）关节外表现

1）类风湿结节：是本病较常见的关节外表现，多在疾病活动期出现。常位于关节隆突部位及受压部位的皮下，如前臂伸面、肘鹰嘴突附近、枕、骶骨、跟腱等处。结节直径为数毫米至数厘米大小不一，质硬、无压痛。

2）类风湿血管炎：类风湿关节炎患者系统性血管炎可引起局部组织的缺血性坏死，如下肢皮肤溃疡。眼部受累多为巩膜炎，严重者因巩膜软化而影响视力。

3）肺脏：老年人随着年龄的增长，心肺功能逐渐退化减弱。一旦持续存在慢性炎症，肺脏受累很常见，临床上可有多种表现，包括肺间质病变、肺结节样改变、胸膜炎、肺动脉高压等。

4）心脏：无症状心包炎常见，偶有心脏压塞、缩窄性心包炎。

5）神经系统：神经受压是类风湿关节炎患者出现神经系统病变的常见原因，如正中神经在腕关节处受压出现腕管综合征。

6）血液系统：类风湿关节炎患者贫血程度通常和病情活动度相关，也可因服用非甾体抗炎药而造成胃肠道长期少量出血所致；在病情活动时的类风湿关节炎患者常见血小板升高，与疾病活动度成正相关。

7）肾脏与胃肠道：本病很少累及肾，很少有消化道病变，类风湿关节炎患者出现上腹不适、腹痛、恶心、食欲缺乏，甚至黑便，多由口服抗风湿药物引起。

8）干燥综合征：干燥综合征为一全身多系统受累的慢性自身免疫性疾病，常继发于其他结缔组织病。30%~40%以上的类风湿关节炎患者可继发干燥综合征，需结合自身抗体、唇腺病理检查明确诊断。

2. 辅助检查评估

（1）血常规：血常规检查可见有轻至中度贫血，与病情活动相关；活动期血小板升高，白细胞及分类多正常。血沉和C反应蛋白常升高。

（2）类风湿因子：其滴度一般与类风湿关节炎的活动性成正比。但在某些慢性感染性疾病、自身免疫性疾病以及约 5% 正常人可出现低滴度的 RF。

（3）抗角蛋白抗体谱：包括抗核周因子抗体、抗角蛋白抗体和抗环瓜氨酸肽抗体等，可在疾病早期出现。其中抗环瓜氨酸肽抗体对类风湿关节炎的诊断敏感性和特异性高。

（4）关节腔液检查：正常人关节腔内的滑液不超过 3~5ml。在关节有炎症时滑液增多，白细胞可高达（2~7.5）× 10^9/L，以中性粒细胞占优势，其黏度差，葡萄糖含量降低。

（5）影像学检查：X 线平片是类风湿关节炎诊断、关节病变分期的重要依据。应拍摄双手包括腕关节的典型关节 X 线片，早期可见关节周围软组织肿胀影、关节端骨质疏松（Ⅰ期）；进而关节间隙变窄（Ⅱ期）；关节面出现虫蚀样改变（Ⅲ期）；晚期可见关节半脱位和关节破坏后的纤维性和骨性强直（Ⅳ期）。关节 CT、MRI 及关节超声等检查有助于早期诊断及检测疗效。关节多普勒超声对滑膜血管翳、骨侵蚀病变敏感，高频超声能清晰显示关节腔、关节滑膜、滑囊、关节腔积液、关节软骨厚度及形态，彩色多普勒血流现象能反映滑膜增生情况，并可动态观察。

第七节 老年人常见急重症的综合评估

老年急重症是指在 60 岁以上老年人群中，病情进展急骤，病情危重，甚至危及生命的各种情况。在尽可能短的时间内准确判断病情并给予及时恰当的治疗，对老年人的预后甚至生命的挽救具有极其重要的价值。老年急重症评估是应用适宜的检测评估方法，及时正确识别具有急重症高危因素的老年人，提供系统的、高质量的医学救治措施，通过有效的干预，对病情进行连续、动态的监测，为急重症老年人提供规范、高质量的生命支持，以达到挽救生命、改善生存质量的目的。

老年急重症评估内容：①评估疾病严重程度；②连续评价器官功能状态；③指导疾病诊断和鉴别诊断；④早期发现高危因素；⑤评价加强治疗的疗效。在强调治疗机体疾病，拯救老年人生命的同时，还要对急重症老年人进行精神心理评估，改善急重症老年人的心理危机。

一、老年急重症的评估工具及方法

（一）一般医学评估

老年急重症的一般医学评估应从病史、查体、表格记录、辅助检查等几个方面进行。

1. 病史

第一步：快。要求在几分钟内突出重点。急重症老年人往往不能自己提供病史，目击者、家属及照护者是病史提供的关键。需要了解主要症状，如疼痛、憋气、乏力等；有无创伤；有无手术；服用药物或中毒。应重点放在判断紧急问题和了解生理储备方面，特别是心肺功能的储备。

第二步：全。后续完善病史，补充了解既往史，药物应用和过敏史，家族史，住院情况和系统回顾。

2. 查体　首先主要对重要生命体征进行评估，即气道、呼吸和循环（ABC）的评估，再系统性检查各个器官的功能。

（1）气道（airway）检查

1）常见病因：创伤、出血、呕吐、异物、中枢神经系统异常、感染和炎症。

2）视诊：发绀、呼吸节律和频率、三凹征和神志改变情况。

3）听诊：呼吸音，完全阻塞时没有声音。

4）感觉：是否有气流的减少。

（2）呼吸（breathing）系统检查

1）常见病因：中枢驱动力缺失（中枢神经系统障碍）；呼吸肌力下降（胸廓异常、疼痛和肌肉病变）；肺部疾病（气胸、血胸、COPD、哮喘、肺水肿、ARDS、肺栓塞和肋骨骨折）。

2）视诊：发绀、呼吸节律和频率，呼吸辅助肌肉活动情况、三凹征、神志改变和呼吸幅度变化。

3）听诊：是否有呼吸音、不能言语和叩诊浊音等情况。

4）感觉：胸廓活动变化、气管位置移位与否和捻发音。

（3）循环（circulation）系统检查

1）常见原发病因：缺血、心律失常、瓣膜疾病、心原发肌病变和心脏压塞；继发病因：药物、缺血、电解质紊乱、贫血和感染。

2）视诊：外周灌注下降、失血、少尿和神志改变。

3）听诊：心率、心律、心音强弱、心脏杂音。

4）感觉：脉搏节律、奇脉。

除了评估上述 ABC 步骤外，还应迅速对老年人进行详细的体格检查。

对老年人中枢神经系统及肢体运动进行评估时，记录 Glasgow 昏迷评分（Glasgow Coma Scale，GCS），观察瞳孔大小和反应。Glasgow 昏迷评分量表见表2-8。

表2-8 Glasgow 昏迷评分量表

睁眼	记分	语言	记分	运动	记分
自主睁眼	4	语言正常	5	遵嘱动作	6
语言刺激睁眼	3	语言混乱	4	疼痛定位	5
疼痛刺激睁眼	2	用词不恰当	3	疼痛刺激屈曲	4
不睁眼	1	声音无法理解	2	疼痛（异常）屈曲	3
		无语言	1	疼痛伸展	2
				疼痛无反应	1

3. 表格记录

（1）第一步：记录基础生命体征，如血压、心率、呼吸、体温和意识状态等。

（2）第二步：完善病历，记录进一步的检查指标。

4. 辅助检查

（1）第一步：检查主要的生理问题，如血气分析、乳酸、血糖、中心静脉压和血氧饱和度等。

（2）第二步：完善检查，如胸片、心电图、血常规、血生化和微生物培养。

根据老年人具体情况进行其他必要的辅助检查，如 B 超、CT 和 MRI。

早期发现高危老年人是预防和控制急重症的基础。急重症老年人临床表现无特异性，呼吸浅快是其重要的指标之一，需要密切监测。首先保证复苏和生理指标的稳定，继而明确诊断，给予病因治疗。完善病史采集是确诊及判断老年人生理储备能力的必要环节，应密切监测老年人对治疗的反应。

（二）常用老年急重症评分系统

老年急重症评分系统可以给临床提供量化、公平的指标，用以评价疾病严重程度。常用的评分系统有：①改良早期危险评分，有助于发现早期急重症老年人；②非特异性病情严重程度评估，急性生理与慢性健康评估（APACHE）和治疗干预评价系统（TISS）；③多脏器功能障碍病情评估，多脏器功能障碍评估（MODS），全身感染相关性器官功能衰竭评估（SOFA）和器官功能障碍逻辑性评价系统（LODS）；④特定器官功能障碍评分，急性胰腺炎的严重程度评估和镇静深度评估等。以下重点介绍改良早期危险评分和多器官功能障碍评估量表。

1. 改良早期危险评分（modified early warning score） 改良早期危险评分主要应用收缩压、心率、呼吸、体温和意识状态进行评估，对于早期发现急重症老年人非常重要。依据评分分值初步拟定下一步诊疗计划，5 分是鉴别老年人严重程度的最佳临界点，评估得分小于 5 分，大多数老年人不需要住院治疗，评分 5~9 分，有"潜在危重病"危险，评分大于 9 分，提示老年人死亡危险性明显增加。改良早期危险评分见表2-9。

2. 多器官功能障碍评估量表（Multiple organ Dysfunction Score，MODS） MODS 由 Marshall 于 1995 年提出，2001 年由 Richard 进行改良。其特点是参数少，评分简单，对病死率和预后预测准确；不足之处在于只反映 6 个常见器官功能的一个指标，不能全面反映其功能状态，对其他影响预后的因素没有考虑。多器官功能障碍评估量表见表2-10。

表 2-9 改良早期危险评分

项目	0分	1分	2分	3分
收缩压 /mmHg	101~199	81~100	≥200 或 71~80	<70
心率 /(次·min⁻¹)	51~100	41~50 或 101~110	<40 或 111~129	≥130
呼吸 /(次·min⁻¹)	9~14	15~20	21~29 或 <9	≥30
体温 /℃	35~38.4	—	<35 或 >38.5	—
意识状态	警醒	对声音有反应	对疼痛有反应	无反应

表 2-10 多器官功能障碍评估量表（MODS）

器官系统	变量	评分				
		0	1	2	3	4
呼吸系统	PaO₂/FiO₂/mmHg	>300	226~300	151~225	76~150	<76
血液系统	血小板计数 /(×10⁹/L)	>120	81~120	51~80	21~50	≤20
肝脏	血清胆红素 /(μmol·L⁻¹)	≤20	21~60	61~120	121~240	>240
心血管系统	压力调整心率（PAR，HR × CVP/MAP）	≤10.0	10.1~15.0	15.1~20.0	20.1~30.0	>30.0
中枢神经系统	Glasgow 昏迷评分	15	13~14	10~12	7~9	≤6
肾脏	血清肌酐 /(μmol·L⁻¹)	≤100	101~200	201~350	351~500	>500

多器官功能障碍总得分（MOD score）等于各系统评分的总和,最高分为 24 分。该评分与重症老年人死亡率呈正相关。MOD score 越高,重症老年人死亡率越高。得分 0 分：无死亡发生；得分 9~12 分：死亡率 <25%；得分 13~16 分：死亡率 50%；得分 17~20 分：死亡率 75%；得分 >20 分：死亡率 100%。

（三）老年急重症评估注意事项

对普通疾病的评估,常规按照询问病史、体格检查、辅助检查的顺序进行,但急重症老年人起病急、来势凶猛,病情重,变化快,常规的评估很难适应急重症老年人。对该类人群而言,应尽可能在最短的时间内了解病情、明确诊断,及时开展正确诊疗。

临床迅速评估病情的主要步骤应从以下几方面入手：在收集病史和查体的同时进行生命体征的监测评估；通过评估,迅速判断出危及生命的异常情况,给予紧急处理；通过评估,即使病因没有完全清楚,也要重点明确,拟定初步诊断。对老年急重症进行评估的目的最重要的是发现威胁生命的紧急问题,明确问题存在的可能原因,积极治疗,挽救生命,改善老年人的预后,必要时根据可能的原因对老年人进行复苏。

二、常见老年急重症的一般医学评估

（一）低血糖症

低血糖症是糖尿病潜在的严重并发症,持续的低血糖可导致意识丧失,造成永久性神经系统损伤,也会导致心律不齐、心肌缺血和心肌梗死,甚至导致老年人死亡。不同人群低血糖症的诊断标准不同,对于非糖尿病人群低血糖的诊断标准为血糖 <2.8mmol/L；而对于糖尿病人群（特别是老年糖尿病）,因其较非糖尿病人群低血糖的风险更高、危害更大,因而糖尿病人群只要血糖 <3.9mmol/L,即可诊断低血糖症。低血糖症的一般医学评估方法如下：

1. 诱因评估 诱因包括使用外源性胰岛素或胰岛素促泌剂；未按时进食或进食过少；运动量增加；酒精摄入,尤其是空腹饮酒；胰岛素瘤等疾病；胃肠外营养治疗。

2. 临床表现评估 低血糖症临床表现呈发作性,发作时间、频率随病因不同而异,与血糖水平及血糖下降速度有关。具体可分为两类：

（1）交感神经兴奋：多有肌肉颤抖、心悸、出汗、饥饿感、软弱无力、紧张、焦虑、流涎、面色苍白、心率加快、四肢冰冷等。糖尿病老年人由于常有自主神经功能紊乱而掩盖交感神经兴奋表现，导致症状不明显，特别应注意观察夜间低血糖症状的发生。

（2）中枢神经系统症状：初期为精神不集中、思维和语言迟钝、头晕、嗜睡、视物不清、步态不稳，后可有幻觉、躁动、易怒、性格改变、认知障碍，严重时发生抽搐、昏迷。部分人在屡发低血糖后，可表现为无先兆的低血糖昏迷。持续6小时以上的严重低血糖常导致永久性脑损伤。

（二）晕厥

晕厥是指一过性全脑血液低灌注导致的短暂意识丧失，特点为发生迅速、一过性、自限性，能够完全恢复。发作时因肌张力降低，不能维持正常体位而跌倒。晕厥发作前可有先兆症状，如黑曚、乏力、出汗等。晕厥的人群患病率很高，我国缺乏大规模的流行病学研究，老年人晕厥的确切发病率尚不清楚。

根据不同的病理生理特征，晕厥的分类及一般医学评估如下：

1. 神经介导的反射性晕厥 又称反射性晕厥，是由交感或迷走神经反射异常引起周围血管扩张和/或心动过缓造成的晕厥，包括血管迷走性晕厥、情境性晕厥、颈动脉窦综合征和不典型反射性晕厥。

（1）血管迷走性晕厥：多有明显诱因，如站立、坐位或情绪刺激、疼痛、医疗操作或晕血；典型症状为出汗、皮肤发热、恶心、脸色苍白；发作时伴低血压和/或心动过缓；意识恢复后常伴疲劳感；老年人表现可不典型。诊断主要依据典型病史、体格检查及目击者的观察。

（2）情境性晕厥：与特定的动作有关，如咳嗽、喷嚏、吞咽或排便、排尿、运动后、大笑、吹奏管乐器等。

（3）颈动脉窦综合征：多见于老年人，转头动作、局部肿瘤、剃须、衣领过紧等可造成颈动脉窦受压造成反射性血压下降而晕厥。

（4）不典型反射性晕厥：具备下列1种或多种特征，如无前驱症状、无明显诱因、不典型临床表现；倾斜试验可出现阳性结果，无器质性心脏病。辅助检查包括颈动脉窦按摩和直立倾斜试验。直立倾斜试验阳性结果结合临床有助于诊断反射性晕厥，但阴性结果不能排除反射性晕厥。

2. 直立性低血压晕厥 又称直立不耐受综合征。

（1）药物：最常见，如血管扩张剂、利尿药、吩噻嗪类、抗抑郁药。老年人特别需要了解用药史。

（2）血容量不足：出血、腹泻、呕吐。

（3）神经源性：包括原发性自主神经功能障碍（单纯自主神经功能障碍、多系统萎缩、帕金森病、路易体痴呆）和继发性自主神经功能障碍（糖尿病）。

直立性低血压晕厥的诊断依据为症状出现在由卧位或坐位突然直立时，收缩压下降≥20mmHg、舒张压下降≥10mmHg，或收缩压降至<90mmHg。卧立位试验、倾斜试验和基础自主神经功能检测可协助诊断。

3. 心源性晕厥 心源性晕厥由心律失常或器质性心血管疾病引起，是常见晕厥原因，危险性高，预后较差。包括以下两类：

（1）心律失常性晕厥：可以是心动过缓，如窦房结功能异常、房室交界区功能异常等；也可以是心动过速，如室上性、室性等；也可以是药物引起的心动过缓和心动过速；或遗传性心律失常综合征。心电图，特别是长时程心电监测是诊断心律失常性晕厥的主要方法。对无创检查不能明确诊断病因，且高度怀疑为心律失常晕厥的人群可行电生理检查。

（2）器质性心血管病合并晕厥：器质性心脏病所致晕厥多见于老年人，当大脑需要的供血量超过心脏的供血能力，如果相应的心输出量增加不足则可引起晕厥，见于心脏瓣膜病、急性心肌梗死或缺血、梗阻型心肌病、心包疾病、肺栓塞、急性主动脉夹层等情况。超声心动图可用于确定瓣膜狭窄、心房黏液瘤、左心室流出道梗阻、心脏压塞。经食管超声心动图、CT和磁共振适用于主动脉夹层和血肿、肺栓塞、心脏肿瘤、心包和心肌疾病和先天性冠状动脉异常。冠状动脉造影适用于心肌缺血和梗死，明确或排除冠状动脉病变。运动试验可用于运动或劳力相关的晕厥或先兆晕厥的诊断，但应在有急救措施的条件下进行。

（三）气胸与血胸

胸膜腔内积气称为气胸,根据胸膜腔压力情况,可分为闭合性气胸、开放性气胸和张力性气胸。胸膜腔内积血称为血胸,按照胸膜腔内积血的量,可分为小量血胸(成人<0.5L)、中量血胸(0.5~1.0L)和大量血胸(>1.0L)。按有无活动性出血的情况可分为进行性血胸和非进行性血胸。血胸和气胸可同时存在,称为血气胸。气胸和血胸的一般医学评估方法如下:

1. 临床表现评估　首先了解老年人起病的诱因,有无肺气肿病史,有无受伤,受伤的部位及伤后病情,有无昏迷、恶心、呕吐。

（1）气胸

1）闭合性气胸:胸膜腔少量积气,肺萎陷30%以下者,一般无明显症状,可有胸闷、胸痛,大量积气常有明显的呼吸困难。查体可有患侧胸部饱满、气管向健侧移位,叩诊呈鼓音,听诊呼吸音减弱或消失。

2）开放性气胸:明显的呼吸困难、发绀、甚至休克。胸部可见伤口,颈静脉怒张,呼吸时可闻及气体进出胸腔伤口发出吸吮样声音,气管向健侧移位,叩诊呈鼓音,听诊呼吸音减弱或消失。

3）张力性气胸:严重呼吸困难、发绀、烦躁、意识障碍、大汗淋漓、昏迷、休克等。查体可见患侧胸部饱满,颈静脉怒张,常触及皮下气肿,气管向健侧移位,叩诊呈鼓音,听诊呼吸音消失。

（2）血胸:症状与出血量、出血速度与个人体质相关。小量血胸可无明显症状。中等量血胸和大量血胸,尤其是急性失血时,可出现面色苍白、脉搏增快、血压下降、四肢湿冷等低血容量性休克症状。伤侧胸部叩诊呈浊音,肋间隙饱满,气管向健侧移位,呼吸音减弱或消失。

2. 辅助检查评估

（1）实验室检查:血常规检查显示血红蛋白、红细胞、血细胞比容下降。继发感染者,白细胞和中性粒细胞比例升高。

（2）影像学检查

1）胸部X线:闭合性气胸时,显示不同程度的胸膜腔积气和肺萎陷;开放性气胸时,显示胸膜腔大量积气和肺萎陷,纵隔内器官向健侧移位;张力性气胸时,显示胸膜腔严重积气和肺完全萎陷,纵隔内器官向健侧移位。小量血胸仅显示肋膈角消失;大量血胸时显示大片密度增高阴影,纵隔移向健侧;血气胸时可显示气液平面。

2）B超检查:可明确胸膜腔积液的位置和量。

（3）胸膜腔穿刺:既能帮助明确有无气胸、血胸的存在,又能抽出气体或液体,降低胸膜腔内压力,缓解症状;血胸时可抽出血性液体。

（四）急腹症

急腹症是一类以急性腹痛为突出表现,需要早期诊断和紧急处理的腹部疾病。其特点是发病急、病情重、变化多、进展快,如果不能得到及时正确的诊疗,将会给老年人带来严重危害甚至死亡,因此需要高度重视。急腹症的一般医学评估方法如下:

1. 病史评估

（1）既往史:了解老年人既往疾病史及手术史有助于急腹症的诊断。如有腹部手术史的腹痛老年人应考虑粘连性肠梗阻;有胃十二指肠溃疡病史的老年人突发剧烈腹痛,首先考虑消化道穿孔。

（2）腹痛的病因和诱因:注意有无腹部外伤史、与饮食的关系、有无情绪激动、激烈活动、劳累过度。

2. 临床表现评估　腹痛是最突出而重要的症状。腹痛的症状要点包括腹痛的诱因、腹痛部位、发生的急缓、腹痛的性质和腹痛的程度,伴随症状包括恶心呕吐、排气排便改变和发热等。体征可从视诊、触诊、叩诊、听诊综合判断,视诊观察腹部是否对称,腹式呼吸是否存在,有无腹股沟肿块;触诊应注意有无包块和腹膜刺激征,包括部位、范围和程度;叩诊主要包括肝浊音界和移动性浊音;听诊注意有无肠鸣音及其频率和音调,以判断胃肠蠕动情况。

3. 辅助检查评估

（1）实验室检查:血红蛋白和红细胞计数降低常提示腹腔内出血,血白细胞及中性粒细胞计数升高提示腹腔内感染。尿液中有红细胞常提示泌尿系损伤或结石,尿胆红素阳性表示存在阻塞性黄疸。

粪便隐血试验阳性多为消化道出血。血、尿淀粉酶升高多为急性胰腺炎。

（2）影像学检查

1）X线检查：立位X线摄片或透视膈下游离气体是消化道穿孔或破裂的依据，机械性肠梗阻时可见多个气液平面。

2）B超检查：诊断实质性脏器损伤、破裂和占位性病变的首选方法，亦有利于了解腹腔内积液、积血的部位和量，胆囊或泌尿系结石时可见强回声。

3）CT检查、MRI检查：主要用于实质性脏器病变，腹腔内的占位性病变的诊断，对于急性出血性坏死性胰腺炎的诊断极有价值。

（3）诊断性腹腔穿刺：若抽出不凝固血性液体，多提示腹腔内脏器出血；若是浑浊液体或脓液，多为腹腔内感染或消化道穿孔；若是胆汁样液体，常是胆囊穿孔。

4. 急腹症的鉴别

（1）外科急腹症的特点：一般先有腹痛，后出现发热等伴随症状；腹痛或压痛部位较固定、程度重；常出现腹膜刺激征甚至休克；可发现腹部肿块或其他外科特征性体征及辅助检查表现。

1）胃十二指肠溃疡急性穿孔：有溃疡病史，突然发生的上腹部刀割样剧烈疼痛，快速扩散到全腹，有明显的腹膜刺激征，肝脏浊音界缩小或消失；立位X线检查膈下可见游离气体。

2）急性胆囊炎：起病常在进食油腻食物后；右上腹部剧烈绞痛，向右肩背部放射；右上腹有压痛、肌紧张、Murphy征阳性；B超检查显示胆囊增大、壁厚、有时可见结石影。

3）急性胆管炎：典型的症状为Charcot三联征：腹痛、高热、黄疸；感染加重引起急性梗阻性化脓性胆管炎时，除Charcot三联征外，还可有休克和精神症状，即Reynolds五联征。B超可见胆管扩张及结石影。

4）急性胰腺炎：多有胆道疾病史或于暴饮暴食后发病；腹痛位于上腹偏左，持续而剧烈，可向左肩部或腰部放射；伴恶心、呕吐，呕吐后腹痛不缓解；腹胀，常伴有麻痹性肠梗阻；血、尿淀粉酶升高，CT检查有助于诊断。

5）急性阑尾炎：典型临床表现为转移性右下腹痛和右下腹固定压痛。

6）急性肠梗阻：突然发生的剧烈腹部绞痛，呈阵发性发作，腹痛加剧呈持续性可能发生肠绞窄或肠穿孔。腹痛时常立即发生恶心、呕吐，呕吐后腹痛减轻。低位梗阻腹胀明显，肛门排气排便停止。机械性肠梗阻时肠鸣音亢进，有高调气过水声或金属音；麻痹性肠梗阻时肠鸣音减弱或消失。X线检查可见多个气液平等。

7）腹腔脏器损伤：有腹部外伤史；腹痛开始于受伤部位；实质脏器破裂以内出血表现为主，空腔脏器破裂以腹膜炎表现为主；胃肠破裂者腹部立位X线检查可见膈下游离气体，实质脏器破裂者以腹膜炎表现为主。

（2）内科急腹症的特点：一般先发热或呕吐，然后才腹痛，或呕吐与腹痛同时发生；腹痛或压痛部位不固定，程度轻，无明显腹肌紧张；查体或血液检验、X线、心电图等检查可明确诊断。

（徐珍珍）

第三章　老年人躯体功能评估

03章

第三章
数字内容

学习目标

1. 掌握：老年人日常生活活动能力、运动功能、感觉功能、吞咽功能评估的内容、评估工具、相关功能受损的表现及康复指导的内容。

2. 熟悉：老年人日常生活活动能力、运动功能、感觉功能、吞咽功能的分类、功能评估的目的和意义。

3. 了解：老年人日常生活活动能力、运动功能、感觉功能、吞咽功能的影响因素。

4. 学会：老年人日常生活活动能力、运动功能、感觉功能、吞咽功能的评估方法，并能根据评估结果对有功能障碍的老年人进行康复指导。

5. 具有：尊老、爱老意识，有较强的与老年人沟通的能力。

导入情景

罗奶奶，76岁，丧偶，平日独居，无特殊爱好，于今日上午9点入住养老机构。既往高血压病史30多年，长期口服降血压药物，血压控制良好，糖尿病史10余年，口服降糖药控制血糖稳定。

工作任务

对罗奶奶的生活活动能力进行评估。

第一节　日常生活活动能力评估

一、日常生活活动能力概述

日常生活活动能力反映了人们在家庭（或医疗机构）内和社区中活动的最基本的能力，是国内外常用的评定躯体功能状况的指标。

（一）日常生活活动的概念

日常生活活动（activities of daily living, ADL）是指人们在每日生活中，为照顾自身的衣、食、住、行，保持个人卫生清洁和进行独立的社区活动所必须反复进行的、最基本的、具有共性的一系列活动。这些活动虽然十分基本，但对维持每天的正常生活却必不可少，缺少这些正常的日常生活活动能力，除了给老年人的日常生活带来很多不便、甚至还会损害老年人的自尊心和自信心，严重影响老年人的生存质量。

（二）日常生活活动的分类

日常生活活动包括基础性日常生活活动、工具性日常生活活动和高级日常生活活动三个层次。

1. 基础性日常生活活动 基础性日常生活活动（basic activities of daily living, BADL）是指人基本的自身照顾能力，包括维持基本生活需要的自我照顾能力和最基本的自理能力，如更衣、进食、修饰、如厕、洗澡和大小便等自理活动和转移、行走、上下楼梯等身体活动。基础性日常生活活动能力是反映老年人生活质量最基本的指标之一，如果此层次的功能状态下降，将影响老年人基本生活的满足，影响老年人的生活质量。日常生活活动能力的评估不仅是评估老年人功能状态的指标，也是评估老年人是否需要补偿服务的指标。

2. 工具性日常生活活动 工具性日常生活活动（instrumental activities of daily living, IADL）是指人们在居家或社区中独立生活所需的关键性的比较高级的技能，如家庭清洁、使用电器设备和电话、购物、乘坐交通工具、理财、烹饪等，这些活动需借助各种工具。这一层次的功能反映老年人是否能独立生活并具备良好的社会适应能力。工具性日常生活活动能力评定反映较精细的功能，是在基础性日常生活活动能力的基础上发展起来的体现人的社会属性的一系列活动，此层次的功能受限，老年人将不能进行正常的社会生活。

3. 高级日常生活活动 高级日常生活活动（advanced activities of daily living, AADL）是指与生活质量相关的高水平活动，包括娱乐、社交、职业工作、社会活动等能力。高级日常生活活动是老年人的智能能动性和社会角色功能的能力，是反映老年人整体健康状况的指标之一，此层次的功能状态下降将使老年人的健康完整性受到影响。一旦发现老年人有高级日常生活活动能力下降，则需进一步做基本生活活动能力和工具性日常生活活动能力的评估。

二、日常生活活动能力的影响因素

老年人日常生活活动能力受年龄、性别、视力、情绪因素、婚姻状况、文化程度、经济状况、生活方式、心理状态、疾病因素、所处地域及家庭功能状况等多种因素影响，所以对老年人的 ADL 的评估应结合生理、心理和社会三个方面全面进行。

三、日常生活活动能力受损的表现

日常生活活动能力受损的主要表现为老年人不同方面独立生活能力的下降。

（一）基础性日常生活活动能力受损的表现

1. 体位转移能力减退或消失 老人体位转移能力减退或消失主要表现为床上体位及活动能力、坐起及坐位平衡能力、站立及站位平衡能力减退或消失等三个方面。

2. 个人卫生自理能力减退或消失 老年人更衣、个人卫生、进餐均需他人协助或依赖他人完成。

（二）工具性日常生活活动能力受损的表现

老年人工具性日常生活活动能力受损主要表现为老年人独立生活能力下降，包括购物、家庭清洁和整理、使用电话、烹饪和使用交通工具等均需他人协助才能完成。

（三）高级日常生活活动能力受损的表现

老年人高级日常生活活动能力受损主要表现为老年人的智能性和社会角色功能的能力下降，包括参加社交、娱乐活动、从事职业工作、参与社会活动的能力减退等。

四、日常生活活动能力受损的后果

（一）生理方面

日常生活活动能力受损导致老年人活动减少，易致压力性损伤、跌倒发生、坠床及营养失调等并发症，给老年人带来身体上的不适。

（二）心理方面

日常生活活动能力下降，自我照顾能力降低，需家人照顾，参与家庭活动减少，家庭角色、家庭地位变化，会使老年人会感到自卑、孤独，甚至出现消极、抑郁等心理障碍。

（三）社会方面

老年人日常生活活动能力下降会使其社会角色、社会地位发生改变；且生活能力下降后需要花费较多时间、精力、金钱对老年人进行疾病治疗、护理或康复训练，给社会和家庭带来负担。

五、日常生活活动能力评估的目的

（一）确定老年人日常生活活动能力状况

根据评估结果确定其日常生活活动能力的三个层面是否全面，以判断老年人能否独立及独立的程度，分析导致独立生活能力下降的原因，判定老年人生存状态。

（二）拟定医、护、日常生活活动训练的目标和计划

根据评估结果，拟定老年人在治疗、护理、日常生活活动训练等方面的具体目标，并为制订诊断、治疗方案，确定照护级别，制订日常生活活动训练计划提供依据。

（三）为修订相关方案提供动态评估依据

对老年人进行照护的过程中，动态对老年人日常生活活动能力进行评估，以明确各项治疗、照护、日常生活活动训练方案是否有效，根据效果评价，修订或重新制订相关方案。

（四）协助判断预后

基础性日常生活活动评估结果与因病导致日常生活活动能力下降的老年人的预后具有一定相关性，老年人发病 1 个月内，基础性日常生活活动评分为 0~20 分者，死亡率为 35%，返家率 16%。基础性日常生活活动评分为 60~100 分者，死亡率一般为 0，返家率 95%。基础性日常生活活动评分为 40~60 分者康复效果最佳。

六、日常生活活动能力评估方法

老年人日常生活活动能力评估主要是用各种评估量表评定，并可结合实际情况选择其他方法。

（一）评估方法

1. 量表评定法　采用经过标准化设计，具有统一内容、统一评定标准的量表进行评定，常用于养老机构、医疗机构和其他专业的评估机构，所使用的量表都经过一定信度和效度的检验。

2. 观察法

（1）直接观察法：直接观察法是由评估者直接观察老年人完成各项活动的状况而实现对活动能力进行评估的一种方法，简称观察法。直接观察法通常由评估者通过直接观察 ADL 各项活动的实际完成情况来进行评估。评估地点可以在老年人实际生活环境中，也可以在日常生活活动评估训练室内。日常生活活动评估训练室的设计应尽量接近老年人实际生活环境，设置有卧室、浴室、厕所、厨房，配有齐全的家具、家用电器、餐具等。日常生活活动评估训练室内除了可以进行日常生活活动评估外，还可以在其中对老年人进行日常生活活动训练。

直接观察法能使评估者仔细观察老年人的每一项日常生活活动的完成细节，得到的结果较为可靠、准确，并且有利于评估者针对老年人的活动缺陷进行康复训练。评估时应注意选择合适的时间，例如在老年人早上起床时观察其穿衣、洗漱、修饰等活动，在进餐时观察其进食能力。直接观察法结果可靠，但为体弱者评估时需分时间段或分项目完成评估，所需时间较长，另外有些项目不方便直接观察，如排泄大小便和沐浴。

（2）间接评定法：是通过向老年人或其家属、朋友等了解情况，用来评估其功能状态的一种方法，也称自述法，这种方法实施简单，但不如直接观察法准确。

3. 提问法　有口头提问和问卷提问两种，除了面对面的形式外还可以采取电话、书信、电子邮件、电子问卷等形式。尽量让老年人本人接受评估，注意区分是客观存在还是主观意志。如老年人不能回答问题（如体力虚弱、认知障碍等）可请老年人家属或照护人员回答。这种方法的优点是评估简便、节约时间，可在较短时间内得到评估结果，且有利于评估一些不方便直接观察的较私密的活动（如穿脱内衣、大小便、洗澡等），缺点是准确性不如直接观察法，可与直接观察法结合使用。

（二）评估工具

1. 基础性日常生活活动能力评估量表

（1）量表构成：目前最常使用的基础性日常生活活动能力评估量表是 Barthel 指数评定量表。Barthel 指数评定量表是目前应用最广、研究最多的基础性日常生活活动评估方法。Barthel 指数评定量表（BL）包括进食、转移、修饰、如厕、沐浴、平地行走、上下楼梯、穿衣、尿便控制 10 项内容。该量表的总分为 100 分，得分越高，独立性越好，依赖性越小。基础性日常生活活动指数评定量表见表 3-1 和表 3-2。

表 3-1 Barthel 指数评定量表

测试项目	评 分 标 准	得分
1. 进食	10 分：能在合适的时间内独立进食各种正常食物，可使用必要的辅助器具，不包括取饭、做饭 5 分：需要部分帮助（如夹菜、切割、搅拌食物等）或需要较长时间 0 分：较多或完全依赖他人	
2. 洗澡	5 分：无须指导能独立完成洗澡全过程（可为浴池、盆浴或淋浴） 0 分：不能独立完成，需依赖他人	
3. 修饰	5 分：独立完成刷牙（包括固定义齿）、洗脸、梳头、剃须（如使用电动剃须刀者应会插插头）等 0 分：不能独立完成，需依赖他人	
4. 穿衣	10 分：能独立穿脱全部衣服，包括系扣、开关拉链、穿脱鞋、系鞋带，穿脱支具 5 分：需要部分帮助，但在正常时间内至少能独自完成一半 0 分：较多或完全依赖他人	
5. 控制大便	10 分：能控制，没有失禁，如需要能使用栓剂或灌肠剂 5 分：偶尔失禁（每周少于 1 次），或需要在帮助下用栓剂或灌肠剂 0 分：失禁或昏迷	
6. 控制小便	10 分：能控制，没有失禁，如需要使用器具，能无需帮助自行处理 5 分：偶尔失禁（每 24 小时少于 1 次） 0 分：失禁或昏迷	
7. 如厕	10 分：能独立进出厕所或使用便盆，无助手能解、穿衣裤和进行便后擦拭、冲洗或清洁便盆 5 分：在保持平衡、解穿衣裤或处理卫生等方面需要帮助 0 分：依赖他人	
8. 床椅转移	15 分：能独立完成床到轮椅、轮椅到床的转移全过程，包括从床上坐起，锁住车闸，移开脚踏板 10 分：需较小帮助（1 人助）或语言的指导、监督 5 分：可以从床上坐起，但在进行转移时需较大帮助（2 人） 0 分：不能坐起，完全依赖他人完成转移过程	
9. 平地行走 45m	15 分：能独立平地行走 45m，可以使用矫形器、假肢、拐杖、助行器，但不包括带轮的助行器 10 分：在 1 人帮助（体力帮助或语言指导）下能平地行走 45m 5 分：如果不能走，能独立使用轮椅行进 45m 0 分：不能完成	
10. 上下楼梯	10 分：能独立完成，可以使用辅助器械 5 分：活动中需要帮助或监护 0 分：不能完成	
总分		

表 3-2　基础性日常生活活动指数评定量表

ADL 项目	自理	较小依赖	较大依赖	完全依赖
进食	10	5	0	0
洗澡	5	0	0	0
修饰（洗脸、刷牙、梳头、刮胡子）	5	0	0	0
穿衣（包括系鞋带）	10	5	0	0
控制大便	10	5（偶尔失控）	0	0
控制小便	10	5（偶尔失控）	0	0
上厕所（包括擦拭、整理衣裤、冲洗）	10	5	0	0
床椅转移	15	10	5	0
平地行走	15	10	5（用轮椅）	0
上下楼梯	10	5	0	0

（2）Barthel 指数评定量表评分的结果判定

满分（100 分）：表示老年人各项基础性日常生活活动能力良好，不需依赖他人。

75~95 分：评定为良，老年人虽有轻度功能缺陷，但日常生活基本能够自理。

50~70 分：表示老年人有中度功能缺陷，日常生活需要一定帮助。

25~45 分：表示老年人有严重功能缺陷，日常生活明显依赖他人。

0~20 分：为完全残疾，日常生活需完全依赖他人（极严重功能缺陷）。

>40 分：老年人康复治疗效益最大。

2. 工具性日常生活活动能力评估量表

（1）量表构成：最常用的是 Lawton-Brody 工具性日常生活活动评估量表，见表 3-3。

表 3-3　Lawton-Brody 工具性日常生活活动评估量表

测试项目	评 分 标 准	得分
1. 购物	3 分：独立完成所有购物需求 2 分：独立购买日常生活用品 1 分：每一次上街购物都需要人陪伴 0 分：完全不上街购物	
2. 家务	4 分：能做比较繁重的家务或偶尔做家务（如搬动沙发、擦地板、擦窗户） 3 分：能做比较简单的家务，如洗碗、铺床、叠被 2 分：能做家务，但不能达到可被接受的整洁程度 1 分：所有家务都需要别人协助 0 分：完全不能做家务	
3. 理财	2 分：可独立处理财务 1 分：可处理日常购物，但需要别人协助与银行的往来或大宗买卖 0 分：不能处理财务	
4. 食物储备	3 分：能独立计划、烹煮和摆设一顿适当的饭菜 2 分：如果准备好一切的佐料，会做一顿适当的饭菜 1 分：会将已做好的饭菜加热 0 分：需要别人把饭菜做好、摆好	
5. 交通	4 分：能够自己搭乘大众交通工具或自己开车、骑车 3 分：可搭计程车或大众交通工具 2 分：能够自己搭乘计程车但不会搭乘大众交通工具 1 分：当有人陪伴可搭乘计程车或大众交通工具 0 分：完全不能出门	

测试项目	评 分 标 准	得分
6. 使用电话	3分:独立使用电话,含查电话簿、拨号等 2分:仅可拨熟悉的电话号码 1分:仅会接电话,不会拨电话 0分:完全不会使用电话或不适用	
7. 洗衣	2分:自己清洗所有衣物 1分:只清洗小件衣物 0分:完全依赖他人洗衣服	
8. 服药	3分:能自己负责在正确时间服用正确的药物 2分:需要提醒或少许协助 1分:如果事先准备好服用的药物分量,可自行服用 0分:不能自己服药	
总分		

（2）Lawton-Brody 工具性日常生活活动评估量表结果判定

评分越低,失能程度越大,如购物、交通、食物储备、家务、洗衣等五项中有三项以上需要协助即为轻度失能。

3. 高级日常生活活动能力评估量表　高级日常生活活动能力因人而异,其测评项目多且包含在其他量表内,暂无针对性较高的量表可用,可通过了解老年人一天的生活活动安排了解其大致情况。

（三）评估注意事项

1. 评估过程中应综合考虑相关因素　老年人的生活习惯、文化素质、工作性质、所处的社会和家庭环境,所承担的社会角色以及老年人日常生活活动能力下降前的功能状况、评估时的心理状态和合作程度都可能对评估结果产生影响,要注意综合考虑。

2. 评估中应注意加强对老年人的保护　评估过程中需要老年人配合进行各种活动,为避免发生意外,在评估前应充分了解老年人的身体状况,注意评估环境的安全,加强对老年人的保护。

3. 评估应真实客观　老年人及其家属可能会高估或低估老年人的能力,评估人员不能因此影响评估结果,必须真实客观地评价,准确判断其功能状态。

4. 避免主观判断的偏差　评估前评估者须掌握评估的所有细节和要求,且评估时必须直接观察被评估者或知情人,了解功能状态,避免主观判断出现偏差,必要时进行重复评估,重复评估时应尽量在同一环境下进行。

5. 在进行评估时,应避免霍桑效应　即老年人在做某项活动时,表现得很出色而掩盖了平时的状态,要进行全面真实的评价。

6. 注意评估结果的记录　每一次评估后要按照时间顺序记录每次评估的时间和详细结果,以客观判断老年人的生活能力变化,为治疗、护理、康复训练计划的制订或修订提供依据。

知识链接

特殊疾病老年人的日常生活活动能力评估

为客观地判断患有特殊疾病的老年人的日常生活活动能力状况,可在基本测评量表的基础上使用特殊量表进行比较有针对性的评定。如"脑卒中"老年人可使用特殊的 Frenchay 活动指数量表和社会功能活动问卷,Frenchay 活动指数量表按照比较复杂的身体活动和社会功能评定生活方式分 3 个月、6 个月不同时段对脑卒中老年人进行随访,社会功能活动问卷（FAQ）用于评定老年人在家庭和社区的独立能力,此两项评定有利于对脑卒中老年人的康复效果研究。阿尔茨海默病使用功能性评估分级量表（FAST）来判断其所处的特定功能状态（痴呆程度）;帕金森病使用帕金森病统一评分第二分量表（UPDRS Subscale Ⅱ）来判断症状的严重程度。

七、日常生活活动能力评估结果的应用

（一）指导干预措施的实施

根据老年人功能缺陷程度不同,常采取以下干预措施:

1. 加强营养指导说明　营养状态对功能状态的影响,鼓励并协助老年人摄入充足的营养,保证老年人身体基本需要,提高其对功能训练的耐受力。

2. 心理指导　鼓励老年人树立恢复日常生活功能的信心,及时肯定康复训练每一点进步,增强老年人的信心,预防心理疾病的发生,增强老人自主活动的积极性。

3. 康复训练　针对老年人不同的 ADL 评估结果,康复训练及运动要点各有侧重。

（1）对轻度功能缺陷的老年人:创造或提供良好的康复训练环境及必要的设施,指导老年人做适当的有氧运动,如老年操、站立、散步、上下楼等活动,从而提高和改善老年人的自理能力。

（2）对中度功能缺陷的老年人:主要是加强床下肢体功能的康复训练,同时配置合适的老年照护产品,鼓励或协助老年人入浴、如厕、起居、穿衣、饮食等生活照护,将日常用品放于老年人伸手可及处,鼓励并协助老年人提高自我照顾能力。加强转移功能的训练,包括床与轮椅间的转移、站立、室内外的步行、上下楼等训练。

（3）对严重功能缺陷的老年人:主要是指导、协助老年人床上及轮椅上肢体功能的康复训练,如良好的体位、翻身移动训练,按摩和被动运动患肢。同时为老年人配置合适的老年护理产品,协助老年人入浴、如厕、起居、穿衣、饮食等生活护理,将日常用品放于老年人伸手可及处,提高老年人的自理能力。

（4）对极严重功能缺陷的老年人:重点是给予床上肢体功能的康复训练。

（二）指导预防日常生活活动能力下降

1. 治疗疾病改善老年人身体状况　疾病是使老年人日常生活自理能力下降的主要因素,尤其是心脑血管疾病、慢性肺部疾病、骨关节肌肉疾病等,早期发现疾病、积极治疗疾病、防止疾病复发或加重,是提高老年人生活质量的重要举措。

2. 加强宣教帮助老年人选择健康的生活方式　不良生活方式,如高盐、高脂、高胆固醇饮食、吸烟、饮酒、精神过度紧张、起居无常及缺乏体育锻炼等是诱发高血压、冠心病、慢性肺部疾病、糖尿病、脑血管意外等疾病的危险因素。鼓励并协助老年人采取健康的生活方式,注意营养均衡,保持有节律的起居及适当的运动是提高老年人生活活动能力的重要举措。

3. 增强自立意识坚持自我照顾　增强老年人的自立意识,避免过度照顾,鼓励老年人坚持自我照顾的行为,维护自我照顾的能力。

4. 坚持适度的运动　指导老年人参加适当的体育运动,尤其是适度的有氧运动,如太极拳、健身操、散步、骑车等,适度的运动能使全身或局部的运动、感觉功能得以保持或恢复,能增强关节的活动度,提升老年人的身体素质,从而提高老年人的自理能力。

5. 形成良好的心理状况及社会关系　对老年人进行心理指导有助于帮助老年人形成良好的心理状态,坦然面对生活活动能力的变化并采取积极的应对措施;对老年人进行社会关系指导有助于改善老年人的社会能力,包括独立性、积极性、自制力、自尊心、自信心、集体活动的适应性,形成良好的社会关系;良好的心理状况及社会关系能调动老年人的情绪和积极性,保持或提升日常生活活动能力的信心。

第二节　运动功能评估

一、运动能力评估

（一）运动概述

人体运动系统包括骨、关节和肌肉,构成了人体的支架、基本形状和运动条件。运动是指运动系统的活动,包括自主运动和不自主运动,自主运动受大脑皮质运动区支配,由锥体束控制;不自主运动

由锥体外系和小脑控制。

运动功能评估是指通过统一、规范、科学的方法对人体运动系统的骨、关节、肌肉和活动能力做量化评定，分析其影响因素和存在的问题。科学、准确地对老年人运动功能进行评估非常重要。

（二）老年人运动功能障碍发生的危险因素

1. 年龄因素　随着年龄的增长，老年人退行性改变逐渐加重。年龄对骨骼的影响主要表现在因钙的消耗与丢失导致骨的脆性增高、坚硬度降低；骨骼中的有机质如骨胶原、骨黏蛋白质含量减少或逐渐消失，骨质疏松；对肌肉的影响表现在肌细胞水分减少，使肌肉逐步萎缩、肌力降低，年轻人的肌肉重量占体重的 42%~44%，老年人的肌肉重量只占体重的 24%~26%；肌肉耗氧量减少，较年轻时易疲劳和受损，损伤后恢复减慢；关节老化主要表现在软骨纤维化、骨化及磨损，导致关节活动度减小，易发生骨关节病变，从而间接导致运动功能障碍。年龄增长导致运动系统退行性改变逐渐加重，是影响老年人运动功能的首要因素。

2. 疾病因素　生理疾病和精神疾病均可导致运动功能障碍。生理疾病直接引起骨、关节、肌肉方面的病变会导致运动功能障碍，如脑血管意外可以导致瘫痪、帕金森病导致肢体震颤、糖尿病导致足部病变；精神疾病导致的运动功能障碍主要表现为认知障碍，不能配合进行运动，如阿尔茨海默病及其他精神病。疾病因素是导致老年人发生运动功能障碍的主要因素之一，并且存在表现复杂、障碍形式多样、障碍存在时间长、对机体损伤严重等特点。

3. 营养因素　营养对运动功能有较大影响。营养状态包括营养不良和营养过剩两方面。影响营养状态的因素主要与食物的摄入、消化、吸收和代谢等因素有关，并受心理、社会、文化等因素的影响。老年人随着年龄的增长消化功能下降，进食量减少，食物摄取范围缩小，消化和吸收功能减退导致营养不良，营养不良会导致肌肉萎缩、肌力下降、骨质疏松，易于骨折，使运动功能障碍；或因饮食习惯致摄食过多、运动减少、消耗减少、代谢异常等又可能导致营养过剩，继之引起肥胖、高血压、冠心病、糖尿病等疾病，使活动受限、运动负荷增加，影响老人的运动功能。

4. 环境因素　老年人生活环境中无适合老年人运动的场所、器械，或有发生危险的因素，如道路不平、泥泞、周围有障碍物，影响老年人运动；或因气候原因，如天气过冷、过热，环境污染等因素也可以间接导致老年人运动减少。

5. 其他因素　老年人随着年龄的增长，社会交往减少，缺乏外界运动心理支持；家人担心老人在运动过程中出现意外，可能会阻止老人运动；或因年龄增长、判断能力、反应能力下降，在应对各种突发情况时发生意外伤害的概率增高而害怕运动；以上因素会使老人运动减少，长时间不运动或运动过少也会导致运动功能障碍。

（三）老年人运动功能障碍的表现

1. 关节活动度（ROM）受限　老年人关节及其周围组织存在炎症、红肿、粘连、疼痛、皮肤温度升高等病理情况时，或因年龄增长导致的骨、关节、肌肉退行性改变等生理情况时，关节活动度会受到不同程度的影响，导致关节活动度受限。

2. 肌力减退　肌力指肌肉做主动运动时的最大收缩能力。因前述各种危险因素的存在，导致老年人出现运动功能障碍，活动时间减少，肌力持续降低，陷入障碍制动→活动减少→肌力降低→活动减少的恶性循环。

3. 平衡协调功能障碍　平衡功能在运动中起决定性作用，平衡协调能力取决于本体感受器、前庭系统、视觉系统、高级神经中枢对平衡信息的整合能力，老年人的平衡协调功能随着年龄增长有不同程度的减退。老年人在平衡协调能力不同程度降低时，可出现共济失调、上肢摇摆、醉汉步态、震颤、轮替运动障碍、辨距不良、肌张力低下、书写障碍、运动转换障碍、协同运动障碍等不同表现。

4. 肢体围度变化　运动障碍急性期，相应的肢体围度会因炎症发生肿胀导致围度增加。急性期后，如运动功能障碍没有恢复，肌肉会逐渐萎缩，肢体围度会相应减小。

5. 步态异常　由于头、上肢、躯干、下肢都要参与步行活动，运动障碍时会导致步态异常，步态是运动功能障碍评定的重要组成部分，通过步态分析可以发现运动障碍的具体部位和严重程度（详见第三章第二节内的步态评估）。

6. 疼痛　疼痛是一种与组织损伤或潜在损伤相关的不愉快的主观感觉和情感反应，是一种复杂的自我保护机制。疼痛是运动障碍的重要表现方式,主要是神经、肌肉、骨、关节因退行性改变或疾病导致不同程度的疼痛,对日常生活与运动产生巨大影响。

（四）老年人运动功能障碍的后果

当老年人发生运动功能障碍后,会对生理、心理、社会等方面产生巨大影响,降低老年人的生活质量和幸福感。

1. 生理方面　运动功能障碍后老年人关节活动度减小,肌力减弱、躯体活动减少,心血管系统、呼吸系统、消化系统、泌尿系统等各系统功能逐渐减退,易致各系统疾病的发生,且自我修复能力变弱、身体抵抗力降低,一旦发生病变,难以恢复;且运动功能障碍后老年人容易导致跌倒、骨折、压力性损伤等并发症发生,给老年人带来生理上的痛苦。

2. 心理方面　老年人发生运动功能障碍时,自主活动能力降低或丧失、日常生活活动能力降低,会对其心理上造成不良影响,老年人会经历无知期、震惊期、否认期、抑郁期、反对独立期、适应期等心理过程。一般情况下运动障碍越严重则心理障碍也越重,主要表现在言语少、脾气暴躁、自卑、沮丧、抑郁、焦虑等异常心理状态。

3. 社会方面　老年人发生运动功能障碍时,生活自理能力下降,需要家人长期照护,严重运动功能障碍时,还需要专业康复师指导,给家庭和社会带来严重的经济和精神负担。

（五）老年人运动功能评估的目的

通过对老年人运动功能采取科学、统一、规范的测试手段和评价标准,对其运动能力进行量化,可以客观地描述老年人现有的运动功能。照护师或康复师通过对其结果进行分析,判断运动功能障碍级别,制订相应的照护或康复治疗方案,从而有效地改善老年人的运动能力,规避生活中可能发生的二次伤害,提高生活质量。

（六）老年人运动功能评估内容及方法

老年人运动功能的评估内容主要包括关节活动度、肌力、平衡协调功能、肢体围度、步态、疼痛等几个方面。

1. 关节活动度的评估

（1）评估工具:关节活动度的评估工具最常用的是量角器。评估手指关节用小型半圆量角器。

（2）量角器的使用方法:根据所测量的关节大小选择合适的量角器。测量膝关节、髋关节等大关节时应选择40cm的长臂量角器,而测量手或趾关节时,应选7.5cm的短臂量角器。使用时将量角器的中心点准确对准关节活动轴中心(参照一定的骨性标志),两尺的远端分别放到指向关节两端肢体上的骨性标志或与肢体长轴相平行。随着关节远端肢体的移动,在量角器刻度盘上读出关节活动度。

（3）测量的注意事项:①测量时固定臂与构成关节的近端骨长轴平行,移动臂与构成关节的远端骨长轴平行,当老年人有特殊运动障碍时可以变化;②在不同的体位下,关节周围软组织紧张程度不同,测量的结果会出现差异;③评估者应协助被评估者保持体位的固定,防止被测量关节运动时其他关节参与运动。

（4）各关节的正常活动度

1）指关节:各指关节可伸直,屈指可握拳。

2）腕关节:向下屈曲可达50°~60°,背伸达30°~60°,内收25°~30°,外展为30°~40°。

3）肘关节:主动或被动屈曲可达130°~150°,过伸可达5°~10°,旋前或旋后可达80°~90°。

4）肩关节:前屈约135°,后伸45°,内收肘部可达正中线(45°~50°),外展可达90°。

5）髋关节:仰卧时关节可屈曲130°~140°,俯卧时正常后伸15°~30°,内收为20°~30°,外展为0°~45°,内旋或外旋45°。

6）膝关节:屈曲120°~150°,关节能完全伸直、有时可有5°~10°的过伸。

7）踝关节:背伸20°~30°,跖屈40°~50°,足内、外翻各为35°。

8）跖关节:跖屈30°~40°,背伸45°。

9）颈椎:前屈35°~45°,后伸35°~45°,左右侧弯45°,左右旋转(一侧)60°~80°。

10）腰椎:前屈70°~90°,后伸30°,左右侧弯20°~35°,左右旋转(一侧)30°。

11）全脊柱:前屈128°,后伸125°,左右侧弯73.5°,左右旋转115°。

2. 肌力的评估

（1）评估方法：徒手肌力检查（MMT）是最常用的方法。嘱被评估者依次做各关节、各方向的运动，并在运动方向上给予一定阻力以测试其肌力大小，评估时注意观察肢体主动运动时力量的强弱，并对比两侧有无差异。

（2）肌力划分标准：按6级分级标准进行判定。

0级（无）：触不到肌肉收缩，完全性瘫痪。

1级（极差）：肌肉可收缩，但无肢体运动。

2级（差）：肢体能在床面上移动，但不能抵抗自身重力抬离床面。

3级（较好）：肢体能抬离床面，但是不能对抗阻力。

4级（良好）：能够对抗阻力动作，但较常人差。

5级（正常）：肌力正常。

3. 肌张力的评估　肌张力是指静息状态下肌肉的紧张度，必要的肌张力是维持肢体位置、支撑体重所必需的；是保证肢体运动控制能力、保持空间位置、进行各种复杂运动的必要条件。

（1）评估方法：通过触诊肌肉的硬度，根据肌肉完全松弛时关节被动运动时的阻力来判断。

（2）肌张力变化：肌张力痉挛性增强见于锥体束损害，强直性增强见于锥体外系损害；肌张力减弱见于脑血管疾病、周围神经病变和小脑病变。

4. 平衡协调功能的评估

（1）平衡反应的评定：老年人可采用不同的体位，如卧位、坐位或站立位等进行评定，评估者破坏老年人原有姿势的稳定性，然后观察老年人的反应，这种评定属于定性评定。

（2）平衡功能的评定：详见平衡功能评估。

（3）协调功能的评定：通常从交互动作、协同性、准确性三方面进行评估，常用试验方法如下：

1）指鼻试验：被评估者先将手臂伸直、外旋、外展，以示指尖触碰自己的鼻尖，然后以不同的方向、速度、睁眼、闭眼重复进行，并两侧比较。

2）轮替动作试验：轮替动作试验是评价交互动作障碍的方法。被评估者的前臂向前伸平并快速反复地做旋前旋后动作，或以一侧手快速连续拍打对侧手臂，或足跟着地用前脚掌敲击地面。小脑共济失调的老年人动作笨拙，节律慢而不均，称轮替运动障碍。

3）准确性测验：在纸上先画一个直径1cm的中心圆，继续向外画5个圆圈，每圈之间的距离为1cm，老年人手持铅笔，从垂直距离纸面10cm处，以每秒1点的速度向中心圆打点，持续50秒，双手分别进行，注意肘关节勿触桌面，将落在图中心圆及同心圆1~5轨道中和图外不同区域的点数分别记录。

5. 肢体围度的评估　肢体围度的评估工具主要是软尺。测试方法：测量围度的肢体处于水平状，测试时软尺的松紧度应适宜，以对皮肤不产生夹挤为度，不要过松或过紧。

6. 步态的评估　详见第三章第二节内的步态评估。

7. 疼痛的评估　详见第七章第四节内的疼痛评估。

（七）老年运动功能评估结果的应用

老年人的运动功能评估结果有助于照护师或康复师准确发现老年人存在的运动功能障碍程度和位置，便于制订科学、有效的康复治疗计划，为老年人的生活安全提出有效建议，规避运动风险，做到先发现、先治疗、先管理、先受益，为提高老年人生活质量保驾护航。

知识链接

肌力评估的应用

0级（无）：康复师给予老年人全范围关节活动，诱发老年人肌肉收缩。

1级（极差）：康复师引导老年人肌肉自主收缩到最大，再引导老年人在减重状态下进行关节活动。

2级（差）：康复师给老年人一定助力帮助老年人抗重力活动到全范围,然后引导老年人自己逐步抗重力活动。

3级（较好）：康复师先让老年人主动运动达到全关节活动度,然后再给予轻微阻力,让老年人尽量全范围抗阻力活动。

4级（良好）：康复师给予老年人轻微阻力,待老年人肌力增加后,再逐步增加阻力,直到老年人肌力正常。

5级（正常）：肌力正常时,可参加一般的活动和体育锻炼。

二、平衡能力评估

（一）概述

1. 定义 平衡能力是指人体在日常活动中维持自身稳定性的能力;是指身体重心偏离稳定位置时,通过机体自发的、无意识的或反射性的活动以恢复其机体自身稳定的能力。一个人的平衡功能正常时,能够保持自主体位,完成各项日常生活活动,如跑、跳等复杂运动,在随意运动中调整姿势,安全有效地对外来干扰做出反应,平衡依赖于感觉系统和运动系统的参与、合作以及相互作用。

2. 平衡功能分类 传统的平衡功能分类应用最广泛的是平衡功能三级分法（Bobath 法）,该分法的特点:简单易掌握、易于判断、操作不受场地设备限制等。三级分法将人体平衡分为坐位平衡和立位平衡两种状态,每一种体位下又都按照相同的标准分为三个级别进行评定。

一级平衡:属静态平衡,是指被评估者在不需要任何帮助的情况下能维持所要求的体位（坐位或立位）。

二级平衡:即自动态平衡,是指被评估者在运动过程中调整和控制身体姿势稳定性的一种能力。自动态平衡从另一个角度反映了人体随意运动控制的水平。坐或立位进行各种活动,站起、坐下、行走等动作都需要具备动态平衡能力。

三级平衡:即他动态平衡,也叫反应性平衡,是指被评估者的身体在受到外力干扰而使平衡受到威胁时,人体作出保护性调整反应以维持或建立新的平衡,如保护性伸展反应、迈步反应。

（二）维持和影响平衡的因素

1. 维持平衡的因素 对于人体而言,维持正常的平衡功能需要良好的前庭功能和中枢神经系统的整合功能,还需要良好的肌力、肌张力、视觉和本体感觉;维持人体平衡的生理基础是翻正反应和平衡反应,前者是一种自动反应,维持着头在空间中的正常姿势、头颈和躯干间的正常序列关系、躯干与肢体间的正常排列;后者包括颈、上肢的防护性伸展反应和下肢的节段跳跃反应。以上任何因素出现异常,都会导致人体平衡功能障碍。老年人随着年龄增加,机体各器官功能退行性变化逐渐加重,前庭功能下降、中枢神经系统整合能力下降,肌力减退、肌张力变化、视觉异常、本体感觉准确性下降,导致老年人平衡能力下降。

2. 影响平衡的因素 通常情况下,影响平衡的因素有三点:一是重心的高低,二是支撑面的大小,三是支撑面的稳定性。一般重心越低、支撑面积越大、支撑面越稳定,平衡也就越好;反之平衡便被破坏以致跌倒。

（三）平衡障碍的表现

1. 体位、姿势和步态的异常 平衡障碍时协同功能不良,失去对躯干、四肢和言语肌的正常控制,导致各种动作不协调;平衡障碍时不能保持平衡的体位,影响坐、站、立、行,容易出现躯体偏倒或跌倒。

2. 辨距不良 平衡功能障碍时视力调节能力异常,空间定位感觉下降,容易错指物位,且难以判断运动的距离、速度、力量和范围,导致动作准确度下降。

3. 震颤 平衡功能障碍时容易出现肌肉震颤,比如上肢震颤,动作愈接近目标时震颤愈明显,老人会出现书写障碍；眼球震颤影响老人的视力。

（四）平衡功能障碍的后果

1. 生理方面　老年人的平衡功能障碍后，会导致站位、坐位不能平衡及改变体位时不能保持平衡、容易跌倒；拿东西不准确、拿到后不能保持平稳，物品容易掉落，影响生活自理能力；走路不平衡，不能避开障碍物，容易撞到家具或墙，导致老年人出现安全问题。

2. 心理方面　老年人的平衡功能障碍出现上述生理改变后，会让老年人心烦气躁、注意力不集中、有攻击性，或出现自卑、抑郁心理。

3. 社会方面　老年人发生平衡功能障碍时还会影响语言能力、组织判断能力、逻辑思维能力，老年人和他人相处会出现各种问题，导致人际关系不良；严重平衡功能障碍时，需要家人长期照护、需要专业康复医师指导，给家庭和社会带来严重的经济和精神负担。

（五）评估平衡功能的目的

1. 确定老年人是否存在影响行走或其他功能性活动的平衡障碍。

2. 确定老年人平衡障碍的程度。

3. 寻找和确定老年人平衡障碍的发生原因。

4. 指导制订老年人平衡障碍的康复治疗计划。

5. 监测老年人平衡功能障碍的治疗（手术、药物）和康复训练的效果。

6. 预测老年人跌倒风险。

（六）平衡功能评估方法

1. 平衡反应评定　平衡反应评定主要是用来评估前庭平衡功能是否正常，分为静平衡和动平衡评估两大类。

（1）静平衡评估法

1）闭目直立试验：闭目直立试验是最常用的静平衡功能评估法。其评估方法为被评估者直立，两脚并拢，双上肢下垂，闭目直立，维持 30 秒，亦可两手于胸前互扣，并向两侧牵拉，评估者须观察被评估者有无站立不稳或倾倒。正常表现：被评估者站立稳定。异常表现：被评估者站立不稳，躯干倾倒；前庭周围病变时，倾倒方向朝向前庭破坏的一侧，与眼震慢相方向一致；中枢性病变时，躯干倾倒方向与眼震慢相不一致。也可以使用 Mann 试验，双足站一条直线上足跟接足趾，闭目站立 30 秒，此法较双足并立法敏感。

2）直立伸臂试验：其评估方法为被评估者闭目直立，平伸双臂。正常表现：躯体直立、双臂平伸稳定；异常表现：躯体扭转，双臂偏移；如左侧前庭损伤，眼震慢相向左，头、躯干及上肢均向左扭转，左臂向下偏移，如掷铁饼姿势。

（2）动平衡评估法

1）行走试验：此法对平衡功能障碍和平衡功能恢复程度的判断有较大的意义。其评估方法为被评估者闭眼，向正前方行走 5 步，继之后退 5 步，前后行走 5 次。观察其步态并计算起点与终点之间的偏差角。当偏差角大于 90° 者，示两侧前庭功能有显著差异。或被评估者闭目向前直线行走，迷路病变者偏向前庭功能弱的一侧。

2）垂直书写试验：其评估方法为被评估者端坐，左手放膝上，右手悬腕垂直书写文字一行，15~20cm。睁眼和闭眼各书写一次，两行并列。观察两行文字的偏离程度和偏离方向，偏斜 >10° 表示双侧前庭功能有差异。

3）过指试验：评估方法为评估者与被评估者相对而坐，两人上肢向前平伸，示指相互接触，请被评估者抬高、伸直上肢，然后再恢复水平位，以示指再接触评估者示指，上下臂均应在肩关节矢状面上运动，避免内收和外展，睁眼、闭眼各做数次，再判断结果。正常表现：睁眼、闭眼均能触碰到评估者的示指，即无过指现象。异常表现：连续 3 次出现偏斜为出现过指现象，前庭周围病变时双手指同时偏向前庭功能较差侧，小脑病变时患侧单手向患侧偏斜。

2. 平衡功能量表评定

（1）Tinetti 平衡量表：Tinetti 评定法对老年人进行 10 个项目的评估，每个评估项目分为 0~2 分三个不同级别进行记分，评分越低，表示平衡功能障碍越严重。Tinetti 测试时需要一把硬的无扶手的椅子、两位评估者分别站立在被评估者的前方和后方并与被评估者保持一定距离,在评估中保护被评估者的安全,防止发生不良事件。准备直行15m的场地,地面有明确的米数,评估者站在被评估者的旁边进行评估。Tinetti 平衡量表见表3-4。

表 3-4　Tinetti 平衡量表

评估项目	评分标准	得分
1. 坐平衡	0分:在椅子上倾斜或滑动 1分:稳定,安全	
2. 起立测试	0分:接到指令后必须有帮助才能起立 1分:能自行起立,但需用臂辅助起立 2分:不用臂辅助即能自行起立	
3. 试图起立	0分:接到指令后必须有帮助才能起立 1分:自己能起立,但需要 >1 次的尝试 2分:能自行起立,一次成功	
4. 即刻站立平衡(开始5s)	0分:站立时不稳(摆架子、移动足、身体摇晃) 1分:站立时较稳,但需使用拐杖或其他辅助设施 2分:站立时稳,不需拐杖或其他辅助设施	
5. 站立平衡	0分:不稳,不能保持平衡 1分:稳,但两足距离增宽,需要使用支撑物 2分:两足间距基本正常,不需要支持	
6. 用肘推(评估者用手掌轻推被评估者)	0分:开始即跌倒 1分:摇摆、抓物体和人保持其平衡 2分:无摇摆,稳定	
7. 闭眼站立	0分:不稳 1分:稳	
8. 旋转 360°	0分:旋转时步伐不连续或中断 1分:旋转时步伐连续	
9. 旋转 360°	0分:旋转时站立不稳(摇摆、抓物) 1分:旋转时稳定	
10. 坐下测试	0分:不能准确判断椅子的位置,跌进椅子 1分:用肘部协助坐下或移动时身体不稳定 2分:安全坐下,移动平稳	
总分		

(2)Berg 平衡量表(Berg Balance Scale, BBS):Berg 平衡量表为综合性功能评估量表。此量表通过观察多种功能活动评价对被评估者重心主动转移的能力做出评定。Berg 平衡量表包含 14 个动作项目,每个动作又依据被评估者的完成质量分为 0~4 分。BBS 测试时需要一块秒表、一根软尺、一个矮凳子(或台阶)和两把高度适中的椅子(一把有靠背、双侧有扶手,一把无靠背、无扶手),应用简便、实用。要求评估者必须熟练掌握评分标准,才能确保每个动作评分的准确性。Berg 平衡量表见表 3-5。

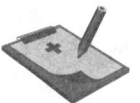

表 3-5 Berg 平衡量表

评估项目	评 分 标 准	得分
1. 从坐位到站立位 指令:请站起来,不要使用您的手支撑	4 分:不用手扶能够独立站起并保持稳定 3 分:用手扶着能够独立站起 2 分:大于 2 次尝试后自己用手扶着站起 1 分:需要他人小量帮助才能站起或保持稳定 0 分:需要他人中等或大量帮助才能站起或保持稳定	
2. 无支持站立 指令:请在无支持的情况下站立 2min	4 分:能够安全站立 2min 3 分:在监护下能够站立 1min 2 分:在无支持的条件下能够站立 30s 1 分:需要若干次尝试才能无支持站立达 30s 0 分:无帮助时不能站立 30s	
3. 无支持坐位(坐椅无靠背) 指令:请双臂相抱保持坐位 2min	4 分:能够安全保持坐位 2min 3 分:在监视下能够保持坐位 2min 2 分:能坐 30s 1 分:能坐 10s 0 分:没有靠背支持,不能坐 10s	
4. 从站立位到坐下 指令:请坐下	4 分:最小量用手帮助安全坐下 3 分:借助双手能够控制身体下降 2 分:用小腿后部顶住椅子来控制身体下降 1 分:独立地坐,但不能控制身体下降 0 分:需要他人帮助坐下	
5. 转移 指令:请从床转移到椅子上(或请从有扶手的椅子上转移到无扶手的椅子上)	4 分:稍用手扶着就能够安全转移 3 分:绝对需要用手扶着才能够转移 2 分:可口头提示或监护才能够转移 1 分:需要一个人帮助 0 分:为了安全,需要两个人帮助或监护	
6. 闭眼站立 指令:请闭上您的眼睛站立 10s	4 分:能够安全地站 10s 3 分:监护下能够安全地站 10s 2 分:能站立 3s 1 分:闭眼不能达 3s,但睁眼站立稳定 0 分:为了不摔倒需要两个人帮助	
7. 双脚并拢站立 指令:请把您的双脚并拢在一起站立 1min	4 分:能够独立将双脚并拢站立 1min 3 分:能够独立将双脚并拢并在监护下站立 1min 2 分:能够独立将双脚并拢,但不能站立保持 30s 1 分:需要别人帮助将双脚并拢后站立 15s 0 分:需要别人帮助将双脚并拢,但不能够站立 15s	
8. 站立位上肢前伸 指令:请将手臂抬高 90°,伸直手指并尽可能向前伸,但双脚不要移动	4 分:能够向前伸出超过 25cm 3 分:能够安全向前伸出超过 12cm 2 分:能够安全向前伸出超过 5cm 1 分:上肢可以向前伸出,但需要监护 0 分:在向前伸展时失去平衡或需要外部支持	

评估项目	评 分 标 准	得分
9. 站立位从地拾物 指令:请把您双脚前面的拖鞋捡起来	4分:能够轻易且安全地将鞋捡起 3分:能够将鞋捡起,但需要监护 2分:不能捡起拖鞋但能伸手向下达距离拖鞋2~5cm处,且独立地保持平衡 1分:做伸手向下捡鞋的动作时需要监护,但不能将鞋捡起 0分:不能尝试此动作,或需要帮助以免于失去平衡或摔倒	
10. 站立位,转身向后看 指令:双脚不要动,先向左侧再向右侧转身向后看	4分:从左、右两侧向后看,重心转移良好 3分:只能从一侧向后看,另一侧重心转移较差 2分:只能向侧方转身但可以维持身体平衡 1分:转身时需要监护 0分:需要帮助以防失去平衡或摔倒	
11. 身体在原地旋转一圈 指令:请转一圈,暂停,然后再从另一个方向转一圈	4分:在4s时间内,从两个方向安全转身一圈 3分:在4s时间内,仅能从一个方向安全转身一圈 2分:能够安全转身一圈,但用时超过4s 1分:转身时需要密切监护或言语提示 0分:转身时需要帮助	
12. 无支持时交替用脚踏凳子(或台阶) 指令:请将左、右脚交替放在凳子(台阶)上,直到每只脚都踏过凳子(台阶)4次	4分:能够安全且独立地站,在20s内完成8次动作 3分:能够独立地站,但完成8次动作的时间超过20s 2分:不需要帮助,在监护下能够完成4次动作 1分:需要较小帮助完成2次或2次以上动作 0分:需要帮助以防止摔倒或完全不能尝试此项活动	
13. 双脚前后(无距离)站立并保持30s 指令:将一只脚放在另一只脚的正前方并尽量站稳	4分:能够独立将一只脚放在另一只脚的正前方且保持30s 3分:能够独立将一只脚放在一只脚前方(有距离)并保持30s 2分:能够独立迈一小步并保持30s 1分:向前迈步需要帮助,但能够保持15s 0分:迈步或站立时失去平衡	
14. 单腿站立 指令:请单腿站立尽可能长的时间	4分:能够独立抬起一条腿并保持10s以上 3分:能够独立抬起一条腿并保持5~10s 2分:能够独立抬起一条腿并保持3~5s 1分:能够努力抬起一条腿,但不能保持3s 0分:不能抬腿或需要帮助以防摔倒	
总分		

备注:最高分为56分,最低分0分,分数越高平衡能力越强。

> **知识链接**
>
> **"偏瘫"老年人的平衡功能评定**
>
> 　　老年人是脑血管疾病的高发人群,在罹患该病以后,容易出现半侧肢体瘫痪现象,为很好地了解偏瘫老人的平衡功能状况,可以使用特殊的 Fugl-Meyer 量表对老人进行平衡功能评估。该评估量表分"无支撑坐位、健侧展翅反应、患侧展翅反应、支撑下站立、无支撑站立、健侧站立、患侧站立"七个项目进行评定,每个项目分为0~2分,最高分14分,最低分0分。少于14分,说明平衡功能有障碍,评分越低说明平衡功能障碍越严重。

（七）平衡状态评估结果及应用

依据老年人平衡功能的评估分值将平衡功能分为三类：平衡功能差、有一定平衡能力、平衡功能较好。

1. 平衡功能差老年人 平衡能力的评估分数在 0~20 分，提示平衡功能差，老年人需乘坐轮椅，并给予保护性约束。主要的干预措施包括以下几点：

（1）强化躯干肌力和控制能力的训练：做桥式运动、仰卧起坐等；强化上肢肌力和耐力可用哑铃、杠铃。

（2）预防并发症：长期坐轮椅的老年人还应预防压力性损伤，可用双手支撑轮椅的扶手，使臀部悬空并保持 15 分钟，同时注意缓解骨突出部位的压力。

（3）安全教育：注意安全教育，帮助老年人养成制动轮椅手闸的习惯，加强保护，轮椅上适当部位（胸部、髋部）配用保护带，以方便固定老年人。

2. 有一定平衡能力老年人 平衡能力的评估分数在 21~40 分，提示有一定平衡能力，老年人可在辅助下步行。主要的干预措施包括以下几点：

（1）体位训练：可进行站立位的训练，为步行做好准备，最终达到步行目的。

（2）协助行走：使用助行器帮助行走，物品放置于易拿取的地方，地面湿滑、有杂物的地方不去，防止跌倒。

3. 平衡功能较好老年人 平衡能力的评估分数在 41~56 分则说明平衡功能较好，老年人可独立步行。干预措施包括以下几点：

（1）训练前沟通：平衡训练前与老年人进行言语交流，要求老年人学会放松，减少紧张恐惧心理，若存在肌肉痉挛，应先设法缓解肌肉痉挛，鼓励老年人完成训练。尤其在训练早期，训练难度宜缓慢进展，并在进展过程中逐渐增强老年人解决问题的能力。

（2）做好安全防护：训练环境中应去除障碍物和提供附加稳定的措施。特别要注意让老年人穿软底、平跟、合脚的鞋，衣服合身，避免过宽、过长，防止发生跌倒等不良事件。训练中要认真、仔细观察老年人的状态，如有异常应及时停止训练，必要时配合医护人员进行处置。同时在老年人的生活环境中要提供明显的提示性标志防止跌倒。

三、步态评估

（一）步态概述

1. 步态的形成 步态是指走路时所表现的姿态，它是人体结构与功能、运动系统调节、行为和心理活动在行走时的外在表现，包括跑和行走两种状态。正常情况下，步态平稳、协调、有节律，两腿交替进行。完成一个正常步态必须经过三个过程：支持体重、单腿支撑、摆动腿迈步。

2. 步行周期 步行周期是行走步态的基本单元，指从一侧的足跟着地起，到该侧足跟再次着地所需要的时间。通常以秒为单位表示，成人正常的步行周期为 1~1.32 秒，一个周期又分为支撑期和摆动期。支撑期又由 5 个环节构成，依次为足跟着地，脚掌着地，重心前移至踝上方时支撑中期，身体继续前移至足提起时为足跟离地，最后为足趾离地。摆动期从足趾离地开始，经加速期至下肢垂直位为摆动中期，以后经减速期止于足跟着地。

（二）影响步态的因素

前庭功能、中枢神经系统的整合功能、肌力、肌张力、视觉和本体感觉等因素出现异常会影响人体的步态。

（三）步态异常的表现

1. 蹒跚步态 走路时身体向左右两侧摇摆不稳，如鸭步。蹒跚步态常见于进行性肌营养不良症、佝偻病、大骨节病。

2. 醉酒步态 行走时躯干重心不稳，步态紊乱，身体摇晃和前后倾斜，似欲失去平衡而跌倒，不能通过视觉纠正，如醉酒状。醉酒步态常见于小脑疾患、内耳眩晕症、酒精或巴比妥中毒。

3. 共济失调步态 起步时一脚高抬，骤然垂落，双目向下注视，两腿间距离很宽，摇晃不稳，闭目时不能保持平衡。共济失调步态常见于脊髓疾病。

4. 慌张步态 起步后碎步急行、身体前倾、越走越快、有难以止步之势,双上肢缺乏摆动动作。慌张步态常见于帕金森病。

5. 间歇性跛行 步行中因下肢突发性酸痛乏力,患者被迫停止行进,需要休息片刻后才能继续走动。间歇性跛行常见于高血压、动脉硬化等疾病。

6. 肌痉挛步态 肌痉挛步态是因肌张力过高引起,可分痉挛性偏瘫步态和痉挛性截瘫步态。

（1）痉挛性偏瘫步态:又称划圈步态或回旋步态。常有患足下垂、内翻、下肢外旋或内旋,膝不能放松屈曲,为了避免足部拖地,摆动时常使患肢沿弧线经外侧回旋向前,多由一侧锥体束损害引起。痉挛性偏瘫步态常见于脑血管疾病、脑炎、脑外伤等后遗症。

（2）痉挛性截瘫步态:又称交叉步态或剪刀步态,由于双侧下肢严重痉挛性肌张力增高,患者双下肢强直内收,伴代偿性躯干运动,行走费力,以伸肌和内收肌的肌张力增高最明显,移步时下肢内收过度,两腿交叉呈剪刀状。痉挛性截瘫步态常见于痉挛性截瘫、脑性瘫痪。

7. 肌肉软弱步态 肌肉软弱无力时根据病变肌肉不同,可出现臀大肌步态、臀中肌步态、股四头肌步态、小腿三头肌步态、胫前肌步态等异常步态。

8. 减痛步态 减痛步态又称为疼痛步态,一侧下肢出现疼痛时,患侧站立时间缩短,以尽量减少患肢负重,步幅变短,又称短促步态。

9. 短腿步态 短腿步态又称为斜肩步,患肢缩短达 2.5cm 以上者,该侧着地时同侧骨盆下降导致同侧肩下降,对侧迈步,髋、膝关节过度屈曲、踝关节过度背屈。

10. 关节强直步态 下肢各关节挛缩强直时步态随之改变,关节挛缩于畸形姿位时改变更显著。如髋关节屈曲挛缩时引起代偿性骨盆前倾,腰椎过伸,步幅缩短,膝屈曲挛缩 30° 以上时可以出现短腿步态。

（四）步态异常的后果

老年人步态异常会影响老年人的日常生活活动能力及生活质量,易导致老人跌倒,一旦跌倒造成损伤、骨折或脑血管意外,会给老年人自身造成痛苦,会给家人带来压力,给家庭和社会带来沉重的经济负担。

（五）步态评估的目的

1. 提供重要的神经系统疾病线索 不同的神经系统疾病可有不同的特殊步态,对疾病的诊断有参考意义。

2. 确定是否存在影响步态的其他因素 评估时注意确定老年人除退行性改变、神经系统疾病外,有无骨骼畸形、骨关节肌肉异常、血管皮肤及皮下组织等病变引起的异常步态。

3. 确定老年人步态障碍的类型。

4. 指导制订老年人步态障碍的康复治疗计划。

5. 监测老年人步态障碍的治疗(手术、药物)和康复训练的效果。

6. 老年人跌倒风险的预测。

（六）步态评估方法

1. 步态评估 主要使用直接观察法,被评估者先以其习惯的步行姿态及速度来回步行数次,评估者观察被评估者步行时全身姿势是否协调、下肢各关节的姿态及动幅是否正常、速度及步幅是否匀称、上肢摆动是否自然。然后再嘱老年人作快速及慢速步行、坐下、站起、缓慢地踏步或单足站立、闭眼站立等动作。

对使用辅助工具(拐杖、助行器等)行走者应分别进行使用辅助工具和不使用辅助工具的步态检查,了解老年人步态真实性。

步态评估常需结合一系列的基本情况来进行评估,如神经系统物理评估、各肌群肌力及肌张力评估、关节活动度评估、下肢长度测定以及脊柱与骨盆的形态评估。这些评估对确定异常步态的性质、原因及矫治方法有很重要的意义。

2. 步态量表评定 Tinetti 步态量表常用于评价步态,满分为 12 分,分值越低,表明步态异常的程度越大。评估方法为评估开始时,被评估者和评估者站在一起,在大厅行走或穿过房间。Tinetti 步态量表见表 3-6。

表 3-6 Tinetti 步态量表

以舒适的速度,使用辅助器具_____,走 3m,需要_____s。

评估项目	评分标准	得分
1. 起始步态(指令后立刻开始)	0 分:有些犹豫或多次尝试后开始启动 1 分:正常启动	
2. 步伐的长度	0 分:右足迈出的距离没超过对侧站立的左足 1 分:右足迈出的距离超过对侧站立的左足 0 分:左足迈出的距离没超过对侧站立的右足 1 分:左足迈出的距离超过对侧站立的右足	
3. 抬脚的高度	0 分:右足拖地,抬脚的高度超过 2.54~5.08cm 1 分:右足能完全离开地板,高度不超过 2.54~5.08cm 0 分:左足拖地,抬脚的高度超过 2.54~5.08cm 1 分:左足能完全离开地板,高度不超过 2.54~5.08cm	
4. 步伐对称性	0 分:左右步幅不相等(估计) 1 分:左右步幅几乎相等	
5. 步态的连续性	0 分:步伐与步伐之间不连续或中断 1 分:步伐基本是连续的	
6. 路径(用宽度为 30cm 的地板砖进行估计,在老年人连续走 3m 以上后观察其行走路径情况)	0 分:明显偏离到某一边 1 分:轻度/中度偏离或使用步行辅助器 2 分:直线无需步行辅助器	
7. 躯干稳定性	0 分:身体明显摇晃或使用步行器 1 分:身体不摇晃,但行走时膝盖或背部弯曲,或张开双臂维持平衡 2 分:身体不摇晃,不屈膝、不展开双臂,不使用步行器	
8. 步伐宽	0 分:行走时双脚跟分开(步宽大) 1 分:行走时双足跟几乎相碰	
总分		

（七）步态评估结果及应用

根据 Tinetti 步态量表,步态评估满分 12 分,分值越低,表明步态异常的程度越大,跌倒的风险越高。若出现异常步态,即老年人步行时的姿势变异超出一定范围,就应进行矫治或康复训练。

1. 病因矫治

（1）短腿步态老年人:需用矫形手术或矫形鞋来平衡两下肢的长度。

（2）关节挛缩畸形时:需通过关节活动度锻炼或矫形手术改善关节活动度,消除畸形,根据情况进行步态的锻炼。

（3）疼痛引起步态异常时:需用理疗、局封、按摩、药物等治疗消除疼痛,因疼痛会使肌肉得不到放松。因关节不稳或骨关节炎引起疼痛时,需用免荷支架减轻局部负荷。

（4）肌肉软弱时:可通过肌肉锻炼得到加强。

（5）肌肉痉挛时:用放松练习,包括肌电反馈练习、按摩、被动牵伸、热敷或冷敷、解痉药物、神经注射或手术切除等方法缓解痉挛。

2. 步态训练 步态训练时可让老年人对着镜子进行。康复师需指出需要纠正之处,做好指导纠正,经反复练习以求熟练掌握与巩固。练习时应嘱老年人适当集中注意力,但不宜引起过度紧张,特别在肌痉挛时。一般每日练习 1~2 次,每次 1~2 小时,适当休息,避免明显疲劳。步行练习时应采取必要的安全措施,包括采用适当的支架、拐杖、步行器、平行杠和扶手,或给予人工的保护或扶持,防止跌倒,使老年人有安全感。

（杨 芳）

第三节　感觉功能评估

一、视、听功能评估

（一）视功能评估

1. 视觉　视觉为通过眼睛接收周围环境中事物所发出或发射出的光的信息，经过知觉和认识而获得知识的过程。视觉的产生需要一个完整的视觉系统来完成。视觉系统是人类将视网膜上的图像还原为现实世界，是既精细、精准又复杂的人类活动现象。来自眼睛的视觉信息被传输到位于颅后部枕叶的初级视皮质，再传递到颞叶与顶叶皮质许多的高级视觉中枢，所以完整的视觉系统不仅包括眼睛，还包括了大脑的许多部分。眼睛选择并记录光线中所包含的信息，而大脑处理传输进入的信息，使之变得对生物体有用。

2. 视觉功能和视觉功效

（1）视觉功能：主要包括视力、视野、色觉、暗适应与明适应、立体视觉、运动感觉和对比敏感度等。影响老年人生活质量最主要的视觉功能是视力，其次是视野和明暗适应等。

1）视力：指视觉器官对物体形态的精细辨别能力。

2）视野：就是当一眼注视一个目标时，除了看清这个注视目标处，同时还能看到周围一定范围内的物体，这个空间范围，称为视野，又称周边视力。视野评估对诊断某些视网膜、视神经方面的病变有一定意义。

3）暗适应和明适应：当人从亮处进入暗室时，最初任何东西都看不清楚，经过一定时间，逐渐恢复了暗处的视力，称为暗适应。相反，从暗处到强光下时，最初感到一片耀眼的光亮，不能视物，只能稍等片刻，才能恢复视觉，称为明适应。暗适应的产生与视网膜中感光色素再合成增强、绝对量增多有关。从暗处到强光下，所引起的耀眼光感是由于在暗处所蓄积的视紫红质在亮光下迅速分解所致，以后视物的恢复说明视锥细胞恢复了感光功能。

（2）视觉功效：是人借助视觉器官完成一定视觉作业的能力。通常用完成作业的速度和精度来评定视觉功效。除了人的因素外，在客观上，它既取决于作业对象的大小、形状、位置、作业细节与背景的亮度对比等作业本身固有的特性，也与照明密切相关。在一定范围内，随着照明的改善，视觉功效会有显著提高。

3. 视觉功能障碍　视觉功能障碍主要包括低视力、盲、视觉损害、视觉失能和视觉残疾。

（1）低视力和盲的诊断标准：世界卫生组织（WHO，1973年）和我国盲及低视力诊断标准分别见表3-7和表3-8。

（2）视觉损害：表示视觉器官功能损害，例如视力、视野、双眼视觉、色觉、暗适应、对比敏感度及其他等。影响老年人生活质量最大的视觉损害是视力损害和视野损害。

表 3-7　世界卫生组织制定的盲及低视力诊断标准

类别	级别	最佳矫正视力（双眼中的好眼）	
		最佳视力低于	最佳视力等于或优于
低视力（1~2）	1	0.3	0.1
	2	0.1	0.05
	3	0.05	0.02
盲（3~5）	4	0.02	光感
	5	无光感	

注：视野半径小于10°而大于5°，为3级盲；视野半径小于5°者为4级盲。

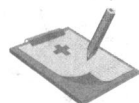

表 3-8　我国盲及低视力的标准

类别	级别	最佳矫正视力
低视力	一级低视力	<0.3~0.05
	二级低视力	<0.3~0.1
盲	一级盲	<0.02~ 光感, 或视野半径 <5°
	二级盲	<0.05~0.02, 或视野半径 <10°

注:盲及低视力均指双眼,以视力较好眼为准;如仅有一眼为盲,而另一眼的视力达到或优于 0.3,则不属于视力残疾;最佳矫正视力是指以矫正后能达到的最好视力,或用孔镜所能测得的视力。

（3）视觉失能:指由于视觉损害而降低或丧失了视觉性工作的能力,视觉失能者需要借助助视器才能做些精细性或粗大性的视觉性工作。

（4）视觉残疾:指由于各种原因导致双眼视力障碍或视野缩小,难以从事正常工作、学习或其他活动。视觉残疾部分不能或完全不能满足视觉型的社会工作。

4. 视功能障碍的主要病因　引发老年人视觉功能障碍的疾病主要有白内障、青光眼、黄斑变性和视网膜变性等。视力下降不仅仅是眼部疾病,往往一些全身性疾病,如糖尿病、高血压、颅内疾病,甚至传染病等在眼部都有表现,而且会伴随着视功能的损害（表 3-9）。

表 3-9　导致视觉功能障碍的主要病因

疾病名称	病理因素	临床表现	视觉功能障碍
白内障	晶状体混浊	视力下降、对比敏感度下降、屈光改变、单眼复视或多视、眩光等	视力下降
青光眼	房水循环受阻	剧烈头痛、眼痛,畏光,瞳孔变大,视力下降,虹视现象,可伴有恶心、呕吐	视力下降、视野缺损、失明
黄斑变性	黄斑部脉络膜毛细血管缺血或新生血管膜、玻璃膜变性破裂、视网膜色素上皮增殖、萎缩、脱离	视物模糊,中心暗点,视物变形,物像比真实物体缩小或增大,直线的门窗框架视为弯曲、倾斜等症状	中心视力急剧下降、丧失识别眼前物品的能力、失明、视物时物体扭曲变形
视网膜病变	高血压、糖尿病视锥、视杆营养不良	夜盲、视野缩小、眼底骨细胞样色素沉着和光感受器功能不良	夜盲、失明早期有环形暗点,后期形成管状视野

5. 视功能综合评估　视觉功能评估主要包括视力、视野、色觉、暗适应、立体视觉、运动感觉、对比敏感度、视觉电生理等方面的评估。

（1）视力评估:视力是分辨二维物体形状大小的能力,分为中心视力和周边视力。中心视力又分为远视力和近视力,是形觉的主要标志;周边视力又称视野。

1）远视力检查:远视力评估常用通用国际标准视力表检测和 ETDRS（early treatment diabetic retinopathy study）视力表。视力计算公式 V=d/D, V 为视力, d 为实际看见某视标的距离, D 为正常眼应当看到该视标的距离。用远距离视力表,在距视力表 5m 处能看清"1.0"行视标者为正常视力。

评估时,两眼应分别进行,分别先右后左,测量时应遮盖未评估眼,不要压迫眼球。若老年人佩戴眼镜应分别评估裸眼视力和矫正视力,并分别进行记录。若不能在 5m 处看见最大视标时,逐渐缩短距离,直到老年人能看到最大视标,如在 3m 处看见 0.1,那么 V=0.1 × 3/5=0.06;如距 1m 处仍不能看见视力表上最大一行视标,则进一步检测其能否数清手指或判断手动。若仍不能,则可用手电筒直接照射其眼球,询问有无光感。如光感消失则为失明,分别记录,数指 /15cm,手动 /10cm,光感、黑矇或无光感。当老年人的视力降到光感时,还需进一步评估其光定位的能力,嘱老年人注视前方,光源放在其眼前 1m 处的上、下、左、右、左上、左下、右上、右下 8 个方位,并进行记录。

2)近视力评估:应用《标准对数视力表》进行评估,该表以三划等长的 E 字作为标准视标,评估距离 5m,1 分视角作为正常视力标准(记 5.0)。视力记录采用 5 分记录法(许氏法,表 3-10)。记录时,将被评估眼所看到的最小一行视标的视力按 5 分记录法记录。也可把小数记录附在后面(表 3-11)。

表 3-10 视力 5 分记录等级标准

等级	0 分	1 分	2 分	3 分	4 分	5 分
评定标准	无光感	有光感	手动	50cm 手动	5m 处可测	正常视力

注:3.0~3.9 可用走近法测出(表 3-11);4.0~5.3 为视力表置 5m 处可测得视力范围。

表 3-11 对数视力表 3.0~3.9 的测定

走近距离 /m	4	3	2.5	2	1.5	1.2	1.0	0.8	0.6	0.5
视力	3.9	3.8	3.7	3.6	3.5	3.4	3.3	3.2	3.1	3.0

(2)视野评估:视野反映黄斑中心凹以外整个视网膜感光细胞所能看到的范围,视野评估可以确定是否存在相对和绝对敏感度的丧失。视野评估分周边视野评估和中心视野评估,正常周边视野评估用直径 3mm 的白色视标,半径为 330mm 的视野计,其单眼视野的范围:颞侧约 90° 以上,下方约 70°,鼻侧约 65°,上方约 55°(后两者受鼻背和上眼睑的影响)。各种颜色视野范围并不一致,白色最大,蓝色次之,红色又次之,绿色最小,两眼同时注视时,大部分视野是互相重叠的(图 3-1)。中心视野评估以检查中心 30° 范围以内的视野(其中黄斑部位 3° ~10°)。

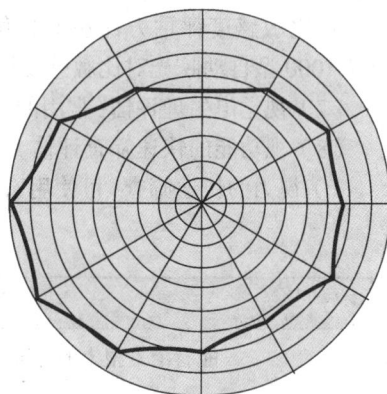

图 3-1 正常视野图(左眼)

视野评估分为动态评估与静态评估。一般视野评估属于动态评估,利用运动着的视标测定相等灵敏度的各点,连线称为等视线,记录视野的周边轮廓。静态视野评估则是测定子午线上各点的光灵敏度阈值,连成曲线可以得出视野缺损的深度。常用的视野评估法如下:

1)对照法:评估者与老年人相对而坐,相距约 1m,假定评估者视野是正常的,两眼分别评估。评估右眼时,让老年人用眼罩遮盖左眼,评估者闭合右眼,两人相互注视,眼球不能转动。然后老年人能力评估师伸出手指,在老年人与评估者的中间同等距离处,分别在上、下、内、外、左上、左下、右上、右下 8 个方向,由周边向中心缓慢移动,如果两人同时见到手指,说明老年人的视野是正常的;如果评估者比老年人先发现手指,则说明老年人视野小于正常。

2)周边视野计评估法:视野计形式多样,主要差别在于背景的形状与视标出现的方式。常用的评估法有弧形视野计法、Goldmann 视野计法、平面视野计法和小方格表法。

(3)色觉评估:对老年人视觉功能的评估,还应明确老年人有无色觉障碍。多数老年人的色觉障碍为先天所致,其发生率男性约 5.14%,女性约 0.73%;少数为后天的视网膜或视神经等疾病所致。因此色觉评估可作为老年人青光眼、视神经病变等早期诊断的辅助检测指标。

色觉评估主要分为视觉心理物理学评估(主观评估)和视觉电生理评估(客观评估)两种。常用的色觉评估方法有假同色图测验(色盲本测验)和色相排列测验,后者又包括色盲镜评估法、Farnsworth-Munsell(FM)-100 色调测验法和 Farnsworth panel D-15 色调测验法。

(4)暗适应评估:可反映光觉的敏锐度是否正常,可对夜盲症状进行量化评价。正常人最初 5 分钟的光敏感度提高很快,以后渐慢,8~15 分钟时提高又加快,15 分钟后又减慢,直到 50 分钟左右达到稳定的高峰。在 5~8 分钟处的暗适应曲线上可见转折点(Kohlrausch)曲,其代表视锥细胞暗适应过

程的终止,此后完全是视杆细胞的暗适应过程。评估暗适应的方法有:

1)对比法:由老年人与暗适应正常的老年人能力评估师同时进入暗室,分别记录在暗室内停留多长时间才能辨别周围的物体,如老年人的时间明显长,即表示其暗适应能力差。

2)暗适应计:常用的有 Goldmann-Weekers 计、Hartinger 计和 Friedmann 暗适应计,其结构分为可调光强度的照明装置及记录系统。通常在做 5~15 分钟的明适应后,再做 30 分钟的暗适应测定,将各测定点连接画图,即暗适应曲线。

(5)立体视觉评估:也称深度觉,是感知物体立体形状及不同物体相互远近关系的能力。立体视觉一般须以双眼单视为基础。外界物体在双眼视网膜相应部位(即视网膜对应点)所成的像,经过大脑枕叶视觉中枢的融合,综合成一个完整的、立体的物像,这种功能称为双眼单视。双眼单视功能分为三级:①级为同时知觉;②级为融合;③级为立体视觉。常用评估方法有障碍阅读法、Worth 四点试验、同视机法、随机点立体图、Bagolini 线状镜法、红玻片法和后像试验法。

(6)对比敏感度评估:对比敏感度即在明亮对比变化下,人眼对不同空间频率的正弦光栅视标的识别能力。对比敏感度由黑色条栅与白色间隔的亮度来决定。人眼所能识别的最小对比度,称为对比敏感度阈值。阈值越低视觉系统越敏感。以不同视角对应的不同的空间频率作为横坐标,条栅与空白之间亮度的对比度作为纵坐标,可绘制出对比敏感度函数曲线。正常人,此函数曲线似倒 U 形图。

对比敏感度评估方法有对比敏感度测试卡、激光敏感度测定仪和计算机系统检测(如 Takaci-GGT-1000 型自动眩光对比敏感度评估仪)。

(7)视觉电生理评估:常用的视觉电生理评估有视网膜电图、眼电图和视觉诱发电位等。

(8)视功能的快速筛查评估

1)视力的快速筛查:可使用看报纸的方法对老年人的视力进行快速筛查(表 3-12)。

表 3-12 老年人视力评估方法

序号	评 分 内 容	评分	得分
1	能看清书报上的标准字体	0	
2	能看清楚大字体,但看不清书报上的标准字体	1	
3	视力有限,看不清报纸大标题,但能辨认物体	2	
4	辨认物体有困难,但眼睛能跟随物体移动,只能看到光、颜色和形状	3	
5	没有视力,眼睛不能跟随物体移动	4	

注:
1. 若平日戴老花镜或近视镜,应在佩戴眼镜的情况下进行评估。
2. 推荐评价标准 0 分:视力正常;1 分:低视力;2~3 分:盲;4 分:完全失明。

2)视觉功能的快速筛查方法:重点对视力、视野等功能进行评估(表 3-13)。

表 3-13 视功能评估方法

序号	筛 查 项 目	评 估 方 法	得分
1	阅读、行走和看电视时,觉得吃力	0 分 = 是　1 分 = 否	
2	看东西时觉得有东西遮挡或视物有缺损	0 分 = 是　1 分 = 否	
3	看东西时实物变形、扭曲	0 分 = 是　1 分 = 否	

注:
1. 总分为 3 分。结果评价 =1 分:视功能差;2 分:视功能较差;3 分:视功能良好。
2. 如第 1 项回答为"是",说明视力有问题,应考虑是否有白内障等病变;如第 2 项回答为"是",说明视力、视野有问题,应考虑是否有白内障、青光眼等病变;如第 3 项回答"是",应考虑是否有黄斑变性和视网膜病变。

正确滴眼药水的方法

1. 操作前洗手,核对老年人的姓名、性别、药物的名称、浓度及有效期,水制剂应观察有无变色和沉淀,混悬型的滴眼药,用药前应摇匀。

2. 老年人取坐位或仰卧位,头稍向后仰并向患侧倾斜。

3. 用左手示指或棉签拉开患者下眼睑,右手持滴管或眼药水瓶,距眼 1~2cm 将药滴入结膜囊内,不能将药液滴在角膜上;瓶口避免接触眼睑和睫毛,造成药液污染。

4. 用棉签擦去流出的药液,嘱老年人闭眼 2~3 分钟,缓慢转动眼球,不要揉眼。

5. 同时使用多种眼药水,每种眼药水之间需间隔 5~10 分钟。

6. 视功能评估的应用

（1）结合评估结果,积极查找原因,对症处理,促进康复。

（2）健康指导

1）养成良好的用眼习惯,看书时选择字体较大的书,看书、工作时应选择适当的自然光或灯光,不在强光下或昏暗处看书或做精细工作,坐车时不看书、看报,视近物用眼时间控制在 1 小时以内。

2）生活应有规律,劳逸结合,保证充足的睡眠,定时做眼保健操或眼部按摩,改善眼部的血液循环,消除眼部疲劳。注意饮食营养,多吃蔬菜水果、锻炼身体。

3）定期进行眼科评估,年龄 65 岁以上的老年人,每年进行 1~2 次。

（二）听力评估

1. 耳部增龄性变化　随着个体年龄的增加,耳部出现一系列组织学和功能上的增龄性改变。

（1）外耳道老年性退变:随着增龄,外耳道皮肤萎缩变薄,腺体退化;易出现耵聍栓塞,出现阻塞性听力障碍;外耳道皮肤干燥,抗感染能力差,易出现外耳道炎。

（2）中耳老年性退变:部分老年人中耳出现退行性改变,听骨链关节因长期摩擦而出现纤维素样渗出,空泡样变,关节囊变薄钙化,关节盘出现透明物沉着,关节腔狭窄,重者出现整个关节囊钙化,关节僵硬融合、固定,出现传音性耳聋。

（3）内耳老年性退变:内耳听觉感受器（Corti 器）的毛细胞变性,支持细胞变性、萎缩,基底膜增厚、纤维化、钙化、透明样变,血管纹萎缩变薄,毛细血管减少、透明样变甚至闭塞,前庭器也出现血液循环障碍、血管病变,前庭感受器细胞、Scarpap 神经节及传出纤维等部分存在神经元退变及数量减少。老年人听觉系统从外耳到大脑皮质的整个传导通路都存在衰退改变,出现感音神经性耳聋。

2. 老年性耳聋　人的听觉系统在敏感性、感知度以及对微小刺激的辨别力上都比其他感觉系统优越,当衰老累及听觉系统时便会出现听力减退、言语分辨率下降,即老年性耳聋。绝大多数老年性聋为感音神经性聋,其病程较长、发病隐匿,往往老年人就诊时已出现明显的听功能障碍。

（1）老年性耳聋分类:按病理表现将老年性耳聋分为 4 类。

1）感音性老年性耳聋:相当于耳蜗上皮萎缩型。此型主要表现为高频听力下降。病理表现为耳蜗底周末端数毫米（高频区）的螺旋器感觉上皮及其相关的神经萎缩。

2）神经性老年性耳聋:相当于神经萎缩型。此型主要表现为言语识别能力明显下降,与纯音听阈变化程度不一致。病理表现以耳蜗螺旋神经节和神经纤维的退行性变为主要特征。

3）血管性老年性耳聋:又称代谢性老年性聋。此型主要表现为全频程均等听力减退,纯音听力曲线呈平坦型,言语识别率尚好,常在年迈时出现缓进性老年性聋。

4）耳蜗传导性老年性耳聋:此型听力图呈斜坡型下降。耳蜗结构或听神经无明显的形态学改变,可见基底膜钙化脂肪及胆固醇沉积及基底膜硬化,这种病理改变直接影响声波在耳蜗内传导的行波而出现耳聋。

（2）老年性耳聋的主要表现

1）听力下降：以双侧对称性高频听力缓慢进行性下降为主，有时可先为一侧性，随后呈双侧性；老年人常常对鸟鸣、电话铃声、门铃声等高频声响极不敏感；由于儿童的声音往往以高频为主并且说话速度快，因此老年人常听不懂儿童的谈话。

2）言语识别力降低：老年人能听到声音，但分辨不清言语，重度及中重度老年性耳聋老年人言语识别率与纯音听力改变不平衡。

3）声音定向能力减弱：老年人分辨不出声音来源，在嘈杂的环境下辨音困难，如当许多人同时谈话时，或参加大型会议时，老年人常感听话困难。

4）耳鸣：多数老年性耳聋老年人有一定程度的耳鸣，开始为间歇性，仅于夜深人静时出现，以后逐渐加重，可持续多日。耳鸣多为高调性如蝉鸣、哨声、汽笛声等，有些为数种声音的混合。对于不少老年人来说，耳鸣的影响超过听力下降的影响，耳鸣严重困扰老年人的生活。

3. 听力功能评估方法

（1）听力功能评估分类：分为主观测听法和客观测听法，主观测听的结果是依据老年人对刺激声信号做出的主观判断的记录，又称行为测听。主观测听法包括语言检查法、表试验、音叉试验、纯音听阈及阈上功能测试、Bekesy 自描测听和言语测听。常用的客观测听法有声导抗测试、电反应测听及耳声发射测试。

（2）具体方法

1）听力的快速筛查：有很多简便易行的方法可对老年人的听力进行快速筛查，如听捻发音法、低声耳语法、听力问卷法、交流法（表 3-14）。

表 3-14　老年人听力评估方法

序号	评 分 标 准	评分	得分
1	可正常交谈，能听到电视、电话、门铃的声音	0	
2	在轻声说话或说话距离超过 2m 时听不清	1	
3	正常交流有些困难，需在安静的环境或大声说话才能听到	2	
4	讲话者大声说话或说话很慢，才能部分听见	3	
5	完全听不见	4	

注：
1. 若平日戴老花镜或近视镜，应在佩戴眼镜的情况下进行评估；2. 推荐评价标准 0 分：听力正常；1 分：听力下降；2~3 分：听力障碍；4 分：完全失聪。

2）汉化版老年听力筛查量表（HHIE-S）：本量表需要老年人根据提问，仔细回答每一个问题。如果老年人平时佩戴助听器，应在不用助听器的情况下进行测定。整个量表应在 10 分钟内完成（表 3-15）。

表 3-15　汉化版老年听力筛查量表（HHIE-S）

序号	评 估 内 容	选项			得分
		是	有时	偶尔	
1	当您遇见陌生人时，听力问题会使您觉得难堪吗？	0	2	4	
2	和家人谈话时，听力问题使您觉得难受吗？	0	2	4	
3	如果有人悄声和您说话，您听起来困难吗？	0	2	4	
4	听力问题给您带来一定残疾吗？	0	2	4	

续表

序号	评估内容	选项			得分
		是	有时	偶尔	
5	当您访问亲朋好友、邻居时,听力问题会给您带来不便吗?	0	2	4	
6	因听力问题,您经常不愿意参加公众聚会活动吗?	0	2	4	
7	听力问题使您和家人有争吵吗?	0	2	4	
8	当您看电视和听收音机时,听力问题使您有聆听困难吗?	0	2	4	
9	听力问题是否影响、限制和阻挠您的社会活动和生活?	0	2	4	
10	在餐馆和亲朋吃饭时,听力问题让您感到困惑吗?	0	2	4	

备注:本量表包括社交场景 5 题、情绪 5 题,将 10 个问题的得分相加即得到 HHIE-S 得分,最高 40 分,最低 0 分。听力障碍分级标准 0~8 分:无障碍;10~24 分:轻、中度听力障碍;25 分以上:重度障碍。

3)自我听力评估:自我听力评估包括 16 个问题,若老年人有 6~7 个以上的症状,需嘱其做进一步评估(表 3-16)。

表 3-16　听力自我评估

评估内容	结果	
1. 是不是有别人说话嘟哝或声音太轻的感觉?	是	否
2. 是不是经常听不懂女人和孩子说的话?	是	否
3. 是不是别人总是抱怨您把电视或收音机开的声音太大?	是	否
4. 是不是在背景有噪声的时候有听力困难?	是	否
5. 是不是在餐厅或人多的酒吧很难听清别人说话?	是	否
6. 是不是经常需要别人重复所说的话?	是	否
7. 是不是经常说"什么"?	是	否
8. 是不是感到听电话或手机有困难?	是	否
9. 是不是有家人或朋友告诉您可能错过了部分谈话内容?	是	否
10. 是不是在听别人轻声说话时需要全神贯注?	是	否
11. 是不是对高速演讲和意外会话有理解困难?	是	否
12. 是不是对听到鸟叫、钟表嘀嗒声和门铃声感到困难?	是	否
13. 是不是发现自己不愿去更多的地方,主要因为自己渐渐不能听懂别人说些什么?	是	否
14. 是不是对声音定位有问题?	是	否
15. 是不是有时因为不确定别人说什么而答非所问?	是	否
16. 是不是经常耳朵嗡嗡响(耳鸣)?	是	否

4)语言评估法:包括耳语试验和话语试验。此法简单易用,可以迅速区别听力正常与否,本法一般适用于集体评估。要求评估室长度应在 6m 以上,环境安静。老年人的外耳门与评估者的口约在同一水平线上。老年人朝向评估者,用示指紧塞对侧外耳道口,紧闭双眼,以保证看不到评估者发音时的口唇动作。

耳语试验:评估者立于距老年人 6m 处以简单字句词汇发出耳语声,让老年人复诵,如不能复诵,则可重复 1、2 次,但不可提高语音。如仍听不到,则评估者可逐渐走向老年人,直到能听清并复诵无误为止,记录距离作为分子,以正常听距(一般为 6m)作为分母,如 4/6、3/6 等,表示听力减退的程度。受检耳的听觉敏度,可以此分数的平方值表示。例如,耳语检查结果为 3/6,则听觉敏度为 $(3/6)^2=1/4$,听力缺损为 3/4。同法再测另一耳。

话语试验:若老年人听不到耳语,或只在很近的距离才能听到耳语,则改用话语进行评估,此时听距应增为 12m,也有增为 20m。测验与计算方法与耳语试验相同。

进行耳语或话语评估时,词汇的选择应根据不同对象,最好用日常生活中的常用词或数目。词汇分为低音词汇(如面包、报纸、葡萄、肥皂)和高音词汇(如上海、花生、茶叶、汽车);也可用 1、7、77 代表高音,2、5、52 代表低音。发耳语时应注意,利用呼气后的肺中残余气体发声;声带不振动,用构语器官发声。

5)表测试:在安静室内嘱老年人闭目坐于椅子上,两耳分别检测,用手指或耳塞堵住非评估耳道,评估者立于背后,手持机械手表(或拇指与示指捻搓)从 1m 以外逐渐移向被评估侧耳部,嘱老年人听到声音立即示意。同样方法评估对侧耳,比较两耳的检测结果并与评估者的听力比较。听力正常时约在 1m 处即可听到。记录方法以老年人耳听距(cm)/该表标准听距(cm)表示,如 100/100cm、50/100cm。

6)音叉试验:是最常用的基本听力评估法。每套音叉由 5 个不同频率音叉组成,即 C125、C256、C512、C1024、C2048,分别发出不同频率的纯音,其中最常用的是 C256 及 C512。

检查气导(air conduction,AC)听力时,评估者手持叉柄,用叉臂敲击另一手掌的鱼际肌(不要敲击过响以免产生泛音)。将振动的两叉臂末端置于耳道口 1cm 处,呈三点一线。检查骨导(bone conduction,BC)时,应将叉柄末端的底部压置于颅面骨或乳突部。

林纳试验(Rinne test,RT)又称为气骨导对比试验:取 C256 的音叉,振动后置于乳突鼓窦区测其骨导听力,待听不到声音时记录其时间,立即将音叉移置于外耳道口外侧 1m 外,测其气导听力(图 3-2)。若仍能听到声音,则表示气导比骨导时间长(AC>BC),称林纳试验阳性。反之骨导比气导时间长(BC>AC),称林纳试验阴性。

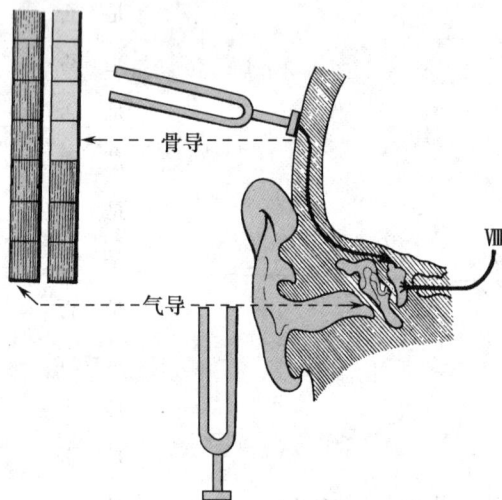

图 3-2　林纳试验

正常人气导比骨导时间长 1~2 倍,为林纳试验阳性。传导性聋因气导障碍导致骨导比气导长,为阴性。感音神经性聋气导及骨导时间均较正常短,且听到声音亦弱故为短阳性。气导与骨导时间相等者(AC=BC,RT±)亦属于传导性聋。

如为一侧重度感音神经性聋,气导和骨导的声音皆不能听到,老年人的骨导基本消失,但振动的声波可通过颅骨传导至对侧健耳感音,导致骨导较气导长,称为假阴性。

韦伯试验(Weber test,WT)又称为骨导偏向试验:用于比较老年人两耳的骨导听力。敲击后将音叉底部紧压于颅面中线上任何一点(多为前额或颏部),以"→"标明骨导声偏向侧。"="示听力正常或两耳听力损失相等;偏向耳聋侧示患耳为传导性聋(图 3-3);偏向健侧示患耳为感音神经性聋(图 3-4)。

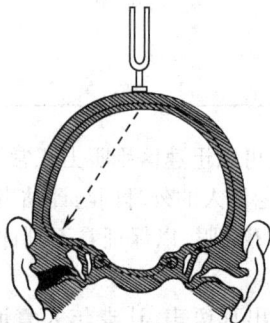

图 3-3　偏患侧

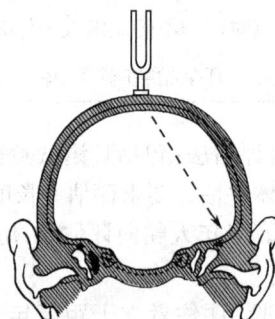

图 3-4　偏健侧

施瓦巴赫试验（Schwabach test,ST）又称为骨导比较试验：用于比较老年人与正常人（一般是评估者本人）的骨导时间长短。当正常人骨导消失后,迅速测试老年人同侧骨导听力,再反向测试。老年人骨导较正常人延长为（+）,缩短为（-）,相似为（±）。结果评价：（+）为传导性聋,（-）感音神经性聋,（±）为正常。传导性聋和感音神经性聋的音叉试验结果比较见表3-17。

表 3-17　传导性聋和感音神经性聋的音叉试验结果比较

试验方法	传导性聋	感音神经性聋
林纳试验	（-）,（±）	（+）
韦伯试验	→病耳	→健耳
施瓦巴赫试验	（+）	（-）

盖莱试验（Gelle test,GT）又称为镫骨活动试验,用于评估镫骨底板是否活动。鼓气耳镜贴紧外耳道壁,用橡皮球向外耳道内交替加、减压力的同时,将振动音叉的叉柄底部置于乳突部。若镫骨活动正常,老年人感觉到随耳道压力变化一致的音叉声音强弱变化,为阳性（+）,反之为阴性（-）。耳硬化或听骨链固定者为阴性。

音叉检测时注意：①应击动音叉臂的上1/3处;②敲击力量应一致,不可用力过猛或敲击台桌硬物,以免产生泛音;③评估气导时应把振动的音叉上1/3的双臂平面与外耳道纵轴一致,并同外耳道口同高,距外耳道口约1cm;④评估骨导时则将柄底置于颅面;⑤振动的音叉不可触及周围任何物体。

4. 听力功能评估的应用

（1）结合评估结果,积极查找原因,促进康复。

（2）选择佩戴合适的助听器：经专业人员测试后,根据老年人的要求和经济状况,选戴合适的助听器,帮助并指导老年人及其家属正确使用助听器。

知识链接

人工耳蜗植入

人工耳蜗是一种能替代人耳功能的声电转换电子装置,人工耳蜗植入技术是目前能够恢复全聋老年人听觉的唯一有效治疗方法。研究表明,语言形成早期实施人工耳蜗植入可以帮助重度、极重度耳聋或全聋儿童恢复语言能力。

人工耳蜗由体内和体外装置两部分组成,体内装置包括接收线圈、处理器、刺激电极,体外装置包括麦克风、言语转换器和发射线圈。

工作原理：麦克风接收到声信号以后,由言语转换器进行数字编码,再通过发射线圈传送至体内接收线圈,并继续传送至刺激电极,刺激听神经产生听觉。

（3）心理护理：随着听力的逐步下降,老年人与外界的沟通和联系会产生障碍,容易产生焦虑、孤独、抑郁、社交障碍等一系列心理问题。要帮助老年人认识到衰老是正常的生理现象,消除其精神、心理障碍。鼓励家庭和社会给予老年人关怀和帮助,尊重和重视老年人,使老年人树立乐观生活的信心。

（4）建立健康的生活方式：饮食宜清淡,多吃新鲜蔬果;一些中药和食物,如葛根、黄精、核桃仁、山药、黑芝麻、黑豆对延缓耳聋有一定作用;坚持体育锻炼,选择合适的体育项目,如散步、慢跑、打太极拳和八段锦,促进全身血液循环,使内耳的血液供应得到改善。

（5）创造有助于交流的环境和方式：帮助老年人把需要解释和说明的事记录下来,使因听力下降引起的交流障碍减至最小;对老年人说话要清楚且慢,不高声喊叫,尽量使用短句表达意思。

（6）健康指导：①积极治疗高血压、动脉硬化、糖尿病等慢性疾病，养成良好的生活习惯，做到少饮酒、不抽烟；②慎用或禁用有耳毒性的药物，如庆大霉素等，必须使用时要严格按照医嘱并注意观察药物的不良反应；③教会老年人用手掌按压耳朵和用手指按压、环揉耳郭，每日 3~4 次，促进局部血液循环，延缓听力下降；④定期进行听力评估，做到早发现和早治疗。

二、躯体感觉评估

（一）概述

1. 概念与分类　躯体感觉是各种形式的刺激作用于机体的躯体感受器，从而在人脑中产生的直接反映。躯体感觉包括浅感觉、深感觉和复合感觉。

（1）浅感觉：浅感觉感受器位于皮肤和黏膜，包括痛觉、触觉和温度觉。

（2）深感觉：深感觉是来自肌肉、肌腱和关节等深部组织的感觉，包括位置觉、运动觉、振动觉。

（3）复合感觉：又称皮层感觉，是经过大脑皮质的分析和综合来完成的感觉，包括体表图形觉、实体辨别觉、两点辨别觉和皮肤定位觉。

2. 评估的适应证和禁忌证

（1）适应证

1）中枢神经系统病变：脑血管病变、脊髓损伤或病变。

2）周围神经病变：臂丛神经麻痹、坐骨神经损害。

3）外伤：切割伤、撕裂伤和烧伤。

4）缺血或营养代谢障碍：糖尿病、雷诺现象（雷诺病）和多发性神经炎。

（2）禁忌证：意识丧失者。

3. 评估注意事项

（1）必须在老年人神志清醒和精神状态正常时进行。

（2）评估前让老年人了解评估的方法和意义，使其能充分合作。

（3）评估者评估时要耐心细致，既要有重点，又要注意左右和远近端的对比。

（4）评估时嘱老年人闭目，禁止暗示性提问，必要时可多次复查。

（二）评估方法

1. 浅感觉

（1）痛觉：用大头针轻刺老年人躯干及四肢皮肤，并询问各处感觉是否相同，判断痛觉是否异常。

（2）触觉：用棉絮或软纸片轻触老年人躯干及四肢皮肤或黏膜，让其说出有无痒感，判断触觉是否异常。

（3）温度觉：将盛有热水（40~50℃）与冷水（5~10℃）的试管，交替触及老年人皮肤，观察其能否辨别冷热，如不能辨别即为温觉障碍。正常人能辨别出相差 10℃ 的温差。

（4）压觉：评估者用拇指或指尖用力压在老年人皮肤表面，压力大小应足以使皮肤下陷以刺激深感受器，让老年人说出是否感到压力。

评估意义：局部疼痛多见于炎性病变；烧灼性疼痛见于交感神经不完全损伤；触觉障碍可见于后索病损；温度觉障碍见于脊髓丘脑侧束损伤。许多神经疾病都有痛、温、触觉丧失或减退，如脑卒中和脊髓损伤。糖尿病性神经病、神经炎、带状疱疹后神经痛、雷诺病、脊髓病常出现感觉异常或感觉迟钝。

2. 深感觉

（1）关节觉：是指对关节所处的角度和运动方向的感觉，包括关节对被动运动的运动觉和位置觉，一般两者结合起来评估。

1）位置觉：嘱老年人闭目，评估者将其肢体放于某一位置，嘱老年人说出所放位置，或用另一肢体模仿。

2）运动觉：嘱老年人闭目，评估者在一个较小的范围里活动老年人的肢体，让老年人说出肢体运动的方向，如评估者用示指或拇指轻持老年人的手指或足趾两侧做轻微的被动伸或屈的动作

（约5°）。如感觉不清楚可加大活动幅度或再试较大的关节,让其说出手指或足趾活动方向。

（2）震动觉:用C128震动音叉柄端,放于老年人肢体的骨隆起处。评估时常选择的骨隆起部位包括胸骨、锁骨、肩峰、鹰嘴、尺桡骨茎突、腕关节、棘突、髂前上棘、股骨粗隆、腓骨小头及内、外踝,询问老年人有无震动感觉,并注意感受时间,同时做好两侧对比。

评估意义:关节觉障碍、震动觉障碍均见于脊髓后索损害。

3. 复合感觉

（1）体表图形觉:用钝物在老年人皮肤上画出简单的图形（圆形、方形及三角形）,让其辨别并回答,左右对称部位对比。图形觉障碍提示为丘脑水平以上的病变。

（2）实体辨别觉:将熟悉的某种物品（硬币、纽扣、钥匙、铅笔）置于老年人的手中,让其辨别并回答物品的大小形状、名称及质地。实体觉缺失时,老年人不能辨别出是何物体,见于皮质病变。

（3）皮肤定位觉:评估者用手指轻触老年人某处,让其指出被触部位,皮肤定位觉障碍见于皮质病变。

（4）重量觉:评估者将形状、大小相同,但重量逐渐增加的物品逐一放在老年人手上,或双手同时分别放置不同重量的上述评估物品,让其将手中重量与前一重量比较或双手进行比较后说出谁比谁轻或重。

（5）材质识辨觉:评估者将棉花、羊毛、丝绸等放在老年人手中,让其触摸,并回答材料的名称（如羊毛）或质地（粗糙、光滑）。

（6）两点辨别觉:用分开的双脚规同时放置于老年人皮肤上,若老年人有两点感觉,再将两脚规距离缩小,直至其感觉到一点为止。身体各部位对两点辨别感觉灵敏度不同,以鼻尖、舌尖、手指最敏感,四肢近端和躯干最差（表3-18）。两点辨别觉障碍见于额叶病变。

表3-18 两点辨别觉的正常范围

部位	舌尖	指尖	足趾	手掌	胸部、前臂	背部	上臂、股
距离/mm	1	2.8	3~8	8~12	40	40~70	75

（7）双侧同时刺激:老年人能力评估师同时触压老年人身体两侧相同部位、身体两侧远、近端和身体同侧远、近端,让老年人说出感受到几个刺激,评估老年人同时感受身体两侧、肢体或身体远近端的触觉刺激的能力。

第四节 吞咽功能评估

一、概述

吞咽是指食物经咀嚼而形成的食团由口腔运送入胃的动作或整个过程。吞咽过程是在口、咽及食管的协调运动下完成的,吞咽动作分三期:口腔期、咽期、食管期。吞咽不是一个随意活动,而是一种复杂的动作反射,必须有特定的刺激才能引起。正常进食时的吞咽是由舌的翻卷将食团推送入咽部,而咽与口腔、鼻腔、喉腔、食管相通,必须关闭咽与鼻腔、喉腔的通道,食物才能经咽进入食管,吞咽时食团刺激了咽部感应器,反射性地使软腭上升,咽后壁向前突出,从而封闭了鼻腔通道,不使食物进入鼻腔,同时声带内收,喉头升高,并向前紧贴会厌软骨,封住咽喉通道,使呼吸暂停,以防止食物进入气管。

吞咽困难是指在吞咽之初即出现咽下困难（口咽性吞咽困难）或者食物（固体和/或液体）从口腔到胃的推进过程中受阻而出现梗阻感（食管性吞咽困难）。所以,吞咽困难是指被吞咽食物在正常通过中受阻而引起的主观感觉。吞咽过程是由延髓吞咽中枢支配,在食管中、下段由壁内肠神经系统调节的大量自主蠕动反射来完成。吞咽困难可由咽、食管或贲门的功能性或器质性梗阻引起,脑卒中是造成吞咽困难的首要原因。吞咽困难的最常见并发症是误吸,国内60~79岁吞咽困难老年人的误吸率为14.2%。

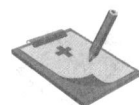

二、吞咽困难的原因

导致老年人吞咽困难的原因包括疾病所致的病理性改变和年龄增长导致的生理性改变。

（一）吞咽困难的病因

吞咽困难的病因非常多，而且较为复杂，可分为机械性吞咽困难和运动性吞咽困难两类。

1. 机械性吞咽困难

（1）食管狭窄

1）良性狭窄：老年人患有口腔炎、食管炎、反流性食管炎、腐蚀性食管炎、口腔损伤、扁桃体炎、良性肿瘤（平滑肌瘤、脂肪瘤、血管瘤、息肉）、缺血、手术后或放射治疗后都可导致食管良性狭窄。

2）恶性狭窄：恶性肿瘤如癌、肉瘤、淋巴瘤、转移性肿瘤等疾病可导致食管的恶性狭窄。

（2）外来压迫：颈骨关节病、咽后壁脓肿与包块、甲状腺极度肿大、内压性憩室与食管旁膈裂孔疝、纵隔占位病变可从四周压迫食管导致机械性吞咽困难。

2. 运动性吞咽困难

（1）吞咽始动困难：老年人若患有口腔疾病、唾液缺乏、舌肌瘫痪可导致吞咽始动困难。

（2）咽与食管横纹肌运动障碍：肌无力、运动神经元病变、神经肌肉接头病变、破伤风、吞咽性神经抑制失常可引起运动性吞咽困难。

（3）食管平滑肌运动障碍：进行性系统性硬化症、强直性肌营养不良、代谢性神经肌肉病（糖尿病、慢性酒精中毒）可导致运动性吞咽困难。

（二）增龄所致吞咽困难

随着年龄的增长，吞咽困难发生的风险越大，但单纯因为年龄增加导致的吞咽困难比例较少。年龄的增长会影响人体头颈部的灵活性，影响生理功能和精神功能，这些变化会导致老年人出现吞咽困难。同时随着年龄的增长，疾病的发生率会增加，吞咽困难是许多与年龄相关的疾病的并发症。

三、吞咽困难的表现

老年人吞咽困难的表现不典型。老年人吞咽困难的主要表现如下：

1. 吞咽时的表现

（1）饮水时常有呛咳，严重时少量饮水即有反应，吞咽时或吞咽后出现咳嗽。

（2）进食时常常胸口有食物堵塞感，感觉喉咙中有块状物，或食物黏着于食管内，有异物感。

（3）常有流涎、鼻反流。

2. 吞咽后的表现

（1）进食后常有声音嘶哑、混浊、发声低沉等表现。

（2）可在进食后突发咳嗽、呼吸困难、气喘，严重时出现颜面发绀等表现。

（3）进食后常有食物残留在舌面上或口腔缝隙中。

3. 其他表现　有些吞咽困难的老年人可表现为食欲减退、营养不良（失用性萎缩）、体重下降（6个月内可下降 10%）、抵抗力下降、原因不明的发热或吸入性肺炎且反复发生。

四、吞咽困难的后果

吞咽困难若不及时干预处理，可导致多种不良后果，如进食困难、进食减少，严重时可引起气道阻塞、窒息，还可导致吸入性肺炎、脱水、营养不良以及心理和认知障碍等并发症，直接影响老年人的独立生活自理能力和疾病的康复，使老年人生活质量下降、死亡率增高。住院老年人发生吞咽困难还会增加医疗成本，包括住院时间增长、抗菌药物费用增高、护理和治疗时间增加、辅助检查次数增多，加重家庭和社会的经济负担。

五、吞咽困难评估的目的及意义

吞咽困难评估可初步判断老年人是否存在吞咽困难、吞咽困难发生的部位；确定可导致其误吸的相关因素以防止误吸；明确老年人是否需要通过改变营养方式来改善营养；可为老年人进一步评估及阶段性治疗前后的评价提供依据；同时吞咽功能评估也是临床研究的需要。随着我国老龄化进程的加快，采取有效的评估方式，及时发现老年人存在的吞咽困难并进行干预，从而降低我国老年人因吞咽困难导致的不良后果。

六、吞咽功能综合评估

老年人吞咽困难的评估包括一般医学评估、相关试验及检查和吞咽功能的量表评估。

（一）一般医学评估

一般医学评估主要包括老年人既往疾病史、目前健康状况、吞咽困难的部位及病程进展、伴随症状、老年人的营养状况、口腔状况及其他存在疾病。

（二）相关试验及检查

1. 反复唾液吞咽试验　老年人取坐位，或半坐卧位。评估师把手指放在老年人下颏下方，嘱老年人尽量快速反复吞咽。喉结和舌骨随着吞咽运动，越过手指，向前上方移动，然后再复位，通过手指确认这种上下运动，下降时即为吞咽的完成。口干老年人可在舌面沾少量水。观察 30 秒内老年人反复吞咽的次数和喉上抬的幅度。评估时手指位置：示指—下颌骨下方；中指—舌骨；环指—甲状软骨 / 喉结；小指—环状软骨。评估 30 秒内吞咽次数：老年人 >3 次为正常。喉上抬幅度：中指能触及喉结上下移动 2cm，<2cm 为异常。

2. 饮水试验　老年人取坐位，将听诊器放置于老年人剑突与左肋弓之间，嘱饮一口水，正常人在 8~10 秒后可听到喷射性杂音。存在食管梗阻或运动障碍时，则听不到声音或延迟出现，梗阻严重者甚至可将水呕出。此方法简单易行，可作为初步判断食管有无梗阻的方法。

3. 食管滴酸试验　对诊断食管炎或食管溃疡有重要帮助。老年人取坐位，鼻胃管固定于距外鼻孔 30cm 处，先滴注生理盐水，每分钟 10~12ml，15 分钟后，再以同样速度滴注 0.1mol/L 盐酸，食管炎或溃疡者一般在 15 分钟内出现胸骨后烧灼样疼痛或不适，再换用生理盐水滴注，疼痛逐渐缓解。

4. 食管测压　可判断食管运动功能状态，一般采用导管侧孔低压灌水测压法。正常食管下括约肌（LES）基础压力为 12~20mmHg，食管下括约肌压力 / 胃内压 >1.0，若压力≤10mmHg 和 / 或食管下括约肌压力 / 胃内压 <0.8，提示存在胃食管反流。食管贲门失弛缓症老年人测压仅见非蠕动性小收缩波，吞咽动作后无明显蠕动收缩波；食管痉挛老年人可测出强的食管收缩波，食管下括约肌弛缓功能良好。

5. 实验室检查评估　主要包括血常规检查、X 线检查、肌电图及食管 24 小时 pH 监测。

（三）吞咽功能的量表评估

1. 医疗床旁吞咽评估量表　本表项目较多，对吞咽评定很全面，包括了一些能预测误吸的症状、体征，对预测脑卒中后误吸的可靠性较高，适用于脑卒中后需要评估吞咽功能者，可判断其是否存在不安全吞咽，但不能对吞咽障碍程度进行分级（表 3-19）。

表 3-19　医疗床旁吞咽评估

项　　目	评 分 标 准	得分
意识水平	1. 清醒 2. 嗜睡但能唤醒 3. 有反应但无睁眼和言语 4. 对疼痛有反应	
头与躯干的控制	1. 正常坐稳 2. 不能坐稳 3. 只能控制头部 4. 头部也不能控制	
呼吸模式	1. 正常 2. 异常	
唇的闭合	1. 正常 2. 异常	

项目	评分标准	得分
软腭运动	1. 对称 2. 不对称 3. 减弱或缺损	
喉功能	1. 正常 2. 减弱 3. 缺乏	
咽反射	1. 存在 2. 缺乏	
自主咳嗽	1. 正常 2. 减弱 3. 缺乏	
第1阶段:给予1汤匙水(5ml)3次		
水流出	1. 无或1次 2. 大于1次	
有无效喉运动	1. 有 2. 无	
重复吞咽	1. 无或1次 2. 1次以上	
吞咽时咳嗽	1. 无或1次 2. 1次以上	
吞咽时喘鸣	1. 无 2. 有	
吞咽时喉的功能	1. 正常 2. 减弱或声音嘶哑 3. 发音不能	
第2阶段:如果第1阶段正常(重复3次,2次以上正常),那么给予吞咽60ml烧杯中的水		
能否完成	1. 能 2. 不能	
饮完需要的时间/s		
吞咽中或完毕后咳嗽	1. 无 2. 有	
吞咽时或完毕后喘鸣	1. 无 2. 有	
吞咽后喉的功能	1. 正常 2. 减弱或声音嘶哑 3. 发音不能	
误吸是否存在	1. 无 2. 可能 3. 有	

医疗床旁吞咽评估量表结果判定：

（1）安全吞咽：老年人顺利完成第1、2阶段测试并未见异常。

（2）不安全吞咽

1）第1阶段：老年人不能正常吞咽5ml的水，尝试3次中多于1次出现咳嗽或气哽，或出现吞咽后声音嘶哑（即喉功能减弱）。

2）第2阶段：老年人吞咽60ml烧杯中的水出现咳嗽或气哽，或出现吞咽后声音嘶哑。

2. 吞咽困难分级量表　吞咽困难分级量表是吞咽困难评价标准（表3-20），该量表能预测吞咽困难的老年人是否发生误吸、住院期间是否发生肺炎及出院时的营养状态，还可根据量表选择康复训练方法。分数越高表示吞咽困难的程度越低，10分表示正常吞咽。

表3-20　吞咽困难分级

分　数	评 价 内 容
1	不适合任何吞咽训练，不能经口进食
2	仅适合基本吞咽训练，但不能经口进食
3	可进行摄食训练，但仍不能经口进食
4	在安慰中可能少量进食，但需静脉营养
5	1~2种食物经口进食，需要部分静脉营养
6	3种食物可经口进食，需要部分静脉营养
7	3种食物可经口进食，不需要静脉营养
8	除特别难咽的食物外，均可经口进食
9	可经口进食，但需临床观察指导
10	正常摄食吞咽功能

注：对治疗效果的判定=9分，基本痊愈；提高6~8分，明显好转；提高3~5分，好转；1~2分，无效。

3. 洼田饮水试验　该试验要求老年人意识清楚并能按照指令完成试验，操作简单，分级明确清楚。取温水30ml，嘱老年人喝下，测定从开始喝水至吞咽完的时间（以喉头运动为标准），观察所需时间和呛咳情况，测试2次，取最短时间（表3-21）。

表3-21　洼田饮水试验

分　级	评 定 标 准
1级（优）	能顺利地1次将水咽下
2级（良）	分2次以上，能不呛咳地咽下
3级（中）	能1次咽下，但有呛咳
4级（可）	分2次以上咽下，但有呛咳
5级（差）	频繁呛咳，不能全部咽下
正常：1级，5s之内	
异常：3、4、5级	
可疑：1级，5s以上或2级	

注：

治愈：吞咽障碍消失，饮水试验评定1级；有效：吞咽障碍明显改善，饮水试验评定2级；无效：吞咽障碍改善不明显，饮水试验评定3级以上。

4. 其他评估方法　吞咽困难的评估还有洼田吞咽能力评定法、吞咽障碍程度分级、洼田吞咽困难评价方法、吞咽功能七级分级标准、脑卒中老年人神经功能缺损程度评分标准中的吞咽困难亚量表等多种评价方法。

七、吞咽困难评估结果及应用

此处主要介绍洼田饮水试验量表的评估结果及应用。

（一）吞咽困难的评估结果

1. 根据老年人端坐时喝下 30ml 温开水的呛咳情况，将吞咽功能分级为 I~V 级，根据分级为其制订相关护理计划，防止并发症，提高其吞咽功能，改善其生活质量。

2. 根据吞咽功能的分级和从口腔含水开始到全部咽下 30ml 温开水结束（以喉头运动为标准）所需的时间，将吞咽功能分为正常、可疑、异常。

3. 通过洼田饮水试验还可评价老年人吞咽功能治疗的效果，即治愈、有效、无效。

知识链接

门德尔松手法

适应证：喉部上提无力的吞咽障碍。

操作方法与步骤：

1. 喉部可以上抬的老年人

（1）吞咽时让老年人以舌部顶住硬腭、屏住呼吸，以此位保持 2~3 秒。

（2）同时让老年人的示指置于甲状软骨上方，中指置于环状软骨上，感受喉部上抬。

2. 喉部上抬无力的老年人

（1）治疗者按摩其颈部、上推其喉部促进吞咽。

（2）喉部只要开始抬高，治疗者置于环状软骨下方的手指应推住喉部并固定。

（3）让老年人感觉喉部上抬，逐渐成为可能，再让其有意识地保持上抬位置。

注意事项：

1. 施加外力时也有可能会诱发老年人的咳嗽反射，因而要注意外力的部位和力度。

2. 在施加外力辅助上提喉部时需要确保颈部处于放松状态。

（二）洼田饮水试验评估结果的应用

1. 促进康复训练　依据评估的结果，寻找病因，制订康复训练计划及康复目标，并依据定期评估结果来评定康复疗效。

常见的吞咽障碍康复训练有吞咽器官的运动训练、咽部冷刺激疗法、空吞咽、次数吞咽和摄食训练等。根据洼田饮水试验评估结果，吞咽功能 1~3 级的老年人不用训练可以正常饮食，只需指导其进食的食物形态（软食、流质饮食或半流质饮食）、进食的量、进食姿势、进食方法，必要时进行饮食监护。吞咽功能 4~5 级的老年人需要进行皱眉、闭眼、鼓腮、微笑，伸舌等强化口腔、颜面肌及颈部屈肌肌力的训练，并进行摄食训练，从胶冻样食物向糊状食物过渡，进食时以躯干后倾和轻度颈曲位较好，不易引起误咽。

2. 加强护理指导

（1）心理指导：吞咽困难的老年人，易产生恐惧、自卑、紧张心理，进食常常痛苦，因而可能出现摄食减少或拒食，导致营养不良而加重病情。老年照护人员要给予他们安慰和关心，生活上给予帮助，耐心地向老年人讲明疾病发生、发展的规律和康复过程，消除恐惧心理；指导正确的进食方法及体位，让老年人积极进食，配合治疗，以改善其吞咽困难的症状。

（2）口腔护理：吞咽困难的老年人，进食时口腔容易存留食物残渣，应及时协助其在饭后漱口，清洁口腔。不能经口进食或流涎的老年人，要为其定时进行口腔护理，保持口腔清洁、湿润，去除口臭、牙垢,增进食欲,保证老年人舒适,预防口腔感染等并发症。

3. 饮食管理 对咀嚼或吞咽困难的老年人调整头的位置可帮助食物从口腔进入咽部,并防止食物过早地从口腔进入咽。吞咽困难的老年人应少食多餐,避免过冷、过热、粗糙和有刺激性的食物,限制盐的摄入,食物宜清淡、少油腻。吞咽功能 1~2 级的老年人能经口进食,可给予普通饮食;吞咽功能 3~4 级的老年人部分食物能经口进食,可给予流质饮食,必要时可给予静脉辅助营养;吞咽功能 5 级的老年人完全不能经口进食,须采用鼻饲和静脉辅助营养。当经口摄食发生吞咽障碍时,可先尝试 30°仰卧位、颈部前倾的姿势,利用重力使食物容易被摄入和吞咽。老年人有偏瘫时,最好采取"健侧在下、患侧在上"的半仰卧位,颈部朝向患侧,在重力作用下食物落至健侧,利于吞咽。老年人适当进食水果,预防便秘。注意观察大便的颜色和性状。

（方 欣）

第四章　老年人精神心理评估

第四章
数字内容

导入情景

王奶奶，74岁，是一名退休的中学教师，目前与老伴同住，子女都在国外成家立业。有30年高血压病史，除此之外无其他慢性疾病。平日生活可以自理，与邻居、老同事互动良好，但运动少。最近1年以来，老伴发现王奶奶会反复问同一个问题，有时会忘记与亲戚朋友的约会，过去常去老同事的聚会做摄影、编辑和联络工作，可是3个月前的一次聚会，却无法顺利完成这些工作。同时，她开始出现失眠，晚上无法安稳入睡。1周前，因忘了关煤气，差一点酿成火灾，现由老伴陪同就诊。

工作任务
请对王奶奶的认知功能进行评估。

老年人健康不仅包括身体各方面生理功能的健康，还包含认知、情绪等多方面的心理健康。随着年龄的增长，老年人的躯体功能逐渐衰退，面临疾病损害、社会角色和地位的改变、经济收入的减少、丧偶等各种负性生活事件。如果适应不良，老年人常出现一些心理问题，甚至严重的精神障碍，损害老年人的健康，降低生命质量。准确评估老年人的精神心理健康，是制订个体化的干预计划、促进老年人健康的重要前提。

第一节　概　述

一、目的与意义

评估老年人的精神状态和心理过程,有助于及时发现老年人现存或潜在的精神和心理问题,动态观察病情变化和评估治疗效果,并为有针对性地采取干预措施提供依据,从而维护和促进老年人的身心健康。

二、基本方法

(一)会谈法

会谈法是老年人精神心理评估最基本、最重要的方法,是一种带有目的性的会话。通过与老年人进行交谈,既能获得老年人的思维能力、语言能力、想象力、判断力、情感、记忆等信息,也能对老年人进行健康教育和心理支持。会谈法可分为正式会谈和非正式会谈。正式会谈带有很强的目的性和计划性,并在特定的情景下对谈话的内容和气氛等有所把控。非正式会谈是日常生活或工作中的自然交谈,有助于交谈双方建立相互合作和信任的关系。

(二)观察法

观察法是指有目的、有计划地对老年人的行为、言谈、表情等进行观察,从而了解他们的心理活动的一种研究方法。根据是否设置、控制观察情境分为自然观察法和控制观察法。自然观察法是指不加任何人为干预,在日常生活中对老年人进行观察。优点是简便易于操作,不使老年人产生紧张等反应。缺点是费时费力,得到的结果具有偶然性。控制观察法是指在特定的环境如实验环境下进行观察,其结果具有较强的可比性和科学性,但是易对老年人产生影响,有时不易获得真实情况。

(三)心理测量学方法

心理测量是依据心理学理论,使用一定的操作程序,通过观察人的少数具有代表性的行为,对于贯穿在人的全部行为活动中的心理特点做出推论和量化分析的一种科学手段。常用的心理测量学方法包括心理测验法和评定量表法。心理测验法是在标准情形下,用统一的测量手段(如仪器)测试个体对测量项目所做出的反应。评定量表法是指用一套已标准化的测试项目(量表)来测量某种心理特质的方法。

(四)医学检测法

医学检测法包括体格检查和实验室检查,如测量体温、脉搏、呼吸、血压,测定血液中肾上腺素皮质激素浓度等,从而为心理评估提供客观依据,并为收集资料的准确性和真实性进行验证。老年人的精神心理状况常从认知功能、情绪和情感(焦虑和抑郁)以及谵妄等方面进行评估。

第二节　认知功能的评估

一、认知概述

认知(cognition)是个体根据自身感知到的外界刺激和信息推测和判断客观事物的心理过程,包括感知、记忆、注意、思维、想象、语言、执行等心理活动。随着年龄的增长,老年人的认知功能呈衰退趋势,但认知老化过程的个体差异很大,有较大的变异性和可塑性。

二、认知功能障碍概述

(一)概念及流行病学

认知功能障碍(cognitive impairments)泛指各种原因导致的各种程度的认知功能损坏,包括轻度认知功能障碍和痴呆。轻度认知功能障碍(mild cognitive impairment, MCI)是一种介于正常老化和痴呆之间的认知状态,记忆力或其他认知功能进行性减退,但不影响日常生活活动能力,且未达到痴呆的诊断标准。中国 65 岁以上老年人群 MCI 患病率高达 20.8%,每年 10%~15% 的老年人会进展为痴呆,而正常老年人每年仅 1%~2% 转化为痴呆。

痴呆(dementia)是一种以认知功能缺损为核心症状的获得性智能损害综合征,认知损害可涉及记忆、学习、语言、执行、视空间等认知域,其损害的程度足以干扰日常生活活动能力或社会职业功能,在病程某一阶段常伴有精神和行为异常。根据病因不同分为阿尔茨海默病(Alzheimer disease, AD)、血管性痴呆(vascular dementia, VD)、混合性痴呆和其他类型痴呆等,其中以 AD 最常见,约占所有痴呆类型的 60%。

（二）原因

老年人认知功能障碍的危险因素包括高龄、遗传因素、不良的生活方式(吸烟与饮酒、不合理饮食、缺乏体力和脑力活动)、文化程度低、疾病因素(颅脑损伤、脑血管疾病、高血压、糖尿病、血脂异常)。

（三）表现

MCI 的核心症状是认知功能减退,临床表现为记忆力、语言功能、注意力、执行功能、视空间结构功能或计算力的减退等,其中记忆力减退是最主要也是最常见的临床表现。根据是否存在记忆力下降可将 MCI 分为遗忘型和非遗忘型;根据损害的认知域可分为单区域型和多区域型。

痴呆是认知功能障碍的严重阶段,与 MCI 不同的是,痴呆已经明显影响到老年人的社会功能和日常生活。主要的临床表现为认知功能下降,精神行为症状及日常生活活动能力减退。病程一般分早期、中期和晚期。初期症状不太明显,对近期发生的事容易遗忘;在不常去的地方容易迷路;不爱出门,对以往的活动缺乏兴趣;理解和判断力下降,难以胜任工作,但日常生活尚可自理。中期老年人的记忆力障碍日趋严重,判断、理解和计算能力减弱,出现失语、失认和失用,日常生活活动能力下降,需要协助,会出现幻觉等精神症状以及漫游等行为问题。晚期老年人完全无法自理,大小便失禁,缄默不语,无自主运动,处于植物人状态,常因肺部感染等并发症而死亡。

三、认知功能障碍的评估方法

（一）认知功能障碍的筛查工具

认知功能障碍筛查是早期发现 MCI 和痴呆的重要手段之一,成本低,耗时短,应用较为广泛。常用的老年人认知功能障碍的筛查工具有简易精神状态检查量表、蒙特利尔认知评估量表、画钟试验和简易认知评估量表等。

1. 简易精神状态检查量表　简易精神状态检查量表(Mini-Mental State Examination, MMSE)是最有影响力的认知功能筛查工具(表 4-1)。评价内容包括时间和地点定向力、即刻记忆力、注意和计算力、回忆能力、物品命名能力、语言复述能力、阅读理解能力、语言理解能力、语言表达能力与空间结构能力,共 30 个项目。MMSE 评定方法简便,测试者经过操作训练便可进行。评定时需注意:

（1）应直接询问老年人,不要让其他人干扰检查。

（2）问年份或月份时,若是年初或年末,相近两个答案都算对。

（3）几号或星期几,允许误差在前后一天。

（4）季节交替时,相近两个季节答案都算对。

（5）记忆 3 种物品,如果受试者第一次不能全部重复,检查者可再说一遍,以第一次回答计分。

（6）100 连续减去 7,当受试者忘记减去 7 后的数字,不能给予提示,若前一个答案错了,但据此而得出的下一个答案是对的,只记一次错误。

每项回答正确记 1 分,错误、拒绝回答或说不会做记 0 分。总分范围为 0~30 分。分界值与受教育程度有关,文盲组≤17 分,小学文化程度≤20 分,中学或以上文化程度≤24 分,认为有认知功能障碍。

2. 蒙特利尔认知评估量表　蒙特利尔认知评估量表(Montreal Cognitive Assessment, MoCA)主要用于筛查 MCI 老年人,评估内容涉及多个认知领域,包括注意与集中、执行功能、记忆、语言、视结构技能、抽象思维、计算力和定向力等 8 个认知领域的 11 个检查项目(表 4-2)。该量表总分 30 分,如果受教育年限 =12 年总分加 1 分,一般以 26 分作为认知功能障碍的划界值。

表 4-1　简易精神状态检查量表（MMSE）

项　　目		得分	评分
时间定向力	1. 今年的年份？	1	0
	2. 现在是什么季节？	1	0
	3. 今天是几号？	1	0
	4. 今天是星期几？	1	0
	5. 现在是几月份？	1	0
地点定向力	6. 您能告诉我现在我们在哪里？ 　　例如：现在我们在哪个省、市？	1	0
	7. 您住在什么区（县）？	1	0
	8. 您住在什么街道（乡）？	1	0
	9. 我们现在是第几层楼？	1	0
	10. 这儿是什么地方？	1	0
即刻记忆力	现在我要说三样东西的名称，在我讲完之后，请您重复说一遍，请您好好记住这三样东西，因为等一下要再问您的（请仔细说清楚，每一样东西一秒钟）。"皮球""国旗""树木"请您把这三样东西说一遍（以第一次答案记分）。		
	11. 第一样东西是什么？	1	0
	12. 第二样东西是什么？	1	0
	13. 第三样东西是什么？	1	0
注意力和计算力	现在请您从 100 减去 7，然后从所得的数目再减去 7，如此一直计算下去，把每一个答案都告诉我，直到我说"停"为止。		
	14. 100-7	1	0
	15. -7	1	0
	16. -7	1	0
	17. -7	1	0
	18. -7	1	0
回忆能力	现在请您告诉我，刚才我要您记住的 3 种东西是什么？		
	19. 第 1 种	1	0
	20. 第 2 种	1	0
	21. 第 3 种	1	0
物品命名能力	22.（拿出您的手表）请问这是什么？	1	0
	23.（拿出您的铅笔）请问这是什么？	1	0
语言复述能力	24. 现在我要说一句话，请清楚地重复一遍，这句话是："四十四只石狮子"。	1	0
阅读理解能力	25. 请按照这卡片所写的去做（把写有"闭上您的眼睛"大字的卡片交给受访者）。	1	0
语言理解能力	访问员说下面一段话，并给受试者一张空白纸，"请用右手拿这张纸，再用双手把纸对折，然后将纸放在您的大腿上"（不要重复说明，也不要示范）。		
	26. 用右手拿这张纸	1	0
	27. 把纸对折	1	0
	28. 放在大腿上	1	0
语言表达能力	29. 请您说一句完整的、有意义的句子（句子必须有主语、动词）。记下所叙述句子的全文。	1	0
空间结构能力	30. 是一张图，请您在同一张纸上照样把它画出来（对：两个五边形的图案，交叉处形成个小四边形）。	1	0

表 4-2 蒙特利尔认知评估量表北京版（MoCA-BJ）

项 目			评分
1. 视空间 / 执行功能			
[ ]	复制立方体 [ ]	画钟（11 点 10 分）（3 分） 轮廓[ ]数字[ ]指针[ ]	__/5
2. 命名			__/3
 [ ]	 [ ]	 [ ]	

3. 记忆		面孔	天鹅绒	教堂	雏菊	红色	没有 分数
阅读名词清单,必须重复阅读, 读 2 次,在 5min 后回忆 1 次。	第 1 次						
	第 2 次						

4. 注意力	
现在我阅读一组数字(1 个 / 秒)。 顺背 2 1 8 5 4[ ] 倒背 7 4 2[ ]	__/2
现在我阅读一组字母,每当读到 A 时请用手敲打一下,错 2 个或更多得 0 分。 F B A C M N A A J K L B A F A K D E A A A J A M O F A A B[ ]	__/1
现在请您从 100 减去 7,然后从所得的数目再减去 7,共计算 5 次。4 或 5 个正确得 3 分,2 或 3 个 正确得 2 分,1 个正确得 1 分,0 个正确得 0 分。 93[ ] 86[ ] 79[ ] 72[ ] 65[ ]	__/3
5. 语言	
现在我说一句话,请清楚地重复一遍。这句话是: "我只知道今天李明是帮过忙的人。"[ ] "当狗在房间里的时候,猫总是藏在沙发下。"[ ]	__/2
请您尽量多地说出以 "发" 字开头的词语或俗语,如 "发财"。我给您 1min 时间,您说的越多越 好,越快越好,尽量不要重复。[ ]____（N≥11 个词）	__/1
6. 抽象能力	
请说出它们的相似性。 例如:香蕉 - 橘子[水果] 火车 - 自行车[ ] 手表 - 尺[ ]	__/2

7. 延迟回忆						
没有提示	面孔[ ]	天鹅绒[ ]	教堂[ ]	雏菊[ ]	红色[ ]	只有在没有 提示的情况 下给分
类别提示						
多选提示						

8. 定向力	
星期[ ] 月份[ ] 年[ ] 日[ ] 地点[ ] 城市[ ]	__/6
总分 __/30（教育年限≤12 年加 1 分）	

3. 画钟测验 画钟测验(clock drawing test, CDT)需要记忆力、注意力、视空间能力、抽象思维能力、动作的执行功能等多项认知活动的参与,可作为认知功能障碍的早期筛查工具。CDT简单易行,耗时短(1~3分钟),且较少受到文化差异和教育程度的影响。操作过程一般是要求受试者先画一个圆作为钟表盘面,然后把表示时间的数字写在正确的位置,最后标出一个具体的时间点(如11点10分或8点20分)。

CDT虽有多种评定方法,包括3分评定法、4分评定法、5分评定法、7分评定法、10分评定法和30分评定法等,以4分评定法最为常用。以4分评定法为例,能够画出封闭的圆(表盘)计1分,表盘的12个数字正确计1分,将数字安置在表盘的正确位置计1分,将指针安置在正确的位置计1分。4分为认知功能正常,3~0分为轻度、中度和重度的认知功能障碍,其严重程度和MMSE计分一致性好,如CDT 0分=MMSE 3~5分,CDT 1分=MMSE 14分,CDT 2分=MMSE 19~20分,CDT 3分=MMSE 23~24分,CDT 4分=MMSE 30分。在评估CDT得分时,关节炎和视力障碍等躯体因素也应考虑。

4. 简易认知评估量表 简易认知评估量表(Mini-Cognitive Test, Mini-Cog)由画钟试验(CDT)和三个回忆条目组成(表4-3)。评分建议:3个词一个也记不住=0分,为认知功能障碍。能记住3个词中的1~2个=1~2分,CDT不正确,为认知功能障碍;CDT正确,为认知功能正常。CDT正确且能记住3个词=3分,为认知功能正常。

表4-3 简易认知评估量表(Mini-Cog)

项 目	说 明
1. 请受试者仔细听和记住3个不相关的词(如自行车、红色和快乐),然后重复。	
2. 请受试者在一张空白纸上画出钟的外形,标好时钟数,给受试者一个时间让其在时钟上标出来。	CDT正确:能正确标明时钟数字位置顺序,正确显示所给定的时间。
3. 让受试者重复之前提到的3个词。	能记住一个词给1分。

(二)认知功能障碍严重程度评估

认知功能评估不仅可以确定老年人是否有认知功能障碍,还可以判断受损的严重程度,从而确定其治疗和护理方案。常用的认知功能障碍严重程度分级量表包括临床痴呆评定量表和全面衰退量表等。

1. 临床痴呆评定量表 临床痴呆评定量表(Clinical Dementia Rating Scale, CDR)是通过评估师与受试者及其家属交谈获得信息,完成对受试者认知功能和社会功能受损严重程度的评估(表4-4)。评定的领域包括记忆、定向力、判断与解决问题的能力、工作和社会交往能力、家庭生活和个人业余爱好、独立生活自理能力。以上6项功能的每一个方面分别从无损害到重度损害分为5级,但每项功能的得分不叠加,而是根据总的评分标准将6项能力的评定综合成一个总分,其结果以0、0.5、1、2、3分表示,分别判定为正常、可疑痴呆、轻度痴呆、中度痴呆和重度痴呆5个等级。

2. 全面衰退量表 全面衰退量表(Global Deterioration Scale, GDS)用于全面评估老年人和痴呆老年人的认知功能减退(表4-5)。GDS从无认知下降到非常严重的认知下降分为7期,内容涉及记忆(即刻记忆、近期记忆和远期记忆)(1~7期)、工具性日常生活活动(IADL)(3、4期)、人格和情绪化(3、6期)日常生活活动(ADL)(5~7期)、定向力(4~6期)。该量表通过对老年人和护理者进行访谈,然后进行评分分期。1期代表无认知功能障碍,2期代表非常轻微的认知功能障碍,3期代表轻度认知功能障碍,4期代表中度认知功能障碍,5期代表重度认知功能障碍,6期代表严重认知功能障碍,7期代表极严重认知功能障碍。GDS可辅助痴呆的诊断,通常认为GDS3期提示轻度认知功能障碍,4期提示痴呆。

表4-4　临床痴呆评定量表（CDR）

项目	健康 CDR=0	可疑痴呆 CDR=0.5	轻度痴呆 CDR=1	中度痴呆 CDR=2	重度痴呆 CDR=3
1. 记忆力	无记忆力缺损或只有轻微、偶尔的健忘	经常性的轻度健忘：对事情能部分回忆："良性"健忘	中度记忆缺损：对近事遗忘突出；记忆缺损妨碍日常生活	严重记忆缺损：仅能记住过去非常熟悉的事情；对新发生的事情则很快遗忘	严重记忆力丧失：仅存片段的记忆
2. 定向力	完全正常	除在时间关系定向上有轻微困难外，定向力完全正常	在时间关系定向上有中度困难；对检查场所能做出定向；对其他的地理位置可能有失定向	在时间关系上严重困难，通常不能对时间做出定向；常有地点失定向	仅有人物定向
3. 判断和解决问题的能力	能很好地解决日常、职业事务和财务问题，判断力良好	仅在解决问题、辨别事物间的异同点方面有轻微的损害	在处理问题和判断问题上有中度困难；社会判断力通常保存	在处理问题、辨别事物的异同点方面有严重损害；社会判断力通常有损害	不能做出判断，或不能解决问题
4. 社会事物	能和平时一样独立从事工作、购物、一般事务、经济事务、帮助他人和社交	在这些活动方面有可疑的或轻微的损害	虽然可以从事部分活动，但不能独立进行这些活动；在不经意的检查中看起来表现正常	很明显地不能独立进行室外活动；但可被带到室外参加活动	不能独立进行室外活动；严重到不能被带到室外活动
5. 家庭生活和业余爱好	家庭生活、业余爱好和需用智力的兴趣均保持良好	家庭生活、业余爱好和需用智力的兴趣轻微受损	家庭生活有轻度而肯定的障碍，放弃难度大的家务，放弃复杂的爱好和兴趣	仅能做简单的家务事；兴趣减少且非常有限，做的也不好	在自己卧室多，不能进行有意义的家庭活动
6. 个人照料	完全有能力自我照料	完全有能力自我照料	需要监督	在穿衣、个人卫生以及保持个人仪表方面需要帮助	个人照料需要更多帮助；通常不能控制大小便

表4-5　全面衰退量表（GDS）

等级	说　明	选项
第一期：无认知功能减退	无主观叙述记忆不好，临床检查无记忆缺陷的证据	是　否
第二期：非常轻微的认知功能减退	自己抱怨记忆不好，通常表现为以下几个方面：①忘记熟悉的东西放在什么地方；②忘记熟人的名字，但临床检查无记忆缺陷的客观证据。就业和社交场合无客观的功能缺陷，对症状的关心恰当	是　否
第三期：轻度认知功能减退最早而明确的认知缺陷	存在下述两项或两项以上的表现：①老年人到不熟悉的地方迷路；②同事注意到老年人的工作能力相对减退；③家人发现老年人回忆词汇的名字困难；④阅读一篇文章或一本书后记住的东西甚少；⑤记忆新认识的人名能力减退；⑥可能遗失贵重物品或放错地方；⑦临床检查有注意力减退的证据。只有深入检查才有可能获得记忆减退的客观证据。可有所从事的工作和社交能力的减退。老年人开始出现否认，伴有轻、中度焦虑症状	是　否

续表

等级	说　明	选项
第四期：中度认知功能减退	明显的认知缺陷表现在以下几个方面：①对目前和最近的事件知识减少；②对个人经历的记忆缺陷；③从作连续减法可以发现注意力不能集中；④旅行、管理钱财等的能力减退。但常无以下三方面的损害：⑤时间和人物定向；⑥识别熟人和熟悉的面孔；⑦到熟悉的地方旅行的能力。不能完成复杂的工作；心理防御机制中的否认显得突出，情感平淡，回避竞争	是　否
第五期：重度认知功能减退	老年人的生活需要照顾，检查时半天不能回忆与以前生活密切相关的事情。例如，地址、使用了多年的电话号码、亲属的名字（如孙子的名字）、本人毕业的高中或大学的名称或地点定向障碍。受过教育的人，作 40 连续减 4 或 20 连续减 2 也有困难。在此阶段，老年人尚保留一些与自己或他人有关的重要事件的知识。知道自己的名字，通常也知道配偶和独生子女的名字。进食及大小便无需帮助，但不少的老年人不知道挑选合适的衣服穿	是　否
第六期：严重认知功能减退	忘记配偶的名字、最近的经历和事件大部分忘记。保留一些过去经历的知识，但为数甚少。通常不能认识周围环境、不知道年份、季节等。作 10 以内的加减法可能有困难。日常生活需要照顾，可有大小便失禁，外出需要帮助，偶尔能到熟悉地方去。日夜节律紊乱。几乎总能记起自己的名字。常常能区分周围的熟人与生人。出现人格和情绪改变，这些变化颇不稳定：①妄想性行为，如责备自己配偶是骗子，与想象中的人物谈话，可与镜子中的自我谈话；②强迫症状，如可能不断重复简单的清洗动作；③焦虑症状，激越，甚至出现以往从未有过的暴力行为；④认知性意志减退，如因不能长久保持一种想法以决定有的行为，致使意志能力丧失	是　否
第七期：极严重认知功能减退	丧失言语功能。常常不能说话，只有咕哝声。小便失禁，饮食及大、小便需要帮助料理。丧失基本的精神性运动技能，如不能走路，大脑似乎再也不能指挥躯体。常出现广泛的皮质性神经系统症状和体征	是　否

第三节　情绪和情感的评估

情绪和情感是人们对客观事物是否满足其主观需要产生的体验。当进入老年期后，由于身体健康水平的下降、社会角色的改变、社交关系的丧失等原因，老年人经常会出现一系列消极情绪体验，如孤独寂寞、无用失落以及抑郁焦虑等。老年期中枢神经系统有过度活动的倾向和较高的唤起水平，老年人的情绪体验一般比较强烈，其强度不随年龄的增长而减弱。生理变化及内稳态的调整能力降低，老年人的情绪一旦被激发需要花费较长时间才能恢复平静。积极的情绪对增加老年人晚年生活的满意度、提高老年人的生活质量具有独特的作用，因此，老年人的情绪和情感评估是不可忽视的部分。

一、抑郁的评估

（一）概述

1. 概念及流行病学　抑郁（depression）是个体在失去某种其重视或追求的东西时产生的情绪体验，其特征是情绪低落，甚至出现失眠、悲哀、自责、性欲减退等表现。抑郁症状在老年人群中常见，10%~20% 的社区老年人存在不同程度的抑郁症状。在急诊和普通病房，抑郁的发生率约 25%；在养老机构，抑郁的发生率为 17%~35%。

2. 原因　老年抑郁的发生与多种生理、心理和社会因素有关。老年人的身体疾病如脑卒中、痴呆、帕金森病、癌症等,患慢性病的老年人长期服用某些药物如降血压药、类固醇等,应激事件如离退休、丧偶、失独、经济窘迫、家庭关系不和等,都可能引起抑郁。抑郁也与遗传因素有一定的关系。此外,过于内向或好强性格的人,易发生抑郁。

3. 表现 典型抑郁发作的表现为情绪低落、思维迟缓及行为活动减少等。老年抑郁发作的临床症状常不太典型,躯体不适较为多见,常见的躯体不适症状包括睡眠障碍、头晕、疲乏无力、食欲下降、胃肠道不适、体重减轻、便秘、颈背部疼痛、心血管症状等;严重抑郁的老年人可出现自杀念头,甚至自杀行为。

> **知识链接**
>
> ### 抑 郁 症
>
> 抑郁症是一种持久(至少 2 周)的情绪低落或抑郁心境为主要临床表现的精神障碍。老年期抑郁症泛指存在于老年期(≥60 岁)这一特定人群的抑郁症,包括原发性抑郁(含青年或成年期发病、老年期复发)和发生于老年期的各种继发性抑郁。老年期抑郁症的特点是症状不典型,多为轻度抑郁,躯体不适的主诉较多,认知功能损害较重,自杀率低但自杀成功率高。老年人抑郁症的患病率为 7%~10%;在患有躯体疾病的老年人中,抑郁症的患病率约为 50%,是老年人群常见的精神疾病。老年抑郁症常与躯体疾病共存,互相加重,严重影响老年人的生活质量,增加心身疾病和死亡的风险。

(二)抑郁的评估方法

1. 交谈与观察 询问和观察老年人的近期表现,是否存在情绪低落、兴趣减退、精力下降等;是否存在不能用躯体疾病充分解释的症状,如头晕、食欲不振、便秘、失眠等。

2. 一般医学评估 对可疑为抑郁状态的老年人,应进行详细的躯体检查,尤其应注意心血管系统与神经系统的体征,避免与躯体疾病相混淆。目前尚无特异性的辅助检查项目可以确诊抑郁,但是实验室和影像学检查可排除物质及躯体疾病所致的抑郁。如为严重的抑郁,需要进行脑部 CT 或 MRI 扫描,可排除脑血管疾病、脑肿瘤等。

3. 评定量表法 可采用标准化的心理学量表判断有无抑郁症状及其严重程度。用于测评老年人抑郁的量表有汉密尔顿抑郁量表、抑郁自评量表、Beck 抑郁量表、流调中心用抑郁量表和老年抑郁量表等。

(1)汉密尔顿抑郁量表:汉密尔顿抑郁量表(Hamilton Depression Scale,HAMD)是临床上评定抑郁状态时常用的他评量表(表 4-6)。根据受试者最近 1 周的情况,由两名经过训练的专业人员采取交谈与观察的方式,对受试者进行联合检查,然后独立评分。大部分项目采用 0~4 分的 5 级评分法,0= 无,1= 轻度,2= 中度,3= 重度,4= 极重度;少数项目采用 0~2 分的 3 级评分法,0= 无,1= 轻中度,2= 重度。总分超过 35 分,可能为严重抑郁;超过 20 分,可能是轻度或中度抑郁;小于 8 分,提示没有抑郁症状。

表 4-6 汉密尔顿抑郁量表(HAMD-24)

项目	评 分 标 准	无	轻度	中度	重度	极重度
1. 抑郁情绪	0 分 = 没有; 1 分 = 只有在问到时才诉述; 2 分 = 在访谈中自发地描述; 3 分 = 不用言语也可以从表情、姿势、声音或欲哭中流露出这种情绪; 4 分 = 老年人的自发言语和非语言表达(表情、动作)几乎完全表现为这种情绪。	0	1	2	3	4

续表

项目	评 分 标 准	无	轻度	中度	重度	极重度
2. 有罪感	0 分 = 没有; 1 分 = 责备自己,感到自己已连累他人; 2 分 = 认为自己犯了罪,或反复思考以往的过失和错误; 3 分 = 认为疾病是对自己错误的惩罚,或有罪恶妄想; 4 分 = 罪恶妄想伴有指责或威胁性幻想。	0	1	2	3	4
3. 自杀	0 分 = 没有; 1 分 = 觉得活着没有意义; 2 分 = 希望自己已经死去,或常想与死亡有关的事; 3 分 = 消极观念(自杀念头); 4 分 = 有严重自杀行为。	0	1	2	3	4
4. 入睡困难	0 分 = 没有; 1 分 = 主诉入睡困难,上床半小时后仍不能入睡(要注意平时老年人入睡的时间); 2 分 = 主诉每晚均有入睡困难。	0	1	2		
5. 睡眠不深	0 分 = 没有; 1 分 = 睡眠浅,多噩梦; 2 分 = 半夜(晚 12 点钟以前)曾醒来(不包括上厕所)。	0	1	2		
6. 早醒	0 分 = 没有; 1 分 = 有早醒,比平时早醒 1h,但能重新入睡,应排除平时习惯; 2 分 = 早醒后无法重新入睡。	0	1	2		
7. 工作和兴趣	0 分 = 没有; 1 分 = 提问时才诉述; 2 分 = 自发地直接或间接表达对活动、工作或学习失去兴趣,如感到无精打采,犹豫不决,不能坚持或需强迫自己去工作或劳动; 3 分 = 活动时间减少或成效下降,住院老年人每天参加病房劳动或娱乐不满 3 小时; 4 分 = 因目前的疾病而停止工作,住院者不参加任何活动或者没有他人帮助便不能完成病室日常事务。	0	1	2	3	4
8. 迟缓	(指思维和言语缓慢,注意力难以集中,主动性减退) 0 分 = 没有; 1 分 = 精神检查中发现轻度迟缓; 2 分 = 精神检查中发现明显迟缓; 3 分 = 精神检查进行困难; 4 分 = 完全不能回答问题(木僵)。	0	1	2	3	4
9. 激越	0 分 = 没有; 1 分 = 检查时有些心神不定; 2 分 = 明显心神不定或小动作多; 3 分 = 不能静坐,检查中曾起立; 4 分 = 搓手、咬手指、头发、咬嘴唇。	0	1	2	3	4

续表

项目	评 分 标 准	无	轻度	中度	重度	极重度
10. 精神性焦虑	0分=没有; 1分=问及时诉述; 2分=自发地表达; 3分=表情和言谈流露出明显忧虑; 4分=明显惊恐。	0	1	2	3	4
11. 躯体性焦虑	(指焦虑的生理症状,包括口干、腹胀、腹泻、打嗝、腹绞痛、心悸、头痛、过度换气和叹气,以及尿频和出汗) 0分=没有; 1分=轻度; 2分=中度,有肯定的上述症状; 3分=重度,上述症状严重,影响生活或需要处理; 4分=严重影响生活和活动。	0	1	2	3	4
12. 胃肠道症状	0分=没有; 1分=食欲减退,但不需他人鼓励便自行进食; 2分=进食需他人催促或请求和需要应用泻药或助消化药。	0	1	2		
13. 全身症状	0分=没有; 1分=四肢,背部或颈部沉重感,背痛、头痛、肌肉疼痛、全身乏力或疲倦; 2分=症状明显。	0	1	2		
14. 性症状	(指性欲减退、月经紊乱等) 0分=没有; 1分=轻度; 2分=重度;不能肯定,或该项对被评者不适合(不计入总分)。	0	1	2		
15. 疑病	0分=没有; 1分=对身体过分关注; 2分=反复考虑健康问题; 3分=有疑病妄想; 4分=伴幻觉的疑病妄想。	0	1	2	3	4
16. 体重减轻	(1)按病史评定: 0分=没有; 1分=老年人诉说可能有体重减轻; 2分=肯定体重减轻。 (2)按体重记录评定: 0分=1周内体重减轻 0.5kg 以内; 1分=1周内体重减轻超过 0.5kg; 2分=1周内体重减轻超过 1kg。	0	1	2		
17. 自知力	0分=知道自己有病,表现为忧郁; 1分=知道自己有病,但归咎伙食太差、环境问题、工作过忙、病毒感染或需要休息; 2分=完全否认有病。	0	1	2		
18. 日夜变化	(如果症状在早晨或傍晚加重,先指出哪一种,然后按其变化程度评分) 0分=早晚情绪无区别; 1分=早晨或傍晚轻度加重; 2分=早晨或傍晚严重。	0	1	2		

项目	评分标准	无	轻度	中度	重度	极重度
19. 人格或现实解体	（指非真实感或虚无妄想） 0分=没有； 1分=问及时才诉述； 2分=自发诉述； 3分=有虚无妄想； 4分=伴幻觉的虚无妄想。	0	1	2	3	4
20. 偏执症状	0分=没有； 1分=有猜疑； 2分=有牵连观念； 3分=有关系妄想或被害妄想； 4分=伴有幻觉的关系妄想或被害妄想。	0	1	2	3	4
21. 强迫症状	（指强迫思维和强迫行为） 0分=没有； 1分=问及时才诉述； 2分=自发诉述。	0	1	2		
22. 能力减退感	0分=没有； 1分=仅于提问时方引出主观体验； 2分=老年人主动表示有能力减退感； 3分=需鼓励、指导和安慰才能完成病室日常事务或个人卫生； 4分=穿衣、梳洗、进食、铺床或个人卫生均需要他人协助。	0	1	2	3	4
23. 绝望感	0分=没有； 1分=有时怀疑"情况是否会好转"，但解释后能接受； 2分=持续感到"没有希望"，但解释后能接受； 3分=对未来感到灰心、悲观和绝望，解释后不能排除； 4分=自动反复诉述"我的病不会好了"或诸如此类的情况。	0	1	2	3	4
24. 自卑感	0分=没有； 1分=仅在询问时诉述有自卑感不如他人； 2分=自动诉述有自卑感； 3分=老年人主动诉说自己一无是处或低人一等（与评2分者只是程度的差别）； 4分=自卑感达妄想的程度，例如"我是废物"或类似情况。	0	1	2	3	4

（2）抑郁自评量表：抑郁自评量表（Self-rating Depression Scale, SDS）操作方便，不需要经专门的训练即可指导受试者进行相当有效的自我评定（表4-7）。该量表由20个项目组成，每一个项目引出一个相关症状，由受试者根据最近1周的实际情况自行填写。如果受试者的文化程度过低，看不懂或不能理解题目内容，可由评估师逐条朗读，让受试者独立做出评定。SDS按照症状出现的频率分4个等级：没有或很少时间、少部分时间、相当多时间、绝大部分时间或全部时间。其中，10项为正向计分题，依次评分为1、2、3、4；10项为反向计分题（注＊号者），则评为4、3、2、1。将20个项目的分数相加，即得到总粗分，然后用粗分乘以1.25后，取其整数部分，得到标准分。按照中国常模的结果，SDS总粗分的分界值为41分，标准分的分界值为53分，超过分界值提示有抑郁症状。其中，标准分53~62分为轻度抑郁，63~72分为中度抑郁，73分以上为重度抑郁。

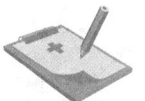

表 4-7 抑郁自评量表（SDS）

项　目	没有或很少时间	小部分时间	相当多时间	绝大部分时间或全部时间
1. 我觉得闷闷不乐,情绪低沉	1	2	3	4
*2. 我觉得一天之中早晨最好	1	2	3	4
3. 我一阵阵哭出来或觉得想哭	1	2	3	4
4. 我晚上睡眠不好	1	2	3	4
*5. 我吃得跟平常一样多	1	2	3	4
*6. 我与异性朋友亲密接触时和以往一样感到愉快	1	2	3	4
7. 我发现我的体重在下降	1	2	3	4
8. 我有便秘的苦恼	1	2	3	4
9. 我心跳比平常快	1	2	3	4
10. 我无缘无故地感到疲乏	1	2	3	4
*11. 我的头脑跟平常一样清楚	1	2	3	4
*12. 我觉得经常做的事情并没有困难	1	2	3	4
13. 我觉得不安而平静不下来	1	2	3	4
*14. 我对将来抱有希望	1	2	3	4
15. 我比平时容易生气激动	1	2	3	4
*16. 我觉得做出决定是容易的	1	2	3	4
17. 我觉得自己是个有用的人,有人需要我	1	2	3	4
*18. 我的生活过得很有意思	1	2	3	4
19. 我认为如果我死了,别人会生活得好些	1	2	3	4
*20. 平常感兴趣的事我仍然感兴趣	1	2	3	4

注:带"*"表示该项为反向计分。

（3）Beck 抑郁量表:Beck 抑郁量表（Beck Depression Inventory, BDI）最初包括 21 项,但是有些抑郁症老年人不能很好地完成评定,1974 年推出了 13 项的新版本（表 4-8）,测量的症状分别为抑郁、悲观、失败感、满意感缺如、自罪感、自我失望感、消极倾向、社交退缩、犹豫不决、自我形象改变、工作困难、疲乏感和食欲丧失。每项有 4 句陈述,各项采用 0~3 分四级评分。受试者根据最近 1 周的感觉,选择最适合自己情况的一句话,最后将各项的分数相加,便得到总分。总分 0~4 分为无抑郁;5~7 分为轻度抑郁;8~15 分为中度抑郁;≥16 分为重度抑郁。

表 4-8 Beck 抑郁量表

项　目	0分	1分	2分	3分
1. 抑郁	我不感到忧郁	我感到忧郁或沮丧	我整天忧郁,无法摆脱	我十分忧郁,已经忍受不住
2. 悲观	我对未来并不悲观失望	我感到前途不太乐观	我感到对前途不抱希望	我感到今后毫无希望,不可能有所好转

项　目	0分	1分	2分	3分
3. 失败感	我并无失败的感觉	我觉得和大多数人相比我是失败的	回顾我的一生,我觉得那是一连串的失败	我觉得我是一个失败的人
4. 满意感缺如	我并不觉得有什么不满意	我觉得我不能像平时那样享受生活	任何事情都不能使我感到满意一些	我对所有的事情都不满意
5. 自罪感	我没有特殊的内疚感	我有时感到内疚或觉得自己没有价值	我感到非常内疚	我觉得自己非常坏,一文不值
6. 自我失望感	我没有对自己感到失望	我对自己感到失望	我讨厌自己	我憎恨自己
7. 消极倾向	我没有要伤害自己的想法	我感到还是死掉的好	我考虑过自杀	如果有机会,我还会杀了自己
8. 社交退缩	我没失去和他人交往的兴趣	和平时相比,我和他人交往的兴趣有所减退	我已失去大部分和人交往的兴趣,我对他们没有感情	我对他人全无兴趣,也完全不理睬别人
9. 犹豫不决	我能像平时一样做出决定	我尝试避免做决定	对我而言,做出决定十分困难	我无法做出任何决定
10. 自我形象改变	我觉得我形象一点也不比过去糟	我担心我看起来老了,不吸引人了	我觉得我的外表肯定变了,变得不具吸引力	我感到我的形象丑陋且讨人厌
11. 工作困难	我能像平时那样工作	我做事时。要花额外的努力才能开始	我必须努力强迫自己,方能干事	我完全不能做事情
12. 疲乏感	和以往相比,我并不容易疲倦	我比过去容易觉得疲乏	我做任何事都感到疲乏	我太易疲乏了,不能干任何事
13. 食欲丧失	我的胃口不比过去差	我的胃口没有过去那样好	现在我的胃口比过去差多了	我一点食欲都没有

（4）流调中心用抑郁量表:流调中心用抑郁量表(Center for Epidemiological Studies Depression, CES-D)最初为了研究抑郁症状的相关因素以及发展规律,是目前在国际上广泛使用的抑郁症状自评工具之一(表4-9)。CES-D 包含 4 个维度:抑郁情绪、积极情绪、躯体活动与症状和人际问题,共有 20 个项目。按照最近 1 周出现症状的频率分为 4 个等级:没有或几乎没有(出现类似的情况不超过 1 天)、少有(1~2 天有类似情况)、常有(3~4 天有类似情况)和几乎一直有(5~7 天有类似情况)。其中,有 16 项为正向计分题,依次评分为 0、1、2、3;4 项为反向计分题(注 * 号者),则评分为 3、2、1、0。总分≤15 分,无抑郁症状;16~19 分,可能有抑郁症状;≥20 分,肯定有抑郁症状。

（5）老年抑郁量表:老年抑郁量表(Geriatric Depression Scale, GDS)是专门用于老年人群的抑郁自评工具。由于老年人躯体主诉多,所以许多老年人其躯体主诉在这个年龄阶段属于正常范围,却被误诊为抑郁症,设计 GDS 是为了更敏感地检查老年抑郁老年人所特有的躯体症状。评定内容包括情绪低落、活动减少、易激惹、退缩痛苦的想法及对过去、现在与将来的消极评分,共 30 个项目(表4-10)。请老年人根据最近 1 周以来的感受回答"是"或"否"。其中,20 项为正向计分题,回答"是"提示抑郁存在;10 项为反向计分题(注 * 号者),回答"否"提示抑郁存在。每个提示抑郁存在的回答得 1 分,最后计算总分。总分 0~10 分为正常,11~20 分为轻度抑郁,21~30 分为中度至重度抑郁。

表 4-9　流调中心用抑郁量表（CES-D）

项　　目	没有或几乎没有	少有	常有	几乎一直有
1. 我因一些小事而烦恼	0	1	2	3
2. 我不想吃东西,胃口不好	0	1	2	3
3. 我觉得沮丧,即便有家人或朋友帮助也不管用	0	1	2	3
*4. 我感觉同别人一样好	3	2	1	0
5. 我不能集中精力做事				
6. 我感到消沉	0	1	2	3
7. 我觉得做每件事情都费力	0	1	2	3
*8. 我感到未来有希望	3	2	1	0
9. 我觉得一直以来都很失败	0	1	2	3
10. 我感到害怕	0	1	2	3
11. 我睡不安稳	0	1	2	3
*12. 我感到快乐	3	2	1	0
13. 我讲话比平时少	0	1	2	3
14. 我觉得孤独	0	1	2	3
15. 我觉得人们对我不友好	0	1	2	3
*16. 我生活愉快	3	2	1	0
17. 我哭过或想哭	0	1	2	3
18. 我感到悲伤难过	0	1	2	3
19. 我觉得别人不喜欢我	0	1	2	3
20. 我提不起劲儿做事	0	1	2	3

注:带"*"表示该项为反向计分。

表 4-10　老年抑郁量表（GDS-30）

项　　目	选　项
*1. 您对生活基本上满意吗?	是　否
2. 您是否丧失了很多您的兴趣和爱好?	是　否
3. 您感到生活空虚吗?	是　否
4. 您经常感到无聊吗?	是　否
*5. 您对未来充满希望吗?	是　否
6. 您是否感到烦恼无法摆脱头脑中的想法?	是　否
*7. 大部分的时间您都精神抖擞吗?	是　否
8. 您是否觉得有什么不好的事情要发生而感到很害怕?	是　否
*9. 大部分时间您都觉得快乐吗?	是　否
10. 您经常感到无助吗?	是　否
11. 您是否经常感到不安宁或坐立不安?	是　否

续表

项 目	选 项
12. 您是否宁愿待在家里而不愿去做些新鲜事?	是 否
13. 您是否经常担心将来?	是 否
14. 您是否觉得您的记忆力有问题?	是 否
*15. 您觉得现在活着很精彩?	是 否
16. 您是否经常感到垂头丧气无精打采?	是 否
17. 您是否感到现在很没用?	是 否
18. 您是否为过去的事忧愁?	是 否
*19. 您觉得生活很令人兴奋吗?	是 否
20. 您是否觉得学习新鲜事物很困难?	是 否
*21. 您觉得精力充沛吗?	是 否
22. 您觉得您的现状毫无希望吗?	是 否
23. 您是否觉得大部分人都比您活得好?	是 否
24. 您是否经常把小事情弄得很糟糕?	是 否
25. 您是否经常有想哭的感觉?	是 否
26. 您集中注意力有困难吗?	是 否
*27. 您早晨起来很开心吗?	是 否
28. 您希望避开聚会吗?	是 否
*29. 您做决定很容易吗?	是 否
*30. 您的头脑还和以前一样清楚吗?	是 否

注: 带 "*" 表示该项为反向计分。

因部分有躯体疾病或合并痴呆的老年人容易疲劳及注意力涣散, 因此, Sheikh 和 Yesavage 于 1986 年又发布了包括了 15 个项目的简版老年抑郁量表, 即 GDS-15 (表 4-11)。总分 0~4 分为正常, 5~8 分为轻度抑郁, 9~11 分为中度抑郁, 12~15 分为重度抑郁。

表 4-11 老年抑郁量表 (GDS-15)

项 目	选 项
*1. 您对生活基本上满意吗?	是 否
2. 您是否常感到厌烦?	是 否
3. 您是否常常感到无论做什么都没有用?	是 否
4. 您是否比较喜欢在家里, 而较不喜欢外出和做新的事情?	是 否
5. 您是否感到您现在的生活没有价值?	是 否
6. 您是否减少很多活动和嗜好?	是 否

续表

项　目	选　项
7. 您是否觉得您的生活很空虚?	是　否
*8. 您是否大部分时间都感到快乐?	是　否
9. 您是否害怕将有不幸的事情发生在您身上?	是　否
*10. 您是否大部分时间都感到快乐?	是　否
11. 您是否觉得您比大多数人有较多记忆的问题?	是　否
*12. 您是否觉得"现在还能活着"是很好的事情?	是　否
*13. 您是否觉得精力充沛?	是　否
14. 您是否觉得您现在的情况很没有希望?	是　否
15. 您是否觉得大部分人都比您幸福?	是　否

注:带"*"表示该项为反向计分。

二、焦虑的评估

(一)概述

1. **概念及流行病学**　焦虑(anxiety)是人们对即将面临的、可能会造成危险和威胁的重大事件或者预示要做出重大努力的情况进行适应时,心理上出现的一种紧张和不愉快的情绪体验。适度的焦虑有助于个体更好地适应变化,通过自我调节保持身心平衡等。但持久过度的焦虑可严重损害老年人的身心健康,加速衰老,损害自信心,并可诱发高血压、冠心病等。急性焦虑发作可导致脑卒中、心肌梗死、青光眼高压性头痛失明,以及跌伤等意外发生。焦虑在老年人中较为常见,中国老年人群焦虑症状的发生率为22.1%。

2. **原因**　造成老年人焦虑的可能原因为体弱多病、行动不便、力不从心、疑病性神经症和各种应激事件,如离退休、丧偶、丧子、经济窘迫、家庭关系不和、搬迁、社会治安以及日常生活规律的打乱等;某些疾病,如抑郁症、痴呆、甲状腺功能亢进、低血糖、直立性低血压;某些药物副作用,如抗胆碱能药物、咖啡因、皮质类固醇、麻黄碱均可引起焦虑反应。

3. **表现**　焦虑表现为生理和心理两方面的变化。生理变化主要有心悸、食欲下降、失眠等;心理变化表现为注意力不集中、易激惹等。人们常以语言和非语言形式表达内心的焦虑,前者为直接诉说忧虑事件和原因,以及一些不适症状如心慌、出汗、胃痛、注意力无法集中等;后者有心跳与呼吸加快、姿势与面部表情紧张、神经质动作、望着固定位置如天花板、肢体颤抖、快语、无法平静等。由于引起焦虑的原因和严重性不同以及个体承受能力的差异,焦虑的程度可有不同。

知识链接

焦　虑　症

　　焦虑症是以焦虑为主要特征的神经症,表现为没有事实根据也无明确客观对象和具体观念内容的提心吊胆和恐惧不安的心情,伴有明显的自主神经功能紊乱及运动性不安。焦虑症包括惊恐障碍和广泛性焦虑两种形式。惊恐障碍又称急性焦虑障碍,表现为突然出现的濒死感或失控感,伴有心悸、胸闷、出冷汗、头晕等严重的自主神经功能紊乱症状。一般历时5~20分钟,自行缓解,发作后一切正常,不久后可再复发。广泛性焦虑表现为经常或持续的、无明确对象或固定内容的紧张不安,或对现实生活中某些问题的过分担心或烦恼,这种紧张或担心与现实处境很不相称,常伴有自主神经功能亢进、运动性紧张和高度警惕。

（二）焦虑的评估方法

1. 交谈与观察　询问老年人的主观体验及其持续时间和发生频率,如是否存在紧张、担心、着急、烦躁、害怕、不安、恐惧、不祥预感;是否伴有躯体症状如胸闷、气短、心悸、睡眠障碍等,以及行为表现如坐立不安、来回走动、注意力不集中。

2. 一般医学评估　对可疑为焦虑症状的老年人,应特别注意神经系统、心血管系统和内分泌系统等功能评估,确定有无器质性的躯体疾病。焦虑情绪反应一般都伴有生理、运动指标的改变,因此生理指标可间接反映焦虑的水平。通常使用的指标包括脑电图、心率、血压、呼吸频率、掌心出汗、皮肤电反应、皮肤导电性、皮肤温度、皮肤血流容积等,目前局限于研究领域,临床应用较少。

3. 评定量表法　常用于评估老年人焦虑的量表有汉密尔顿焦虑量表、焦虑自评量表、状态-特质焦虑问卷和 Beck 焦虑量表。

（1）汉密尔顿焦虑量表:汉密尔顿焦虑量表（Hamilton Anxiety Scale,HAMA）是广泛用于评定焦虑严重程度的他评量表（表 4-12）。HAMA 包含 14 个项目,分为精神性和躯体性两大类,前者为 1~6 项和第 14 项,后者为 7~13 项。各项目采用 5 级评分法:0= 无症状;1= 轻度;2= 中度,有肯定的症状,

表 4-12　汉密尔顿焦虑量表（HAMA）

项　　目	无症状	轻度	中度	重度	极重度
1. 焦虑心境:担心、担忧,感到有最坏的事将要发生,容易激惹	0	1	2	3	4
2. 紧张:紧张感、易疲劳、不能放松、情绪反应,易哭、颤抖、感到不安	0	1	2	3	4
3. 害怕:害怕黑暗、陌生人、一人独处、动物、乘车或旅行及人多的场合	0	1	2	3	4
4. 失眠:难以入睡、易醒、睡得不深、多梦、夜惊、醒后感疲倦	0	1	2	3	4
5. 记忆或注意障碍:注意力不能集中,记忆力差	0	1	2	3	4
6. 抑郁心境:丧失兴趣、对以往爱好缺乏快感、抑郁、早醒、昼重夜轻	0	1	2	3	4
7. 肌肉系统症状:肌肉系统:肌肉酸痛、活动不灵活、肌肉抽动、肢体抽动、牙齿打战、声音发抖	0	1	2	3	4
8. 感觉系统症状:视物模糊、发冷发热、软弱无力感、浑身刺痛	0	1	2	3	4
9. 心血管系统症状:心动过速、心悸、胸痛、心管跳动感、昏倒感、脉搏脱漏	0	1	2	3	4
10. 呼吸系统症状:胸闷、窒息感、叹息、呼吸困难	0	1	2	3	4
11. 胃肠道症状:吞咽困难、嗳气、消化不良（进食后腹痛、腹胀、恶心、胃部饱感）、肠动感、肠鸣、腹泻、体重减轻、便秘	0	1	2	3	4
12. 泌尿生殖系统症状:尿意频数、尿急、停经、性冷淡、早泄、阳痿	0	1	2	3	4
13. 自主神经症状:口干、潮红、苍白、易出汗、起鸡皮疙瘩、紧张性头痛、毛发竖起	0	1	2	3	4
14. 会谈时行为表现 （1）一般表现:紧张、不能松弛、忐忑不安,咬手指、紧紧握拳、摸弄手帕,面肌抽动、不宁顿足、手发抖、皱眉、表情僵硬、肌张力高,叹气样呼吸、面色苍白 （2）生理表现:吞咽、打嗝、安静时心率快、呼吸快（20 次/min以上）、腱反射亢进、震颤、瞳孔放大、眼睑跳动、易出汗、眼球突出	0	1	2	3	4

但不影响生活与劳动；3= 重度，症状重，需进行处理，影响生活和劳动；4= 极重度，症状极重，严重影响生活。由经过训练的两名专业人员采用交谈与观察的方式对老年人进行联合检查，然后分别独立评分。除第 14 项需要结合观察外，其他所有项目可根据老年人的口头叙述进行评分。HAMA 的总分能较好地反应焦虑症状的严重程度：总分 <7 分，没有焦虑症状；≥14 分，肯定有焦虑；≥21 分，有明显焦虑；≥29 分，可能为严重焦虑。

（2）焦虑自评量表：焦虑自评量表（Self-rating Anxiety Scale，SAS）从构造形式到具体的评定方法，都与抑郁自评量表（SDS）十分相似，用于评定受试者焦虑的主观感受（表 4-13）。SAS 含有 20 个反映焦虑主观感受的项目，按照过去 1 周内症状出现的频率分为 4 个等级：没有或很少时间，小部分时间，相当多时间，绝大部分或全部时间。20 个项目中有 15 项是用负性词陈述的，按 1~4 顺序评分；其余 5 项（注 * 号者）是用正性词陈述的，按 4~1 顺序反向计分。将 20 个项目的得分相加，即得粗分；用粗分乘以 1.25 以后取整数部分，就得到标准分。按照中国常模结果，SAS 标准分的分界值为 50 分，50~59 分为轻度焦虑，60~69 分为中度焦虑，70 分以上为重度焦虑。

表 4-13 焦虑自评量表（SAS）

项　　目	没有或很少时间	小部分时间	相当多时间	绝大部分或全部时间
1. 我觉得比平常容易紧张和着急	1	2	3	4
2. 我无缘无故感到害怕	1	2	3	4
3. 我容易心里烦乱或觉得惊恐	1	2	3	4
4. 我觉得我可能将要发疯	1	2	3	4
*5. 我觉得一切都很好，也不会发生什么不幸	4	3	2	1
6. 我手脚发抖打战	1	2	3	4
7. 我因为头痛、颈痛和背痛而苦恼	1	2	3	4
8. 我感觉容易衰弱和疲乏	1	2	3	4
*9. 我觉得心平气和，并且容易安静坐着	4	3	2	1
10. 我觉得心跳得很快	1	2	3	4
11. 我因为一阵阵头晕而苦恼	1	2	3	4
12. 我有晕倒发作，或觉得要晕倒似的	1	2	3	4
*13. 我呼气和吸气时都感到很容易	4	3	2	1
14. 我的手脚麻木和刺痛	1	2	3	4
15. 我因为胃痛和消化不良而苦恼	1	2	3	4
16. 我常常要小便	1	2	3	4
*17. 我的手脚常常是干燥温暖的	4	3	2	1
18. 我脸红发热	1	2	3	4
*19. 我容易入睡且一夜睡得很好	4	3	2	1
20. 我做噩梦	1	2	3	4

注：带"*"表示该项为反向计分。

（3）状态 - 特质焦虑问卷：状态 - 特质焦虑问卷（State-trait Anxiety Inventory, STAI）为自我评价问卷，能直观地反映受试者的主观感受，尤其是能将状态焦虑和特质焦虑区分开来（表 4-14）。状态焦虑是指一种短暂性的、当前不愉快的情绪体验，表现为紧张、恐惧、抑郁和神经质，伴有自主神经功能亢进；而特质焦虑是指相对稳定的焦虑性特质。总量表包括 40 个项目，其中 1~20 项评价焦虑状态，21~40 项评价焦虑特质。由受试者根据自己的体验圈选最合适的等级：完全没有、有些、中等程度、非常明显。量表中有 20 项描述负性情绪，依次评分为 1、2、3、4；20 项描述正性情绪（注 * 号者），则反向计分为 4、3、2、1。最后，分别计算出状态焦虑和特质焦虑量表的累加分值，最小值 20 分，最大值为80 分。分值越高，说明焦虑程度越严重。

表 4-14 状态 - 特质焦虑问卷

项 目	完全没有	有些	中等程度	非常明显
*1. 我感到心情平静	4	3	2	1
*2. 我感到安全	4	3	2	1
3. 我是紧张的	1	2	3	4
4. 我感到紧张束缚	1	2	3	4
*5. 我感到安逸	4	3	2	1
6. 我感到烦乱	1	2	3	4
7. 我现在正烦恼,感到这种烦恼超过了可能的不幸	1	2	3	4
*8. 我感到满意	4	3	2	1
9. 我感到害怕	1	2	3	4
*10. 我感到舒适	4	3	2	1
*11. 我有自信心	4	3	2	1
12. 我觉得神经过敏	1	2	3	4
13. 我极度紧张不安	1	2	3	4
14. 我优柔寡断	1	2	3	4
*15. 我是轻松的	4	3	2	1
*16. 我感到心满意足	4	3	2	1
17. 我是烦恼的	1	2	3	4
18. 我感到慌乱	1	2	3	4
*19. 我感觉镇定	4	3	2	1
*20. 我感到愉快	4	3	2	1
*21. 我感到愉快	4	3	2	1
22. 我感到神经过敏和不安	1	2	3	4
*23. 我感到自我满足	4	3	2	1
*24. 我希望能像别人那样高兴	4	3	2	1
25. 我感到我像衰竭一样	1	2	3	4
*26. 我感到很宁静	4	3	2	1

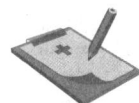

项　　目	完全没有	有些	中等程度	非常明显
*27. 我是平静的、冷静的和泰然自若的	4	3	2	1
28. 我感到困难一一堆集起来,因此无法克服	1	2	3	4
29. 我过分忧虑一些事,实际这些事无关紧要	1	2	3	4
*30. 我是高兴的	4	3	2	1
31. 我的思想处于混乱状态	1	2	3	4
32. 我缺乏自信心	1	2	3	4
*33. 我感到安全	4	3	2	1
*34. 我容易做出决断	4	3	2	1
35. 我感到不合适	1	2	3	4
*36. 我是满足的	4	3	2	1
37. 一些不重要的思想总缠绕着我,并打扰我	1	2	3	4
38. 我产生的沮丧是如此强烈,以致我不能从思想中排除它们	1	2	3	4
*39. 我是一个镇定的人	4	3	2	1
40. 当我考虑我目前的事情和利益时,我就陷入紧张状态	1	2	3	4

注:带"*"表示该项为反向计分。前 20 个项目反映"现在"的体验,后 20 个项目反映"平常"的体验。

（4）Beck 焦虑量表：Beck 焦虑量表（Beck Anxiety Inventory,BAI）含有 21 个描述焦虑症状的项目,由受试者自行填写,测评受试者最近 1 周内被多种焦虑症状烦扰的程度（表 4-15）。各项目采用 4 级评分法:1= 无;2= 轻度,无多大烦扰;3= 中度,感到不适但尚能忍受;4= 重度,只能勉强忍受。将自评完成后的量表中 21 个项目多项分数相加,得到粗分,再将粗分乘以 1.19 取整数后转换成标准分,一般将标准分≥45 分作为焦虑阳性的判断标准。

表 4-15　Beck 焦虑量表

项　　目	无	轻度,无多大烦扰	中度,感到不适但尚能忍受	重度,只能勉强忍受
1. 麻木或刺痛感	1	2	3	4
2. 身体发热	1	2	3	4
3. 腿部颤抖	1	2	3	4
4. 不能放松	1	2	3	4
5. 害怕发生不好的事情	1	2	3	4
6. 头晕	1	2	3	4
7. 心悸或心率增快	1	2	3	4
8. 心神不宁	1	2	3	4
9. 惊吓	1	2	3	4
10. 紧张	1	2	3	4

项　目	无	轻度, 无多大烦扰	中度,感到不适但 尚能忍受	重度,只能 勉强忍受
11. 窒息感	1	2	3	4
12. 手抖	1	2	3	4
13. 摇晃	1	2	3	4
14. 害怕失控	1	2	3	4
15. 呼吸困难	1	2	3	4
16. 害怕快要死去	1	2	3	4
17. 恐慌	1	2	3	4
18. 消化不良或腹部不适	1	2	3	4
19. 晕厥	1	2	3	4
20. 脸发红	1	2	3	4
21. 出汗(不是因为暑热出汗)	1	2	3	4

第四节　谵妄的评估

一、概述

(一)概念及流行病学

谵妄(delirium)是一种以兴奋性增高为主的高级神经中枢急性活动失调状态,主要表现为意识模糊、定向力丧失、感觉错乱、躁动不安和语言杂乱等。因急性起病、病程短暂、病情发展迅速,又称为急性脑综合征。

在住院老年人中,谵妄极其常见。在年龄大于 70 岁的普通内科老年人中,有 1/3 患谵妄,其中一半老年人在入院时即存在谵妄,另一半则在住院过程中出现谵妄。谵妄是老年人最常见的手术并发症,大型择期手术后发生率为 15%~25%,髋关节骨折修复及心脏手术等高危手术后的发生率为 50%。在重症监护病房接受机械通气的老年人中,谵妄发生率可高达 80%。急诊老年人 10%~15% 有谵妄。在姑息治疗病房,老年人临终时谵妄的发生率接近 85%。谵妄可导致老年人住院时间延长,躯体和认知功能康复延迟,增加再入院率和死亡率。因此,越来越多的医疗机构已将谵妄纳入为老年人医疗护理质量评估的重要指标。

(二)原因

与谵妄有关的危险因素可分为两类:易感因素与诱发因素。易感因素包括高龄、痴呆、合并多种躯体疾病、视力或听力障碍。诱发因素包括急性疾病和慢性病急性加重、各种感染、脱水、电解质紊乱、血糖异常、贫血、药物(如苯二氮䓬类镇静催眠药、抗精神病药物、抗胆碱能药等)、手术及麻醉、营养不良、便秘、尿液潴留和疼痛。谵妄通常是由数个危险因素同时存在而导致的。

(三)表现

谵妄的特点为急性发病,一般数小时或数天内突然发生,病程具有波动性,常于夜间加重。主要表现如下:

1. 意识障碍　谵妄老年人的基本症状是意识障碍,常有激越、兴奋、冲动、伤人、自伤等表现,也可出现嗜睡、淡漠、浅昏迷等意识状态降低的表现。

2. 认知功能改变　谵妄老年人往往伴有认知功能的下降,如注意力下降、难以集中,与老年人沟通时需要多次重复同一问题;时间、地点和人物定向力障碍;思维紊乱或不连贯;语言凌乱,不连贯;

错觉或幻觉,多为幻视;记忆力下降,以即刻记忆和近记忆障碍最明显,好转后对谵妄时的表现或发生的事大多遗忘。

3. 精神运动紊乱 表现为活动减少或过多,并且不可预测地从一个极端转变成另一个极端,反应时间延长,语速加速或减慢,惊跳反应增强。

4. 睡眠 - 觉醒周期障碍 表现为昼轻夜重、白天昏睡、夜间兴奋等。

5. 情感障碍 常伴有恐惧、偏执、焦虑、抑郁、易激惹、淡漠、愤怒、欣快等。

根据临床表现,可将谵妄分为 3 种类型:活动亢进型,表现为高度警觉状态、躁动不安,对刺激过度敏感,可有幻觉或妄想,一般易于发现并能及时诊断;活动抑制型,表现为嗜睡、活动减少,在老年人中较常见,因症状不易被察觉,常被漏诊,预后更差;混合型,上述两种类型的临床特点均有。

知识链接

亚谵妄综合征

亚谵妄综合征常被描述为一种处于谵妄与认知功能正常的中间状态。研究发现,在相当一部分(12.6%~60.9%)的内外科长期住院的老年人以及重症监护室老年人虽出现了谵妄的某些临床症状,却达不到完全谵妄的诊断标准,这些老年人的病死率增加、住院时间及机械通气时间延长,临床预后受到严重影响,并将此种状态命名为亚谵妄综合征。

二、谵妄的评估方法

(一)交谈与观察

了解老年人是否存在谵妄的相关表现、病情是否为急性发作(首次发作)、是否存在波动、是否存在躯体疾病和认知功能障碍、是否服用可能导致精神状态改变的药物以及有无手术史、饮酒史等,必要时也可询问家属等知情人士。

(二)一般医学评估

进行详细的身体检查,如体温、视力和听力、呼吸系统、心血管系统、神经系统等评估。有针对性地进行实验室和影像检查,如脑部 CT、胸部 X 线检查、药物浓度检查、动脉血气分析等,明确导致谵妄的可能原因。

(三)量表评定法

为了快速识别谵妄,提高谵妄诊断的及时性和准确性,在临床工作中,常使用一些量表进行筛查与评估,以协助明确是否存在谵妄。常用的评估量表有谵妄评定方法、谵妄评定方法中文修订版、谵妄评定分级量表 -98 修订版等。

1. 谵妄评定方法 谵妄评定方法(confusion assessment method,CAM)是目前国内外使用最广泛最有效的谵妄筛查工具(表 4-16),也有学者翻译为意识模糊评估法。评估内容包括 4 个方面:①精神状态的急性改变或反复波动;②注意力不集中;③思维混乱;④意识水平的改变。调查前必须对老年人进行认知功能和注意力的评估,例如 3 个单词的记忆测验和数字广度测验。另外,调查者还要通过询问家属以及照护人员了解老年人是否为急性发病以及病情是否波动。谵妄的判断标准:①和②同时存在,并满足③或④的任意 1 条。

2. 谵妄评定方法中文修订版 谵妄评定方法中文修订版(CAM Chinese reversion,CAM-CR)是在谵妄评定方法(CAM)基础上,由李娟等于 2003 年根据我国临床实际特点和情况修订,设立详细的谵妄症状定义和定量评分标准,在国内运用较多(表 4-17)。该量表包含 11 个项目,即急性起病、注意障碍、思维混乱、意识水平的改变、定向障碍、记忆力减退、知觉障碍、精神运动性兴奋、精神运动性迟缓、波动性以及睡眠 - 觉醒周期的改变。各项目根据症状严重程度采用 4 级评分法,1= 不存在,2=轻度,3= 中度,4= 中度。总分 44 分,≤19 分提示没有谵妄,20~22 分提示可疑有谵妄,≥22 分提示有谵妄。

表 4-16　谵妄评定方法（CAM）

项　目	评价内容
1. 精神状态的急性改变或反复波动	与老年人基础水平相比，是否有证据表明存在精神状态的急性变化？或者在过去24 小时内，老年人的（异常）行为是否存在波动性（症状时有时无或时轻时重）
2. 注意力不集中	老年人注意力是否难以集中，如注意力容易被分散或不能跟上正在谈论的话题
3. 思维混乱	老年人的思维是否混乱或者不连贯，谈话主题散漫或与谈话内容无关，思维不清晰或不合逻辑，或毫无征兆地从一个话题突然转到另一个话题
4. 意识水平的改变	老年人当前的意识水平是否存在异常，如过度警觉（对环境刺激过度敏感、易惊吓）、嗜睡（瞌睡、易叫醒）或昏睡（不易叫醒）

表 4-17　谵妄评定方法中文修订版（CAM-CR）

项　目	选　项
1. 急性起病:（判断从前驱期到疾病发展期的时间）老年人的精神状况有疾病变化的证据吗？	1 分：不存在； 2 分：较轻，3 天至 1 周； 3 分：中度，1~3 天； 4 分：严重，1 天之内。
2. 注意障碍:请老年人按顺序说出 21 到 1 之间的所有单数,老年人的注意力难以集中吗？如容易注意涣散或难以交流吗？	1 分：不存在； 2 分：轻度，1~2 个错误； 3 分：中度，3~4 个错误； 4 分：严重，5 个或 5 个以上的错误。
3. 思维混乱:老年人的思维是凌乱或不连贯的吗？例如,谈话主题散漫或不中肯,思维不清晰或不合逻辑,或从一个话题突然转到另一话题。	1 分：不存在； 2 分：轻度，偶尔或短暂的言语模糊或不可理解，但尚能顺利交谈； 3 分：中度，经常短暂的言语不可理解，对交谈有明显的影响； 4 分：严重，大多数的时间言语可理解，难以进行有效的交谈。
4. 意识水平的改变:总体上看,您如何评估该老年人的意识水平?	1 分：不存在； 2 分：轻度，警觉（对环境刺激高度警惕、过度敏感）； 3 分：中度，嗜睡（瞌睡，但易于唤醒）或昏睡（难以唤醒）； 4 分：严重，昏迷（不能唤醒）。
5. 定向障碍:在会面的任何时间老年人存在定向障碍吗？例如,他认为自己是在其他地方而不是在医院,使用错的床位,或错误的时间,或错误地判断以 MMSE 为基础的有关时间或空间定向。	1 分：不存在； 2 分：轻度，偶尔短暂地存在时间或地点的定向错误（接近正确），但可自行纠正； 3 分：中度，经常存在时间或地点的定向错误，但自我定向好； 4 分：严重，时间、地点及自我定向均差。
6. 记忆力减退:（以回忆 MMSE 中的 3 个词为主）在面谈时老年人表现出记忆方面的问题吗？例如,不能回忆医院里发生的事情,或难以回忆指令（包括回忆 MMSE 中的 3 个词）。	1 分：不存在； 2 分：轻度，有一个词不能回忆或者回忆错误； 3 分：中度，有两个词不能回忆或回忆错误； 4 分：严重，有 3 个词不能回忆。

项　目	选　项
7. 知觉障碍：老年人有知觉障碍的证据吗？例如，幻觉、错觉或对事物的曲解（如当某一东西未移动，而老年人认为它在移动）。	1分：不存在； 2分：轻度，只存在幻听； 3分：中度，存在幻视，有或没有幻听； 4分：严重，存在幻触、幻嗅或幻味，有或没有幻听。
8. 精神运动性兴奋：面谈时，老年人有行为活动不正常的增加吗？例如，坐立不安、轻敲手指或突然变换位置。	1分：不存在； 2分：轻度，偶有坐立不安、焦虑、轻敲手指及抖动； 3分：中度，反复无目的的走动，激越明显； 4分：严重，行为杂乱无章，需要约束。
9. 精神运动性迟缓：面谈时，老年人有运动行为水平的异常减少？例如，常慵懒、缓慢进入某一空间、停留某一位置时间过长或移动很慢	1分：不存在； 2分：轻度，偶尔比先前的活动、行为及动作缓慢； 3分：中度，经常保持一种姿势； 4分：严重，木僵状态。
10. 波动性：老年人的精神状态（注意力、思维、定向、记忆力）在面谈前或面谈中有波动吗？	1分：不存在； 2分：轻度，一天之中偶尔地波动； 3分：中度，症状在夜间加重； 4分：严重，症状在一天中剧烈波动。
11. 睡眠-觉醒周期的改变：（老年人日间过度睡眠而夜间未眠）老年人有睡眠-觉醒周期紊乱的证据吗？例如日间过度睡眠而夜间失眠。	1分：不存在； 2分：轻度，日间偶有瞌睡，且夜间时睡时醒； 3分：中度，日间经常瞌睡，且夜间时睡时醒或不能入睡； 4分：严重，日间经常昏睡而影响交谈，且夜间不能入睡。

3. 谵妄评定分级量表-98修订版　谵妄评定分级量表-98修订版（Delirium Rating Scale-Revised-98, DRS-R-98）是在原10个项目的谵妄评定分级量表基础上修订而成（表4-18）。DRS-R-98量表不仅对谵妄症状做了更精确的定义，同时还能有效地与其他精神障碍特别是痴呆等进行鉴别。该量表包含16个项目，分为2个部分，分别由13个严重程度项目和3个诊断项目组成。严重性项目从0到3分评级，可独立使用反映谵妄的严重程度；诊断项目从0到2或3分，可区分谵妄老年人和非谵妄精神病老年人，如痴呆和精神分裂症等。临床上一般将DRS-R-98量表总分和严重程度分界值分别确定为17.75和15.25，即总分≥18或严重程度分≥15即诊断为谵妄。

表4-18　谵妄评定分级量表-98修订版（DRS-R-98）

项　目	选　项
1. 睡眠-觉醒周期紊乱：病史来源包括家庭、看护者、护士及老年人自己。注意区别闭目养神与睡眠	0分=没有症状； 1分=夜间睡眠的连续性略有中断或白天偶有昏昏沉沉； 2分=睡眠-觉醒周期中度紊乱（如在与人对话时入睡；白天时常打盹；夜间数次短暂的觉醒伴有意识障碍或行为改变以及夜间睡眠明显减少）； 3分=睡眠-觉醒周期严重紊乱（如睡眠-觉醒周期的昼夜颠倒；无正常睡眠周期，代之以多个短程的睡眠-觉醒片段；严重失眠）
2. 感知障碍（幻觉）：错觉和幻觉可出现于各种感觉形式。这些感知障碍可以为单调、非复合的"单纯型"，如声响、噪声、颜色、亮点或闪光；也可以为多维度的"复杂型"，如言语声、音乐声、人物、动物或场景。根据老年人本人或看护者评定，亦可通过观察推断	0分=没有症状； 1分=轻度感知障碍（如非现实感或人格解体；老年人无法分清梦境和现实）； 2分=存在错觉； 3分=存在幻觉

项 目	选 项
3. 妄想：妄想的内容各异，多表现为被害妄想。可根据老年人自己、家人或看护者的报告进行评定。妄想为没有事实依据，但老年人坚信不疑的想法并且不能通过合理解释消除，其内容往往与老年人的文化背景和宗教信仰不相符合	0分＝没有症状； 1分＝轻度的猜疑，过度警觉或有先占观念； 2分＝尚未达到妄想程度的或貌似合理的怪异想法以及超价观念； 3分＝存在妄想
4. 情绪不稳定：该项目为评定老年人情绪的外在表现，并非描述老年人的内心体验	0分＝没有症状； 1分＝情绪有时与环境显得不相协调；数小时内情绪变化明显；情绪变化主要受自己控制； 2分＝情绪常常与环境不协调；数分钟内情绪变化明显；情绪变化不完全受自己控制，但对他人的提醒能做出相应的反应； 3分＝情绪严重抑制或波动极快，与环境不协调并对他人的提醒无法做出相应的反应
5. 言语功能异常：该项目用于评定无法用方言或口吃解释的说话、写字和肢体语言的异常。评估的内容包括言语的流利程度、语法、理解能力、语义内容和命名能力。如有必要可通过让老年人完成指令来测验其理解能力	0分＝言语正常； 1分＝轻度损害，包括找词困难、命名困难或表达不够流利； 2分＝中度损害，包括理解困难或难以进行有意义的交流（即语义内容）； 3分＝重度损害，包括言语无法理解、语词杂拌、缄默或理解能力丧失
6. 思维过程异常：通过老年人的口头表达或书写内容来评价其思维过程的异常，如老年人无法说话或写字则跳过此项目	0分＝正常的思维过程； 1分＝容易离题或赘述； 2分＝有时存在联想散漫，但总体上可以理解； 3分＝存在明显的联想散漫
7. 精神运动性激越：通过临床观察来评定该项目，可通过拜访者、家人或医务人员的观察间接评定。应排除静坐不能、抽动和舞蹈病	0分＝没有坐立不安或激越； 1分＝整个精神运动存在轻度的坐立不安或烦躁； 2分＝中度的精神运动性激越，包括肢体的夸张动作、来回踱步、明显的烦躁以及拔除输液管等行为 3分＝严重的精神运动性激越，如攻击行为或需要限制和隔离
8. 精神运动性迟滞：可通过直接观察或家人、拜访者和医务人员的观察间接评定。须鉴别帕金森病引起的迟滞和睡眠状态	0分＝不存在自主运动的迟缓； 1分＝运动的频率、自主性和速度轻度降低，临床上可以察觉； 2分＝运动的频率、自主性和速度明显降低，并影响老年人的日常生活； 3分＝严重的精神运动性迟滞，缺乏自主运动
9. 定向障碍：无法说话的老年人可通过做多选题来评定。时间的误差不超过2天，而住院3周以上的老年人的回答误差范围可延长到7天。人物的定向障碍多表现为无法认出家庭成员（包括能认出但无法说出是谁），一般出现在时间或地点定向障碍以后。自我定向障碍是人物定向障碍最严重的形式，临床上较少见	0分＝人物、时间和地点定向全； 1分＝时间定向障碍（如时间误差大于2天；月份或年份错误）或地点定向障碍（如无法说出所在机构、城市或国家），但两者不同时存在； 2分＝时间和地点定向障碍； 3分＝人物定向障碍

项　目	选　项
10. 注意力受损：通过交谈和 / 或其他特殊的测试（如数字广度试验）来评定老年人说话的持续性、易转移性和改变话题的难易程度。对有感觉器官缺陷、气管插管或双手受限的老年人可用其他检查方法评估（如书写）	0 分 = 注意力集中并有一定警觉性； 1 分 = 注意力较难集中或较易转移注意力，但尚能顺着原先的话题。数字广度试验仅有一个错误，并且回答速度可； 2 分 = 中度的注意力损害，难以集中和维持。数字广度试验有数个错误，并需一定的提醒才能完成试验； 3 分 = 根本无法集中或维持注意力，回答错误或内容不完全甚至无法遵从指令。易被环境中的其他声音和事物吸引注意
11. 短时记忆受损：定义为回忆 2~3 分钟前记住的信息（如 3 项听到或看到的事物）。如进行正式评估，在评定之前应详细记录信息的内容，测定的次数和提示的信息均应记录在案。老年人在回忆之前不得进行练习并且在此期间应转移其注意力。老年人可说出或写出记住的信息。如测定正常，但在交谈过程中发现有一定的短期记忆缺陷也包括在内	0 分 = 短期记忆完整； 1 分 = 能回忆 2/3 的信息，在提示后能回忆出另外 1/3 的信息； 2 分 = 能回忆 1/3 的信息，在提示后尚能回忆出另外 2/3 的信息； 3 分 = 不能回忆
12. 长时记忆受损：可通过让老年人回忆过去的事件（如过去的病史或其他可以核实的个人经历）或与文化相关的常识。如进行正式测定，可给老年人记 3 个物体（口头或书面形式呈现，并作详细的记录）在间隔至少 5 分钟后让老年人回忆。在此期间老年人不得进行练习。允许智力发育迟滞或文化程度低于初中的老年人无法回答常识问题。评定长时记忆的损害应从临床检查和正式测定，近期记忆和远期记忆各个方面综合考虑	0 分 = 无明显的长时记忆的损害； 1 分 = 能回忆 2/3 的信息和 / 或回忆其他长时记忆的内容有少许错误； 2 分 = 回忆 1/3 的信息和 / 或回忆其他长时记忆的内容有较多错误； 3 分 = 不能回忆和 / 或回忆其他长时记忆的内容有严重困难
13. 视觉空间能力缺陷：可用正式或非正式的评估方法。老年人在居住区中找路的能力也应考虑在内（如走失）。正式测定时可让老年人临摹简单的画、拼七巧板或画地图并辨认其中的主要城市等等。注意排除因视力障碍所致结果错误	0 分 = 无损害； 1 分 = 轻度损害，包括正式测定中画的总体和拼图的多数细节或部分正确；和 / 或在居住区中找路能力的轻微损害； 2 分 = 中度损害，包括正式测定的画面变形和 / 或拼图的一些细节或部分错误；和 / 或在较为陌生的环境中容易迷路常需他人指路；在较为熟悉的环境中难以认路； 3 分 = 正式测定无法完成；和 / 或在居住区时常走失或迷路

以下 3 项用于诊断或研究中鉴别谵妄与其他障碍，其分值与严重程度分相加可得总分，但在严重程度分仅将上述各项相加，不包括以下选项在内。

项　目	选　项
14. 症状的发生时间：评估症状首次发作或反复发作时出现的快慢，而非症状持续时间。当老年人原先即有精神科疾病时，应及时辨认谵妄症状的出现，如严重抑郁老年人因过量服药出现谵妄时，应评定其谵妄症状的出现时间	0 分 = 与平时或长期行为无明显区别； 1 分 = 症状逐渐出现，发生时间约数周至 1 个月； 2 分 = 在数天至 1 周内，人格或行为有明显变化； 3 分 = 在数小时至 1 天内，人格或行为突然发生变化

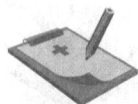

项　目	选　项
15. 症状严重程度的波动性：评估一定时间内单个症状或一组症状的消退或出现的情况。通常应用于认知、情感、幻觉的严重程度、思维障碍和言语障碍。值得注意的是，感知障碍通常是间歇出现的，有时会在其他症状消退时更加严重	0 分 = 无症状的波动； 1 分 = 症状严重程度在数小时内出现波动； 2 分 = 症状严重程度在数分钟内出现波动
16. 躯体疾病：评估心理、医学或药物因素对所评定症状的特殊作用。老年人可有一定的问题，但该问题未必与所评定的症状有因果联系	0 分 = 无疾病或无正处于活动期的疾病； 1 分 = 存在可能影响精神状态的躯体疾病； 2 分 = 药物、感染、代谢异常、中枢神经系统异常和其他合并的躯体疾病可特异性的引起行为或精神状态的改变

（宗胜蓝）

第五章　老年人社会评估

第五章
数字内容

学习目标

1. 掌握：老年人社会支持系统、角色适应、虐待（身体、心理、性、经济、怠慢或疏忽）的评估内容和方法。
2. 熟悉：老年人社会评估方法。
3. 了解：老年人虐待的范围和后果、危险因素。
4. 学会：应用评估工具评估社会支持系统。
5. 具有：尊老、敬老、爱老意识和较强的人际沟通能力。

导入情景

佟爷爷，82岁，患有高血压、高血脂、高尿酸，最近风湿关节炎很严重。他待人热情，但因疾病缠身而身心俱疲，对生活感到无力。因病长期居于室内，与邻里关系一般。无社保，育有一女，生活开支完全由女儿安排。

工作任务

请为佟爷爷进行社会支持系统评估。

随着世界人口老龄化进程的加快，老年人的健康状况越来越受到重视。近30年来，国内外对老年人社会评估的研究发展迅速，已成为老年医学和健康管理领域的重要研究方向之一。如何从全民出发，全面、科学地实施老年人社会评估，是开展老年人健康管理，实现健康老龄化目标的关键。在社会经济发展过程中，人民生活水平不断提高，医学模式不断变化，健康评估已经从单一的身体评估发展到综合的包含身体、心理精神、社会及生活环境等全方位的综合评估。老年人社会评估是重要组成部分，它通过了解老年人的社会支持系统和角色适应情况，反映老年人的需求，从而帮助人们更好地了解老年人的社会功能，正确引导老年人积极参与社会活动。社会评估的任务是评估老年人的社会支持系统、角色与角色适应、虐待老年人等方面的综合状况。实用有效的综合评估工具可以让评估者准确高效地识别老年人的个人和家庭问题，制订工作计划，开展有针对性的工作，规避可能出现的风险。

第一节　老年人社会支持系统

一、关于社会支持的认知

（一）社会支持

1. 社会支持的概念　社会支持是指一定社会网络运用一定的物质和精神手段对社会弱势群体进行无偿帮助的行为的总和。社会支持作为一种理论范式,起源于社会病原学,与个体的生理、心理和社会适应性相联系。一些学者将其局限于社会心理健康领域。然而,根据现有的研究,国内外对社会支持的利用已经超出了原有的解释,已经扩展成为帮助弱势群体摆脱生存和发展困境的一种精神和物质资源相结合的社会方法。社会支持理论基于对弱势群体需求的假设,通过确定弱势群体需要改善和摆脱不利的状况,整合外界支持,帮助弱势群体过渡到良好的社会状态。

社会支持网络是社会支持理论中不可缺少的一个概念。社会支持网络指的是一组个人之间的接触,通过这些接触,个人得以维持社会身份并且获得情绪支持、物质援助和信息服务。

根据社会支持理论的观点,一个人的社会支持网络越强,说明他越能应对各种环境挑战,越能成功解决问题。个人拥有的资源可以分为个人资源和社会资源。个人资源包括个人自我功能和应对能力,以个人为中心向外展开。社会资源是指个人社会网络的广度和网络中的人能够提供的社会支持功能的程度。工作者以老年人的社会支持网络为基础,分析老年人所拥有的个人资源和社会资源,整合评估老年人的社会支持力度。

2. 社会支持的类型　国外经常按照社会支持的性质分为工具性支持和情感性支持,其中工具性支持包含物资、金钱、时间和服务,情感性支持包含理解、关心、关爱和信任。对社会支持的界定包含3个方面的含义:社会处境、知觉的社会支持与行动化支持,其中个体知觉到的社会支持最被普遍使用,因为同样的客观支持,每个人的主观感受并不相同,被感受到的支持是一种心理现实。

国内把社会支持分为3种类型:一是客观的、实际的或可见的支持,包括物质上的直接援助和社会网络、团体关系的存在和参与;二是主观的、体验到的或情绪上的支持,主要指个体在社会中被尊重、被支持和被理解的情绪体验和满意程度;三是个体对社会支持的利用情况,如有些人可获得支持,却拒绝别人的帮助;也可以根据支持主体来源,社会支持可分为正式的社会支持和非正式的社会支持两大类。前者指来自政府、社会正式组织的各种制度性支持,主要由政府行政部门,如各级社会保障和民政部门,以及准行政部门的社会团体,如工会、共青团、妇联等实施。后者则主要指来自家庭、亲友、邻里和非正式组织的支持。

一般来说,按照社会支持的主体可以分为4类:政府和正式组织(非政府组织)的正式支持;社区的"准正式支持";个人网络社会支持;社会工作专业人员和组织提供的专业技术支持。这4种支持类型相互重叠,又相互补充,基本形成了从政府主导向多元化方向发展的社会支持体系。

按照社会支持的本质可以分为两类。一类是社会网络和群体关系的存在和参与,包括稳定的关系如家庭、婚姻、朋友、同事,以及不稳定的社会接触,如非正式群体、临时的社会交流,这类支持是独立于个人的感觉和客观现实之外的。另一类是主观的、经验丰富的情感支持。个体在社会中受到尊重、支持和理解的情感体验和满足感,与个体的主观感受密切相关。大多数学者认为情感支持比客观支持更有意义,情感支持作为影响人类行为和发展的实际(中介)变量,比客观支持更易获得人们的理解。

3. 社会支持的重要性及应用　良好的社会支持有利于人类关系的健康发展,反之亦然。社会支持长期以来一直被认为是老年人生活满意度和良好心情的重要影响因素。除了实际的客观支持和主观体验,关于社会支持的研究还包括个人对社会支持的使用状况,个人对社会支持的使用存在较大差异,虽然有些人可以得到支持,但他们拒绝接受别人的帮助。人与人的支持是一个互动的过程。一个人支持他人,也是为得到他人的支持奠定了基础。因此,在社会支持评价中,有必要将支持的利用作为社会支持的一个重要维度。

社会支持在帮助老年人抵御不良影响方面发挥着重要作用。家人和朋友的支持可以帮助丧偶的老年人面对没有配偶或伴侣的新生活。对于老年人来说,失去一个重要的朋友可能是一个毁灭性的打击,但如果有其他朋友在哀伤辅导期间提供情感支持,痛苦会减轻。如果老年人知道手术后朋友和家人会提供帮助,让他没有后顾之忧,他们就不会那么害怕。社会隔离是一个非常大的风险因素,它不仅会导致认知和智力功能下降,还易引起身体疾病。因此有家人或朋友关心的老年人,更易拥有良好的心理健康状况。

(二)社会关系

评估老年人的社会关系是否具有支持性,可以从其家庭关系是否稳定、家庭成员之间是否相互尊重,老同事、老朋友及周围邻居是否有意愿、有能力向老年人提供帮助,以及他们对老年人的态度、所能提供的照护和支持服务程度。个体的社会关系网包括与之有直接或间接关系的所有人或人群,如家人、邻居、朋友、同学、同事、领导、宗教团体及成员和非正式组织。一般来说,老年人的社会关系网越健全,人际互动越频繁、融洽,越容易得到所需要的物质和精神等方面的支持。

(三)家庭关系

家庭关系作为社会关系的重要部分,对个人的影响至关重要。对老年人来说,家庭关系是晚年生活的重要支持系统。家庭关系指家庭成员之间的人际关系,包括姻亲、血亲与收养关系。其多样性与家庭规模有关。核心家庭只有夫妻关系、父母子女关系和兄弟姐妹关系;主干家庭要加上婆媳(翁婿)关系、祖孙关系;联合家庭还要加上妯娌、姑(叔)嫂关系。评估老年人家庭关系情况可采取绘制家系图,描述家庭结构、家庭遗传问题、重要家庭事件等,让评估者能迅速掌握家庭的基本健康和重要资讯。

二、社会支持系统评估

(一)老年人社会支持系统评估的目的

良好的社会支持有利于健康,而不良的社会关系则会损害身心健康。良好的社会支持对于老年人的健康有促进作用,可以有效减少身心疾病的发生,甚至促进身体疾病的康复。对于老年人来说,社会支持系统的评估是评估其晚年生活必不可少的一部分。通过评估工作的开展,可以发现社会支持系统中存在的不足,工作者合理运用个人和社会资源,制订适宜的服务计划,开展服务工作,弥补缺陷,修正问题,完善其正式和非正式支持系统,营造良好的社会关系和完善的社会支持系统,提高晚年生活质量。一个人拥有的社会支持网络越强大,越能应对生活中的困境和挑战。因此,良好的社会支持有利于提升老年人的生活质量,发挥社会关系的支持作用。

(二)老年人社会支持系统评估的方法

老年人的社会支持系统评估,主要可以通过观察与交谈来进行。如了解老年人家庭关系是否稳定、家庭内部成员之间是否相互尊重,与老同事、老朋友及周围邻居之间的互动是否是正向的、良性的。通过与家庭成员、邻居或亲戚朋友了解老年人日常参与社会团体和社会活动的频率,来了解是否有孤立的倾向。

1. 社会支持问卷 社会支持问卷(social support questionnaire,SSQ)共有 27 个项目,分成两个维度,分别是社会支持数量和对获得支持的满意度。社会支持数量即需要时能够依靠他人的程度,这是自身对社会支持的可利用程度,是来源于他人的支持,是客观支持;对获得支持的满意度,这是个人获得支持的直接感受,是自我感觉到的社会关系的适合程度,是一种主观体验。

2. 社会支持评定量表 社会支持评定量表(Social Support Rating Scale,SSRS)用于测量个体社会关系,包含 3 个维度共 10 个条目:客观支持(即老年人所接受到的实际支持)、主观支持(即老年人所能直接体验到的或情感上的支持)和对支持的利用度(即个体对各种社会支持的主动利用程度,包括倾诉方式、求助方式和参加活动的情况)。3 个分量表的总得分和各分量表得分越高,说明社会支持程度越好。该量表经长期使用,被认为设计合理、应用简便、条目易于理解无歧义,具有较好的信度和效度,广泛应用于主观幸福感、抑郁和人际信任等内容的研究,符合我国老年人群的特点。社会支持评定量表的内容见表 5-1。

表 5-1　社会支持评定量表（SSRS）

序号	评估项目	评估选项	评分标准	得分
1	您有多少关系密切、可以得到支持和帮助的朋友（只选一项）	①一个也没有	1	
		②1~2 个	2	
		③3~5 个	3	
		④6 个或 6 个以上	4	
2	近一年来您（只选一项）	①远离他人,且独居一室	1	
		②住处经常变动,多数时间和陌生人住在一起	2	
		③和同学、同事或朋友住在一起	3	
		④和家人住在一起	4	
3	您与邻居（只选一项）	①相互之间从不关心,只是点头之交	1	
		②遇到困难可能稍微关心	2	
		③有些邻居很关心您	3	
		④大多数邻居都很关心您	4	
4	您与同事（只选一项）	①相互之间从不关心,只是点头之交	1	
		②遇到困难可能稍微关心	2	
		③有些同事很关心您	3	
		④大多数同事都很关心您	4	
5	从家庭成员得到的支持和照顾（在合适的框内画"√"）	A. 夫妻（恋人） B. 父母 C. 儿女 D. 兄弟姐妹 E. 其他成员（如嫂子）	每项从无/极少/一般/全力支持分别计 1~4 分	
6	过去,在您遇到急难情况时,曾经得到的经济支持和解决实际问题的帮助来源	（1）无任何来源	0	
		（2）下列来源:(可选多项):A. 配偶;B. 其他家人;C. 亲戚;D. 朋友;E. 同事;F. 工作单位;G. 党团工会等官方或半官方组织;H. 宗教、社会团体等非官方组织;I. 其他（请列出）	有几个来源就计几分	
7	过去,在您遇到急难情况时,曾经得到的安慰和关心的来源	（1）无任何来源	0	
		（2）下列来源:(可选多项):A. 配偶;B. 其他家人;C. 亲戚;D. 朋友;E. 同事;F. 工作单位;G. 党团工会等官方或半官方组织;H. 宗教、社会团体等非官方组织;I. 其他（请列出）	有几个来源就计几分	
8	您遇到烦恼时的倾诉方式（只选一项）	（1）从不向任何人述说	1	
		（2）只向关系极为密切的 1~2 人述说	2	
		（3）如果朋友主动询问您会说出来	3	
		（4）主动诉说自己的烦恼,以获得支持和理解	4	

续表

序号	评估项目	评估选项	评分标准	得分
9	您遇到烦恼时的求助方式：（只选一项）	（1）只靠自己，不接受别人帮助。	1	
		（2）很少请求别人帮助	2	
		（3）有时请求别人帮助	3	
		（4）有困难时经常向家人、亲友、组织求援	4	
10	对于团体（如党团组织、宗教组织、工会、学生会等）组织活动；（只选一项）	（1）从不参加	1	
		（2）偶尔参加	2	
		（3）经常参加	3	
		（4）主动参加并积极活动	4	
	总得分			

注：

总分：即 10 个条目计分之和。客观支持分：第 2、6、7 条评分之和；主观支持分：第 1、3、4、5 条评分之和；对支持的利用度：第 8、9、10 条评分之和。

一般认为：10~20 分：获得的社会支持较少；20~30 分：具有一般的社会支持度；30~40 分：具有满意的社会支持度。

社会支持评定量表具有以下特点：

（1）测评完成时间：需要 3~5 分钟完成。

（2）适用人群：适用于 14 岁以上各类人群（尤其是普通人群）的健康测量。

（3）适用范围：了解受测者社会支持的特点及其心理健康水平、精神疾病和各种躯体疾病的关系。

（4）施测步骤：实施检测时，请受试者按各个问题的具体要求，根据实际情况如实填写，并要求受试者给予很好的合作。

（5）评定的时间范围应考虑每个条目的具体要求，一般应根据受试者本人惯用的方式和情况进行评定。

3. 领悟社会支持量表 领悟社会支持量表（Perceived Social Support Scale, PSSS）共 12 个题目，分别测定个体领悟来自各种社会支持来源的社会支持总程度，强调个体对社会支持的主观体验。由家庭支持、朋友支持、其他支持（老师、同学、亲戚）3 个分量表组成，每个分量表含 4 个条目，本量表为 7 点量表，选项从 1= 极不同意，过渡到 7= 极同意。社会支持总分由 3 个指标的分数相加而成，分数越高，得到的总的社会支持程度越高。量表内容表 5-2。

表 5-2 领悟社会支持量表（PSSS）

指导语：以下有 12 个句子，每一个句子后面各有 7 个答案。请您根据自己的实际情况在每句后面选择一个答案。例如，选择①表示您极不同意，即说明您的实际情况与这一句极不相符；选择⑦表示您极同意，即说明您的实际情况与这一句极相符；选择④表示中间状态。以此类推。

序号	评估内容	评分标准	得分
1	在我遇到问题时有些人（领导、亲戚、同事）会出现在我的身旁	选项得分	
2	我能够与有些人（领导、亲戚、同事）共享快乐与忧伤	①极不同意 1 分	
3	我的家庭能够切实具体地给我帮助	②很不同意 2 分 ③稍不同意 3 分	
4	在需要时我能够从家庭获得感情上的帮助和支持	④中立 4 分 ⑤稍同意 5 分	
5	当我有困难时有些人（领导、亲戚、同事）是安慰我的真正源泉	⑥很同意 6 分 ⑦极同意 7 分	

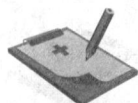

序号	评估内容	评分标准	得分
6	我的朋友们能真正地帮助我		
7	在发生困难时我可以依靠我的朋友们		
8	我能与自己的家庭谈论我的难题		
9	我的朋友们能与我分享快乐与忧伤		
10	在我的生活中有某些人（领导、亲戚、同事）关心着我的感情		
11	我的家庭能心甘情愿协助我做出各种决定		
12	我能与朋友们讨论自己的难题		

4. 社会关系评估量表 社会关系评估量表（Lubben Social Network Scale, LSNS），主要从家庭网络、朋友网络、知己关系、其他及生活安排来评估老年人的社会关系情况，共 10 道题。LNSN 总得分是通过这 10 道题答案相加获得，每道题得分 0~5，总得分 0~50。当总分 <20 时，表示社会关系及社会支持差；当总分 =20 时，表示社会关系及社会支持良好。量表内容见表 5-3。

表 5-3 社会关系评估量表（LSNS）

家庭网络

1. 1 个月内您至少见到或听到多少次您家的亲戚?（ ）
    0. 0 次　　1. 1 次　　2. 2 次　　3. 3 次或 4 次　　4. 5~8 次　　5. 9 次或更多次

2. 告诉我谁和您关系最亲近，以及 1 个月内您见到或听到他几次?（ ）
    0. 0 次　　1. 1 次　　2. 2 次　　3. 3 次或 4 次　　4. 5~8 次　　5. 9 次或更多次

3. 您感觉到亲近的人有多少?（ ）
    0. 0 人　　1. 1 人　　2. 2 人　　3. 3 人或 4 人　　4. 5~8 人　　5. 9 人或更多人

朋友网络

4. 您有多少亲近的朋友?（ ）
    0. 0 人　　1. 1 人　　2. 2 人　　3. 3 人或 4 人　　4. 5~8 人　　5. 9 人或更多人

5. 1 个月内，您见到朋友多少次?（ ）
    0. 0 次　　1. 1 次　　2. 2 次　　3. 3 次或 4 次　　4. 5~8 次　　5. 9 次或更多次

6. 告诉我在这些朋友中，谁和您关系最亲近，您多久能见到或听到他?（ ）
    0. 小于 1 个月　　1. 1 个月　　2. 1 个月几次　　3. 1 周　　4. 1 周几次　　5. 每天

知己关系

7. 当您要做一个重要决定时，您会告诉其他人吗?（ ）
    0. 从不　　1. 很少　　2. 有时　　3. 经常　　4. 很多时候　　5. 总是

8. 当您知道其他人有重要的决定时，他们会告诉您吗?（ ）
    0. 从不　　1. 很少　　2. 有时　　3. 经常　　4. 很多时候　　5. 总是

其他

9a. 每天有没有其他人依靠您做一些事? 如购物、做饭、修理、照顾孩子、打扫卫生等（ ）
    没有 - 如果没有，继续 9b 题；有 - 如果有，第 9 题得分为 5 并且跳到第 10 题

9b. 您是否帮助过其他人，如购物、修理、照顾孩子等?（ ）
    0. 从不　　1. 很少　　2. 有时　　3. 经常　　4. 很多时候　　5. 总是

生活安排

10. 您是独自还是跟其他人生活?（ ）
    0. 独自生活　　1. 跟其他无关系的人生活　　2. 跟亲戚或朋友生活　　3. 与配偶生活

总得分为（ ）

第二节 老年人角色适应评估

一、老年人角色

（一）老年人的角色概念和角色特征

1. 角色的概念　角色即社会角色,最初是戏剧术语。美国社会学家米德(Mead)在19世纪30年代将此术语引入社会心理学领域,认为每个人都在社会中扮演着不同的角色,一个人是所扮演的各种社会角色的综合体。社会角色是一套权利、义务和行为模式,与人们的社会地位和身份一致,这是由对个人的标准和期望所定义的。一个角色是不能单独存在,它需要与他人建立关系。一个人必须经历各种各样的角色转变,从婴儿到青年,从中年到老年人;从学生到员工再到退休;从儿子或女儿到父母。人在不同的位置扮演不同的角色,在不同的角色中起着不同的作用。

角色是指一个人在特定社会环境中获取的相应社会身份和地位,以及由此赋予的社会责任与权利义务。老年人角色是指人到了一定年龄后,所承担的社会角色及社会责任,所履行的权利与义务,如适应退休与收入的减少、健康与体力的衰退、配偶的死亡、家庭角色的减弱、社会与公民角色的转变(表5-4)。

表 5-4　老年的角色分类

项目	第一角色	第二角色	第三角色
概念	第一角色又称为基本角色,它确定个人的主体行为。按年龄和性别赋予的角色,例如儿童和妇女	第二角色又称一般角色。个人在成长和发展的每个阶段完成特定任务的职责,是个人必须承担的角色,这是由社会状况和职业(例如母亲和护士)决定的	第三角色又称为独立角色,可以自由选择,暂时承担完成某些临时发展任务的角色,但有时是不可选择的,例如老年人
分类	60~79岁,年轻老年人;80~89岁,高龄老年人;90岁以上为长寿老年人;男性老年人/女性老年人	退休老年人、返聘老年人	空巢老年人、独居老年人

2. 角色的特征

（1）多重性:在社交生活中,个人通常在一个时期中扮演多个角色,存在于与他人的相互关系中,可以是临时的或长期的角色,一般老年人会同时扮演配偶、父母、祖父母等多重角色。

（2）可变性:角色会根据年龄、社会关系发生变化,老年人会增加祖父母的角色,减少工作人员的角色。

（3）冲突性:要承担某种角色,老年人必须有一个或几个互补角色。当作为互补角色的行为模式发生变化时,角色个体必须对其行为进行相应的调整以满足角色需要,否则角色个体就会出现适应不良,角色个体必须根据自己的角色要求进行活动。现在,传统社会的主干家庭、联合家庭渐渐被核心家庭取代,家庭分化让老年人失去了子女对老年人的照顾和关心,空巢家庭越来越多,老年人则需要调整自己的生活状态来满足养老需求。

（二）老年人角色适应不良及其表现

1. 角色适应不良的概念及成因　老年人在角色转换过程中容易出现不适应,角色适应不良是由社会系统的外部压力引起的主观情绪反应,当一个人的角色表现与角色期望不一致或不能满足角色期望的要求时,可能会发生角色适应不良。

2. 角色适应不良的表现

（1）生理反应:头痛、头晕、乏力、睡眠障碍、心率和心律异常。

（2）心理反应:紧张、焦虑、易激怒、沮丧或绝望。

3. 角色适应不良的类型

（1）角色冲突:角色冲突是一种心理冲突和行为冲突,发生在角色期望与角色表现之间的差距过大而使个人难以适应。角色冲突的原因是,个人需要同时承担两个或多个在时间或精力上相互冲突的角色,另一个是个人对同一角色的角色期望标准不同。

（2）角色模糊：角色模糊是个人不知道角色期望的标准，并且不知道如何采取行动来符合角色期待，从而引起的令人不安的反应。角色模糊的原因是角色期望太复杂、角色变化太快以及主要角色和互补角色之间的沟通不畅。

（3）角色匹配不当：角色匹配不当是指个人的自我概念，自我价值或自我能力与其角色期望之间的不匹配。

（4）角色负荷过重或不足：角色负荷过重意味着个体的角色行为很难实现过高的角色期望。角色负荷不足意味着个人对角色的期望过低，无法充分发挥个体的能力。这一角色失调的原因与个人的经历、动机、知识、技能、观念等有关。

4. 老年人角色适应不良引发的矛盾

（1）安度晚年与意外刺激之间的矛盾：老年人们希望和平而快乐地度过一个晚年，大多数老年人都希望长寿，但这些美好的期待与现实生活中的意外打击和重大刺激形成强烈的反差。如果一个老年人准备与妻子快乐地度过晚年，但是没有足够的社会支持来支持和帮助老年人度过丧偶这一强大的刺激，那么老年人的精神很快就会崩溃，甚至导致过早死亡。据统计，丧偶老年人的死亡率是普通老年人的 7 倍。除了丧偶，夫妻之间的争吵、亲戚和朋友的死亡、婆媳之间的不和以及突发疾病等意外刺激对老年人的打击也很严重。

（2）养老服务与经济保障不足之间的矛盾：缺乏独立的经济来源或可靠的经济保障是造成老年人心理困扰的重要原因。一般来说，由于缺乏经济收入或者社会地位不高，这类老年人容易出现自卑感。他们的心理上容易感到沮丧。一般来说，由于缺乏经济收入，老年人更容易感到消极情绪。如果他们受到孩子的歧视或抱怨，强势的老年人常常会感到无用，甚至会产生"还不如死了"的消极想法。

（3）老有所为与身心衰老之间的矛盾：具有较高价值观和理想追求的老年人通常不愿在退休后闲着，他们渴望在自己有能力的时候为社会做更多的贡献。所谓的退而不休、老有所为，就是对这类老年人崇高精神追求的直接而真实的描述。不过由于老年人随着年龄的增加，身心健康并不理想。他们要么正在严重衰老，要么患有各种疾病，其中一些人的心理能力如感知、记忆力和思维能力都在下降。这样，这些老年人就在志向与衰老之间形成了矛盾，一些老年人为此陷入了深深的困扰和焦虑。

（4）角色变化与社会适应之间的矛盾：这一矛盾主要存在于离退休老年人的身上，尽管退休和离休是正常的角色变化，但不同职业群体的人们对退休的心理感受却不同。退休前后退休工人的心理感受几乎没有变化。曾是工人的老年人退休后，他们摆脱了繁重的体力劳动，有更多的时间做家务、娱乐和结交朋友，并有足够的退休金和公共医疗服务，因此他们退休后对生活更加满意，情绪相对稳定，社会适应能力很好。有些离退休人员退休前具有较高的社会地位和广泛的社会关系，生活重点是工作。离退休后，生活重心变成家庭，广泛的社会关系突然减少，这使他们感到不习惯和不舒服，无法良好地适应生活。

（三）老年人角色转变的特征与适应方法

1. 家庭角色的变化　老年人退休后，家庭成为老年人活动的主要场所。家庭生活的各种变化对老年人有重要影响。大多数老年人已经从父母的身份上升为祖父母的身份。角色已更改，任务也已更改，有的老年人需要承担照顾第三代的任务，同时这个阶段也是丧偶多发时期，老年人要适应失去伴侣的生活。

2. 社会角色的变化　主要是社会地位、经济地位的变化。在某个时候（一般在退休后），老年人将从社会支配者转向社会依赖者，从社会财富的创造者转到社会财富的消费者。这些角色变化将使老年人对角色变化感到不适应。退休后他们会茫然不知所措，难以接受，他们认为自己被社会抛弃，常表现出沉默寡言和沮丧。

3. 角色期望的变化　角色期望是个人对角色的了解和认识。老年人应接受并理解老年人在当代社会中的作用，理解社会对老年人的角色期望，并应创造和建立当代老年人的典型。角色期望的这种变化具有重要的行为医学和社会医学意义。

老年人应努力适应退休带来的各种变化，即实现退休后社会角色的转变。通常有以下几种方法：

（1）调整心态并遵守法律：老龄化是不依赖于人的意志为转移的客观规律，退休也是不可避免的。这不仅是老年人的权利，是国家授予老年人安度晚年的社会保障制度，而且是老年人的义务，也是促进劳动力"新陈代谢"的必要手段。老年人应在心理上了解并接受这一事实。此外，退休后，必须消除"树老根枯""人老珠黄"的悲观思想和消极情绪，强化美好信念，将退休生活视为另一种华丽生活的开端，重新安排工作、学习和生活，做到老有所为、老有所学、老有所乐。

（2）充分发挥余热，回归社会：有些退休的老年人身体强壮，精力充沛且有专业技能，他们可以积极寻找机会，尽其所能从事某些工作。一方面，发挥余热，继续为社会做贡献，实现自我价值；另一方面，使自己在精神上有寄托，丰富自己的生活，促进身体健康。退休后的工作应根据自己的实际能力来安排，而不是勉强。

（3）善于学习，接受新知识：一方面，学习可以促进大脑的使用，使大脑更灵活，并延缓智力下降；另一方面，老年人应该通过学习来更新知识，适应日新月异的社会，避免孤独和落后；加强学习，树立新观念，与时俱进，与社会一起进步。

（4）培养爱好，寄托精神：许多老年人退休前都有爱好，但他们忙于工作，没有时间去钻研和提升。退休后，他们有足够的时间充分享受这种乐趣。即使以前没有兴趣爱好，退休后也应该自觉培养一些爱好，以丰富自己的生活。例如书写和绘画，不仅可以培养兴趣，而且可以锻炼身体；种花养鸟也是一项有益的活动，鸟语花香亦是生活的情趣。此外，跳舞、气功、打球、下棋和钓鱼等活动可以使老年人感到心情愉悦，提升他们的幸福感。

（5）扩大社会互动，解决孤独：退休后，老年人的生活圈缩水了，但老年人不宜自我封闭，不仅要努力保持与老朋友的关系，而且应积极建立新的人际关系网。良好的人际关系可以开辟新的生活领域，解决孤独感，并增加生活的乐趣。在家庭中，还应与家人建立和谐的人际关系，以营造和美的家庭氛围。

（6）生活中的自律，保健身体：老年人的日常生活应有规律，退休后，他们可以为自己制订一个切实可行的时间表，早睡早起，按时休息，及时活动，建立并适应新的生活节奏。同时，有必要养成良好的饮食卫生习惯，摆脱有害健康的不良习惯，采取适当的休息、运动和娱乐方式，建立健康的生活方式。

（7）必要的药物和心理治疗：老年人身体不适，情绪低落或沮丧时应主动寻求帮助，并且不应回避就医问题。对于患有严重躁动不安和失眠的退休综合征的老年人，必要时可以在医生的指导下服用药物或接受心理治疗。

（四）老年人角色转变的主要形式和干预方法

角色包含人们在社会系统中的地位以及人们在日常工作、学习和生活中承担的职能责任的总和。老年人进入衰老阶段后，他们的角色发生了很大变化，他们的心态也相应发生了变化。个体不能很好地适应新的角色，则可能会发生心理和生理问题，从而影响老年人自己和他人的身心健康。

1. 主要角色转变为次要角色　主要角色是拥有独立的思想和行为能力，能对自己的思想和行为负责，并能够不断地认识和改变世界。次要角色是指其能力被削弱或缺失的一类角色。转变为次要角色的老年人，有的会感到精神抑郁、沮丧、对未来失去信心，有强烈的失落感和其他精神症状。除了长期处于这种状态外，还可能发生病理变化，如心脑血管疾病、消化系统疾病、老年人癫痫发作和癌症。因此，已转变为次要角色并具有以下特征的老年人有上述症状，应平时放松身心，积极配合医生治疗上述疾病，老年人的领导、同事、家属、亲戚和朋友也应在生活中照顾好他们，精神上安慰他们，使他们能够平稳地适应角色的变化。

2. 居家的角色转变为集体的角色　居家角色是一种生活在家里并与家人昼夜相处、相互依存并享有某些权利和义务的角色。集体角色是住在养老院或其他老年人集体组织中，已失去家庭生活过上集体生活。转变为集体角色的老年人有的会出现自闭症和抑郁症等症状；外向的人容易与其他人在生活习惯等方面产生冲突，并产生"别人金窝银窝，不如自家土窝"等极端的想法。在长期的负面精神状态下，容易患自闭症和心身疾病。有上述症状的老年人应该放轻松，并从他人的角度多考虑问题，性格内向的人应该开阔胸怀，主动与他人交朋友；性格外向的人应主动与他人联系，帮助他人，设法克制自己的言行，避免与他人发生冲突。

3. 配偶的角色转变为单身角色　配偶的角色是指一个人充当另一个人的丈夫或妻子，并享有作为丈夫或妻子的特定权利和义务的角色。单身角色是指由于年龄增长、意外事故或疾病导致丈夫或妻子死亡而自然形成的角色。转变为单身角色的老年人可能会遇到诸如悲伤、哭泣、睹物思人等症状，并产生诸如"不如一起死了"之类的消极心理。长时间处于这种消极状态，可能会逐渐出现病理生理变化,如患上精神疾病或染上不良习惯(例如酗酒)。老年人应该勇敢面对现实,接受现实,并以配偶不幸的死亡作为考验,以测试自己是否可以承受挫折,是否可以照顾自己以及是否可以珍惜每一天。当然,有需要的丧偶老年人可以考虑再婚,产生心理或精神疾病的老年人应积极配合医生进行心理和药物治疗。

4. 工作角色转变为休闲角色　工作角色是指人在社会或单位中从事工作,担任一个或多个职位,并具有一定权利和履行某些义务的一种角色。休闲角色是指由于工作或职位变动而导致的权利丧失。转变为休闲角色的老年人可能会出现诸如精神空虚,无所事事,经常看时钟(看表)等症状,并且可能感觉度日如年。长时间处于这种精神状态,则可能会逐渐生病,生理和心理发生变化,或者沉迷于不良行为中,如赌博和酗酒。具有上述症状的老年人应改变思维方式,并把工作角色转变为休闲角色当作是职业生涯的结束。老年期的生活是自我完善、自我发展和自我实现的开始,老年人应该充分利用闲暇时间,做一些自己在工作期间没有时间去做的事情,如阅读、写作、绘画、旅行;做一些家务活,承担力所能及的工作,间接地为社会做贡献。

二、老年人角色适应性评估

（一）评估目的

老年人角色适应性评估是为了阐明被评估者对角色的看法,确定角色行为是否正常,是否适应角色变化和适应不良的冲突。

（二）评估方法和内容

它是通过询问的方式进行的,并且通常使用一种开放式的方法进行评估。评估内容主要涵盖以下几个方面:

1. 一般角色　了解老年人在过去的职业和职位以及目前担任的角色。有效的评估有助于防止老年人退休的适应不良的后果,还可以判断老年人是否适应当前的角色。例如,应该询问老年人最近做了些什么、有什么困难、什么是最重要的事情、哪些事占了大部分时间,评估老年人角色的承担情况。

2. 社会角色　询问老年人是否了解自己的角色权利和义务,评估他们的社会关系状况,以及他们是否清楚自己的日常活动。如果反应不清楚,则表明社会角色缺失或无法融入社会。如果有不清楚的陈述,则表明是否存在认知障碍或其他精神障碍。

3. 家庭状况　了解老年人的家庭状况和角色的变化,以及配偶去世后角色的丧失。此外,性生活评估还可以了解老年夫妇的角色,有助于判断老年人的社会角色和家庭角色状况。

4. 角色适应　评估老年人对他们承担的角色是否满意以及对角色期望是否满意,评估是否存在不良的心身反应,例如头晕、头痛、失眠等身体表现,紧张、焦虑、沮丧等心理表现。角色适应是采取行动以了解角色的过程,包括角色冲突、角色模糊、不正确的角色匹配以及负荷过重或不足。

（三）角色评估量表

常用 Barry 角色评估量表、角色功能评估量表等(表 5-5、表 5-6)。

表 5-5　Barry 角色评估量表

序号	问题(角色-关系)	回答
1	您的职业是什么?	
2	做这项工作多少年?	
3	您认为这次患病会影响您工作能力吗?	
4	您与谁住在一起?	
5	谁在您生活中最重要?	
6	您感到社交孤独吗?	
7	有社交孤独或社交障碍吗?	
8	交流能力:受限　障碍	

注:
评价:根据被询问老年人的回答作出判断。

表 5-6　角色功能评估量表

序号	问　　　题	回答
1	您从事什么职业及担任什么职位或退休?	
2	目前在家庭、单位、社会所承担的角色与任务有哪些?	
3	您觉得这些角色是否现实、合理? 您是否感到角色任务过重、过多或不足,您感到太闲还是休闲娱乐的时间不够?	
4	您对自己的角色期望有哪些? 他人对您的角色期望又有哪些?	
5	您认为您的角色发生了哪些变化,对您有影响吗? 是否感受到期望的角色受挫?	

注:
评价:根据被询问老年人的回答作出判断。

第三节　老年人虐待的评估

一、老年人受虐待和疏于照顾问题

(一)虐待和忽视老年人的概况

虐待或忽视长者,不但会影响老年人的生活质量,而且可能危及他们的生命。随着老龄化的到来,这个问题变得越来越严重,但关于虐待老年人程度的信息却很少。老年人通常不敢向家人和朋友或相关部门举报虐待行为。通常,老年人也会碍于情面不愿向别人说起疏于照顾的情况。所以,对老年人的虐待和忽视仍然有一定程度的隐瞒现象,虐待和忽视老年人的真实数据比报道和调查的更为严重。

知识链接

世界虐老关注日

近年来,工作者和其他照顾老年人的专业人员联手,唤起公众对被虐待和被忽视老年人的关注。国际老年人学会及老年人医学协会(IAGG)设立了一个常务委员会,目的是在预防老年人虐待方面促进国际性合作,通过教育、研讨会和其他活动来引起社会各界的关注,让老年人、老年人的家人、世界各地的不同组织和社区共同解决虐待老年人的问题。2006 年 6 月 15 日是首个世界虐老关注日,目的是在这一特定日子实施教育和研讨会,并鼓励志愿者拜访独居的老年人,因为他们更易受伤害和被忽视。

(二)虐待和忽视老年人的概念和类型

1. 虐待和忽视老年人的概念　虐待老年人是指对老年人怀有恶意,对老年人的身体、情感或心理、性或经济上构成虐待或剥削。

2. 虐待和忽视老年人的类型

(1)自我疏忽或被他人忽视:没有尽到为老年人提供食物、住所、保健服务或保护的责任。

(2)身体虐待:对老年人施加伤害,让老年人身体疼痛和受伤(包括故意伤害老年人的身体,如手殴打、用物体殴打、烧伤),或剥夺老年人的基本需求(食物、水、药品)。性虐待也包含在身体虐待的范围内,即未经老年人同意的任何形式的性接触。

(3)侵占财产:非法占有和使用老年人的金钱、财产或资产。

(4)遗弃:抛弃弱势老年人,疏忽照顾老年人,包括主动和被动地使老年人得不到他们需要的照顾,导致老年人身体、情感或心理健康衰退。疏忽照顾主要有两种:一是他人主动或被动地忽略了照顾老年人的行为;另一个是老年人的自我忽视,这意味着老年人自己不在乎自己的生活需要和品质。

（5）精神虐待:使用言语或非言语行为对老年人造成精神伤害(包括恐吓、侮辱、中伤),或威胁杀死老年人或以口头威胁将老年人赶上街头。

二、对老年人的虐待或忽视的评估

（一）虐待或忽视老年人的特征

对于虐待和忽视老年人,没有统一的法律定义。身体伤害可以清楚表明老年人受到虐待,但是对精神虐待的判断是主观行为。《美国老年人法修正案》提供了一个框架,使人们容易理解被虐待老年人或被忽视照顾的老年人的判断标准。老年人受到恶意对待的类型及表现见表5-7。

表 5-7　老年人受到恶意对待的类型及表现

恶意对待类型	恶意对待的行为表现	受到恶意对待的迹象	高风险因素或情境
身体虐待	击打、体罚、推搡、冲撞、摇晃、掌击、烧烫和捏掐,不适当的用药、限制人身自由或强迫进食	身体有擦伤、抽打伤痕,烧伤烫伤骨折或其他人为致伤,受伤很严重或不正常,不能归结为摔跤或意外事故造成	老年人的认知或身体有问题,老年人对受伤非常警惕或紧张,照顾者拒绝让其他人见老年人
性虐待	未经当事人同意与之发生性行为,包括强暴、非自愿裸露身体或拍摄色情照片	胸部或生殖器官周围区域有擦伤,老年人无法解释原因的性传播疾病或感染,生殖器或肛门异常出血	认知有问题或身体行动不便的老年人属于高风险人群
精神虐待	用语言和非语言的方式让老年人遭受精神上的痛苦,包括用言语攻击威胁恐吓或骚扰老年人,还包括把老年人当孩子对待,或者有意断绝老年人与他人的社会接触,以此为手段惩罚或控制老年人	老年人一直易激惹或持续退缩,对虐待者会表现出害怕、退缩、愤怒或咄咄逼人的态度	老年人和照顾者都有社会隔离,认定的虐待者常常对老年人非常盛气凌人,敌对环境中可能还有其他的虐待行为,如凶狠地对待孩子
经济虐待	不恰当地使用老年人的经济资源、个人财产或其他有价物品,包括伪造支票或法律文件	老年人突然改变在银行办事的方式,老年人抱怨没钱,老年人提到赢了竞赛或中彩票,突然改变遗嘱	老年人认知有问题,有大笔现金或值钱的东西放在家中,曾有过受愚弄或被诈骗的经历
他人疏于照顾	主动或被动的未尽责,未能满足老年人身心健康的需要,包括未能充分满足老年人在饮食、居所、穿衣、医疗照顾和身体保护方面的需要	老年人的个人卫生差,没有得到护理治疗。水分摄取不足或营养不良,缺乏照顾老年人的居住条件,不安全或不卫生	老年人认知有问题或身体行动不便,老年人的生活条件差,而其他人的生活条件却看起来不错,照顾者酗酒吸毒
自我忽视	老年人没能充分照顾自己,又没有其他的照顾者,由于缺乏自我照顾,自我忽视会危及老年人的身心健康	老年人营养不良或严重脱水,有病却没有医治,个人卫生差,由于外表不洁,可能会被他人疏远或排斥	老年人认知有问题或身体行动不便,有明显的精神疾病,在独居或无家可归老年人中比较常见。求助管理站可能会接触到这类老年人

（二）老年人受虐待或疏于照顾的评估方法及内容

首先是直接观察。老年人能力评估师要根据自己的知识和专业敏感性去观察可能受虐待老年人的身体、情绪、能力、处境和环境。在观察过程中,要留意以下方面的问题:

1. 老年人衣服是否整洁。

2. 老年人的卫生情况是否干净。

3. 老年人身上是否有伤,包括旧伤痕。

4. 老年人是否有意回避这些伤痕。

5. 老年人是否有适合的理由解释伤痕。

6. 老年人是否非常恐惧和退缩。

7. 老年人是否在什么人在场的时候出现紧张、逃避或激动的情况。

8. 老年人是否异常警觉或容易受到惊吓。

9. 老年人的生活能力是否有变化。

10. 老年人的认知情况有什么变化。

11. 老年人的生活能力及认知情况的变化是否由于身心健康状况下降引起。

12. 老年人的居住地方是否干净。

根据对上述问题的观察,如果老年人存在上述问题或老年人的情绪能力有所改变,工作者要寻找到存在问题或发生改变的合理解释。

第二为单独跟老年人面谈。如果工作者怀疑老年人有被虐待或疏于照顾的可能,就需要在施虐者不在场的情况下,单独与老年人面谈。面谈时要根据老年人的具体情况,询问以下相关的问题。

1. 老年人是否挨过打或其他形式的身体虐待。

2. 老年人是否被关在屋子里面或捆绑于床上。

3. 是否有人强行把他的钱或物品拿走。

4. 是否有人强迫他违心对财产做出安排。

5. 是否受到过威胁。

6. 是否有照顾者。

7. 老年人与被疑施虐者关系如何?

8. 如果老年人身上有伤或伤痕,询问老年人受伤的原因。

老年人是否受到虐待或疏于照顾,需要工作者细微的判断与专业直觉。最终确定取决于实地观察和取得的直接的证据。老年人被虐风险评估表见表5-8。

表 5-8 老年人被虐风险评估表

类别	评 估 内 容	回 答
一般评估	衣服; 个人卫生; 居住环境卫生; 营养; 情绪	
被身体虐待	瘀伤; 皮肤有割伤; 扭伤、骨折; 烫伤; 有不能解释的伤患; 经常因以上伤患而求诊; 亲身诉说被身体虐待	
被精神虐待	不信任别人; 羞耻、胆怯或低自尊感; 抑郁; 出现恐惧、紧张和退缩; 表现得愤怒和容易激动; 食欲不振; 有滥用药或酗酒情况; 亲身诉说被精神虐待	

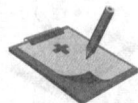

续表

类别	评 估 内 容	回答
被疏忽照顾	长期蜷缩而导致变形； 痔疮； 缺水； 忧郁＼感到无助； 经常腹泻； 营养不良； 衣服不足保暖； 衣服不足替换； 身上有虱； 身上有异味； 个人卫生差； 经常跌倒； 服药过度＼不足； 身体被排泄物污染； 居住环境不安全； 四周游荡； 亲身诉说被疏忽照顾	
被性虐待	性征部位或口部有创伤（如流血或感染）； 感染性病； 内衣裤被撕裂或染有血迹； 害怕如厕、洗澡或更衣； 坐立有困难； 害怕与别人的身体接触； 害怕、紧张和感到羞耻； 亲身诉说被性虐待	
被经济虐待	银行户口有不正常的活动； 支票或提款单上的签名与老年人本身的不同； 银行账单从未交给老年人； 经济充裕但仍缺乏很多基本设施； 投诉经常遗失贵重物件； 最佳利益没有被顾及； 亲身诉说被经济虐待	
被遗弃的表征	不知家人的去向和联络方式； 照顾者没有为老年人提供照顾或安排其他照顾方法； 亲身诉说被遗弃	

三、老年人受虐待与疏于照顾问题的干预

（一）危机干预

在确定老年人受到虐待或忽视之后，如果确定老年人当前有遭受严重伤害的危险，则需要进行危机干预，并且应将老年人安排在可以为他们提供危机护理的安全机构或地方。例如，协调其他孩子、亲戚和朋友、公益机构为老年人提供危机护理。

（二）改变和调整环境

改变和调整环境的目的是让老年人在安全的环境中，通过环境和条件的变化来提高他们的自我护理能力，从而减轻照护者的压力。一方面，可以改变居住环境和条件，例如改变老年人的居住环境，在室内增加扶手，清理出更宽敞的空间以方便老年人走路，或在淋浴间增加座位。这些设施和环境的变化可以提高年老体弱或行动不便的老年人照顾自己的能力。另一方面，可以帮助老年人找到日托

机构等,帮助一些长期居住在家里的老年人,老年人可以白天离开家,去日托机构接受专业照护,晚上回家,由家人照顾,减轻了照护者的负担。可以通过快乐指数量表评估老年人及其照顾者的状态,快乐指数量表见表 5-9。

表 5-9 快乐指数量表

您的快乐指数是:

类　　别	1分:极不同意;2分:不同意;3分:无意见;4分:同意;5分:极同意(选择符合情况的数字)
1. 其他人会认为我是一个成功的人	
2. 我的家人享受与我相聚的时间	
3. 我的知识及技能足够应付我日常的工作	
4. 我的生活是快乐多于忧愁	
5. 我十分投入与人建立关系	
6. 大部分时间我对所做的事情都感到有兴趣	
7. 在其他人印象中我是一个经常心情愉快的人	
8. 我的朋友及家人都喜欢接近我	
9. 我在工作中体验到很大的乐趣	
10. 我对将来感到乐观	
11. 我的家庭生活是健康及快乐的	
12. 我十分专注于我所做的事情	
13. 其他人会同意我是一个有清晰生活目标的人	
14. 与人交往是一件赏心乐事	
15. 我的朋友会认为我的工作表现理想	
16. 一般人都会认为我为自己的表现感到自豪	
17. 我相信我是一个对社会有所贡献的人	
18. 我十分喜欢现时的生活习惯而不希望有任何变化	
19. 我经常都能随心所欲	
20. 我相信我在生活中得到的成就感较一般人高	

注:

90~100 分:您极为满意您的生活;74~89 分:您非常满意您的生活;61~73 分:您大致上满意您的生活;60分:中立情况;40~59 分:您不大满意您的生活;20~39 分:您非常不满意您的生活。

(三)支持服务

1. 向施虐者提供的服务　由于照护者、家庭成员或其他人无法应付老年人所需的照护,承受巨大压力,因此发生了许多虐待和疏忽照顾老年人的情况。工作者需要帮助施虐者理解和认识老年人的需求,并帮助施虐者找到相应的服务来满足老年人的需求,通常包括家庭钟点工、家庭医生和送餐服务。工作者还可以协助施虐者建立支持网络,如协调朋友、亲戚、邻居和志愿者来帮助照护老年人,以便施虐者可以减轻压力、缓解疲劳和辛苦,这样可以增加施虐者休息的时间和空间,以减少对老年人的不满。

2. 为受虐老年人提供的服务　和与家人、朋友及邻居保持联系的老年人相比,处于社会孤立状态的老年人遭受虐待和忽视的风险更高。工作者可以帮助老年人增加与外界的联系。例如,可以安排家人或朋友每天打电话给老年人或经常去看望老年人。协调社区工作者或志愿者经常拜访老年人,在老年人居住的地方设置寻求帮助的设施,鼓励和安排老年人参加一些社会活动,例如参加老年人活动中心的活动。老年人患有抑郁症或焦虑症,可以协助老年人进行治疗。

（四）支持性辅导

1. 向施虐者提供辅导　由于大多数施虐者也是照护者,因此他们在长时间照护老年人的过程中会用尽精力和耐心,而且他们也面临巨大压力。工作者可以帮助施虐者分析导致虐待或忽视的情况,帮助施虐者学习控制对老年人的愤怒和沮丧,并学会解决冲突。工作者协助施虐者了解如何识别和应对老年人的高风险情况,帮助施虐者学会寻求他人的支持。

2. 对受虐待老年人提供辅导　工作者的出现和他们对受虐待老年人被虐待的理解可能会给老年人带来一些安心和安全,但同时也将给受虐待老年人带来新的恐惧和忧虑。不知道接下来会发生什么。可以继续接受原来的照护吗? 会被赶出家门,离开危险却熟悉的环境吗? 在没有工作者或其他人的情况下,是否会更严重地遭到虐待? 对老年人的担忧和恐惧,工作者首先必须在制订服务计划的过程中与老年人沟通,使老年人意识到计划实施过程中可能发生的变化,并解决老年人的担忧和恐惧,并进行沟通,与老年人一起预防和解决可能会出现的一些问题。其次,社会工作人员辅导老年人正确理解被虐待或忽视照护的问题。不受虐待和忽视是老年人的权利。虐待和忽视不是老年人本身的问题和过错,老年人不应忍受他人对老年人的恶意对待。

（喻秀丽）

第六章　老年人生活评估

第六章
数字内容

导入情景

陈爷爷,男,78岁,曾任基层干部多年,与老伴同住。二人居住在多年前工作单位分配的集资房,该集资房属于一个老旧小区,缺乏与生活相关的配套设施。最近,陈爷爷一次意外跌倒,使两人原本养老生活突然发生改变,陈爷爷的生活需要人照顾,老伴照护压力大。两位老人面临巨大的生活压力。

工作任务
1. 请对陈爷爷的居家安全环境进行评估。
2. 请分析陈爷爷跌倒的环境因素并对此提出改进意见。

老年人的健康状况和生活质量与生活的环境息息相关。评估老年人在生活环境方面是否失衡,去除影响生活环境中的不良物理因素和社会因素,补偿老年人机体缺损的功能,帮助老年人在一个良好的生活环境中过上独立、自主、有尊严的晚年生活,是促进健康老龄化的重要手段。

第一节　老年人生活环境评估

环境是人类赖以生存、发展的社会与物质条件的综合。人与环境之间的关系是动态的和相互作用的。人类生命始终处于一定的自然环境和社会环境中,人类为了生存发展,提高生活质量,维护和促进健康,需要充分开发利用环境中的各种资源,但也会受到自然环境和社会环境的影响。

一、老年人生活环境概述

（一）环境的概念

环境是以人类社会为主体的外部世界的总体,包括自然环境和社会环境。环境可以通过多种形式对老年人的健康产生影响,包括广泛的政策、经济状况、社区态度或规范、自然环境和人造环境的物理特性、使用的社交网络、甚至是可用的辅助设备。

1. 自然环境 自然环境是指围绕人群的空间中,可直接或间接影响到人类生活、生产的一切自然形成的物质及其能量的总体。自然环境是人类赖以生存的物质基础。广义的自然环境是指与人类生活密切相关的空气、土地、水源、野生动植物等。狭义的自然环境主要是指人类生活的物理环境。本章主要是指老年人周围的设施、建筑物等物质系统。

2. 社会环境 社会环境是指人类在自然环境的基础上,通过长期有意识的社会劳动所创造的人工环境。它是人类生存及活动范围内的社会物质和精神条件的总和,包括文化背景、法律法规、社会制度、家庭、工作单位、社区、政府、人际关系、经济情况和教育等方面。

（二）生活环境的概念

生活环境是指与人类生活密切相关的各类自然条件和社会条件的总和,由自然环境和社会环境中的所有物质环境组合而成。生活环境与人类的日常生活相互作用,相互影响。老年人的健康状况与其生活环境密切相关。老年人对外界环境的调节能力随着年龄的增加而逐渐下降。因此,对老年人生活环境的评估是老年人综合评估的重要组成部分。

（三）老年人生活环境评估的概念

老年人生活环境评估是指对与老年人紧密联系的自然环境和社会环境进行综合评估的过程。老年人生活环境的可变性较强,需要从老年人自身的视角去看待老年人在生活环境中生理、心理和社会适应方面的状况,进而获得准确的评估结果。

（四）老年人生活环境评估的意义

伴随年龄的增长,老年人的视力、听力、肢体协调能力逐渐衰退,对环境的调节和适应能力下降。当环境的影响超过人体调节能力所能承受的限度时,就可能造成人体生态失衡和生理功能破坏。生活环境评估是了解老年人生活状况的第一步,发现老年人的生活环境中面临的困境和潜在的优势,协助其进行环境改造和适应环境,改变不良生活行为习惯,让老年人能够在自己熟悉的生活环境中生活,对于维护老年人的健康,提高老年人的生活质量具有重要意义。

二、老年人生活环境评估内容

随着我国老龄化社会的发展,"90-7-3"养老模式基本形成,即90%的老年人居家养老、7%的老年人社区养老、3%的老年人机构养老。评估老年人生活环境,查找环境中是否有妨碍老年人正常生活的不利因素并加以干预,可以满足老年人在不同生活场景中,多样性的养老服务需求。以下分别就老年人居家环境评估、老年友好社区环境评估和机构环境评估进行介绍。

（一）老年人居家环境评估

1. 居家安全环境评估 随着老龄化社会的发展,小型家庭数量逐渐增多,独居、空巢老年人的数量也随之增加,居家环境的安全成为直接影响老年人生活质量的一个重要因素。很多老年人居住在年代久远的房屋,这些房屋的某些特点可能是危险的,如窄小的门、没有卫生间或照明不佳。随着人们变老和能力的损失,这些因素会成为独立生活的障碍。居家安全环境评估问卷关注老年人生活的物理环境中是否存在一些潜在的安全问题,常用于了解老年人居家生活是否安全。根据评估结果,对老年人的居家环境提出建议,采取相应措施来保障老年人的正常、舒适和安全的日常生活(表6-1)。

2. 老年人居室内环境评估 居室是老年人生活的主要栖息地,也是老年人安度晚年生活的主要场所,老年人每天的主要日常活动都是在居室内完成。居家生活环境的适宜程度,直接影响了老年人的生活状态。

（1）居室方位评估:"坐北朝南"是中国传统的居室朝向,朝南的房间冬暖夏凉,而朝北的房间冬冷夏热。老年人的身体功能和体温调节系统的功能下降,不同的老年人身体耐热度、耐湿度不同。有条件的可根据老年人的具体情况对居室方位进行调整。

表6-1 居家安全环境评估表

处所	评估内容	评估要素
一般居室	光线	光线是否充足
	湿度	是否适宜
	地面	是否平整、干燥、无障碍物
	地毯	是否平整、不滑动
	家具	放置是否稳定、固定有序、有无障碍通道
	床	高度是否在老人膝下、与其小腿长度基本相同
	电线	安置如何,是否远离火源、热源
	取暖设备	设置是否妥当
	电话	紧急电话号码是否放在易见、易取的地方
厨房	地板	有无防滑措施
	燃气	"开""关"的按钮标志是否醒目
浴室	浴室门	门锁是否内、外均可开
	地板	有无防滑措施
	便器	高低是否合适,有无扶手
	浴盆	高低是否合适,盆底是否有防滑胶垫
楼梯	光线	光线是否充足
	台阶	是否平整无破损,高度是否合适,台阶之间色彩差异是否明显
	扶手	有无扶手,扶手是否牢固

(2)居室空间评估:老年人每天在居室内活动的时间较长,既需要有独处的空间,又希望能与家人共享天伦之乐。部分老年人会重新培养兴趣爱好,如读书、写字、画画,需要有一定的功能活动区。居室内可以根据实际情况,提供单间让老年人居住或对环境进行适当隔断,让老年人既有私密空间,也有与家人团聚的场所。

(3)居室空气质量评估:老年人的居室环境要定时通风换气,保持室内空气流通。如果有异味产生,应及时妥善处理,保证室内空气清新,有利于老年人的身心健康。

(4)居室温湿度评估:老年人特别是高龄老年人血液循环差,新陈代谢变慢,对温度的调节和适应能力差。老年人的居室内温度一般保持在冬季15℃以上,夏季30℃以下为宜,湿度50%~60%为宜。

(5)居室噪声评估:凡是不悦耳、不想听,使人生理及心理产生不舒服的声音都属于噪声。噪声会使听觉灵敏度下降,甚至造成耳聋;可能会引起老年人头晕、头痛、耳鸣、失眠、乏力、心情烦躁不安;使老年人心跳加速、心律不齐、血压增高等异常症状。老年人居室内的噪声白天控制在40dB以下,夜间控制在30dB以下。

（6）居室色彩评估：色彩通过视觉器官为人们所感知,产生物理、心理、生理等多种作用和效果。在色彩鲜明、明亮温暖的居家环境中,会让人心情愉悦,感到轻快舒畅;反之会让人心情郁结,甚至对人的脉搏、心率、血压等方面产生影响。对于老年人来说,偏暖色的中性色彩会让人感到舒适和愉悦。

（7）居室装饰评估：装饰品可以让居家环境更温暖人心,减少冰冷感,活泼气氛,增加生活气息,让人感到赏心悦目。装饰不需要过于繁杂,适当摆放一些绿色植物、盆景、手工艺品、照片即可。

3. 坐轮椅返家环境自评　通过评估老年人坐轮椅返家环境,了解老年人对公共场所中各种设施的利用情况及使用体验。根据老年人自己对设施的体验感受及希望改进的方面,探索更适合于老年人走出居家环境,参与外界活动与交流的公共环境,满足老年人社会参与的需求(表 6-2)。

表 6-2　坐轮椅返家环境自评

环境各方面情况	程　度		
路面平坦程度	A. 好	B. 一般	C. 差
是否设有轮椅专用通道	A. 是	B. 偶尔有	C. 没有
是否有上坡或下坡之类的道路	A. 是	B. 偶尔有	C. 没有
沿路空气质量	A. 高	B. 一般	C. 低
绿化程度	A. 好	B. 一般	C. 差
交通维护情况	A. 好	B. 一般	C. 差
车辆拥挤情况	A. 好	B. 一般	C. 差

（二）老年友好社区环境评估

1. 城市环境评估

（1）城市的概念：城市又称城市聚落,是由非农业产业和非农业人口聚集而形成的居民聚集场所。城市是社会经济发展到一定阶段的产物,是人类文明发展的成果。人口较稠密的地区称为城市,一般包括了住宅区、工业区和商业区,并且具备行政管辖功能,是影响老年人生活的重要因素。

（2）城市环境：城市环境是指影响城市人类活动的各种外部条件的总和。老年人随着年龄的增长,对医疗服务设施的需求加大,因此生活便利的城市成为了老年人享受晚年生活的首要选择。同时,城市作为政治、经济、文化的集散地,也存在许多不利于老年人生活的因素。

（3）城市环境评估：对城市环境进行评估,以便能够更好地了解老年人生活的大环境,并不断加以改善,为老年人创造一个安全舒心的城市生活环境(表 6-3)。

表 6-3　城市环境评估表

城市评估	分类	评 估 内 容
城市社会环境评估	政治	管理城市事物的能力
	经济	城市经济发展水平
	文化	文化事业建设是否健全,是否具有深厚的文化韵味?
	历史	是否具有悠久的历史?
	民族	各民族能否相处融洽,共同繁荣?
	人口	人口密度如何?能否在当地处理好人际关系?
	行为	社会行为是否公平正义,符合道德法律要求?

续表

城市评估	分类	评估内容
城市自然环境评估	地质	属于哪种地质类型?
	地貌	属于哪种地貌类型?
	水文	水文资源情况如何?
	动植物	动物分布如何? 是否有大面积植被覆盖?
	气候	气候如何? 是否适合老年人生活活动?
	土壤	土壤条件如何? 对于农作物的生长是否适宜?

2. 社区环境评估

（1）社区的概念：社区是以一定地域为基础,由具有相互联系、共同交往、共同利益的社会群体、社会组织所构成的一个社会实体。尽管国内外学者对社区的定义不同,但是对社区包含的构成要素方面的认识大体一致,普遍认为一个社区应该包括地域、人口、组织、设施、社会互动等要素,社区也是"精神共同体"的体现。

（2）社区环境：社区环境是相对于居住在社区内的居民而言的。社区环境是社区居民赖以生存的自然条件与社会条件的总和,是一个可以满足社区居民生理和心理需要的单位。

3. 社区环境评估　社区是老年人社会支持网络的重要一环,是为居家生活的老年人提供支持和帮助的重要资源。对老年人社区环境进行评估,有助于了解社区老年人生活状况,不断完善公共服务设施,发展正式和非正式社会服务资源,让老年人在生活、娱乐休闲过程中,享受和谐、融洽的人文关怀(表 6-4)。

表 6-4　社区环境评估表

社区评估	类型	评估内容
自然环境	社区的区位	数量是否合理? 是否能满足大部分人需要?
	规划的范围	范围是否合理? 有没有影响到正常的生活活动?
	社区内的绿化、净化、美化状况	绿化面积和美化程度如何?
社会环境	生活环境	生活环境是否优美? 空气质量如何?
	消费状况	消费水平高低? 与收入相比如何?
	治安状况	治安是否能够保障?
	文化环境	能否营造一种积极健康的文化环境?
	生活习惯	生活习惯是否与社会整体相适应和融合?
	人际关系状况	人际交往如何?

4. 机构环境评估　尽管传统的居家养老是目前我国大部分老年人选择的养老方式,可以让老年人在熟悉的生活环境中,依靠子女和亲属的照顾,得到随时随地的亲情安慰,具有成本低、方便高效的优势。但受到社会经济的发展和家庭规模小型化的影响,社会养老方式也朝着多样化方向发展,让老年人对自身养老问题有了新的认识,养老机构成为老年人养老生活的新去处。根据服务对象、服务内容和照护目的的不同,一般将为老年人提供服务的机构分为医院、中期照护机构和长期照护机构。

（1）医院：老年人随着年龄的增长，对医疗服务的需求逐步增大，医院成为老年人必不可少的需求场所。医院为老年人提供的服务主要为医疗服务，又被称为急性期照护，由各级医院承担医疗救治任务。医院的服务对象包罗万象，既包括健康状态的人，也包括非健康状态的人，这就需要评估医院是否有条件可以让老年人自行进行就医服务。医院在医疗设备的硬件设施、人文关怀的软件配套服务方面，能否为老年人提供一个安全适宜的环境，将直接影响老年人的身心健康。

（2）中期照护机构：中期照护（intermediate care, IC），也称为急性后期照护或亚急性照护。中期照护机构是指在相对较短的时间内（通常为 2~8 周），由多学科团队主导，以老年综合评估为基础，对急性病缓解后不能立即回归家庭或社区的患者进行的一系列整合照护服务（包括综合性医疗、护理、康复、心理）的机构。照护对象主要为罹患各种疾病且处于亚急性或急性后期的老年患者，纳入标准是经过老年综合评估，有出院可能性且有康复潜能的老年人。中期照护是急性医疗与社区卫生服务或长期照护的桥梁，目的是促进疾病转归，减少住院天数，避免入住长期照护机构，减少不必要的急性住院医疗。常见的中期照护机构包括医院中期照护病房、社区医院、老年康复院或护理院、日间照料中心、家庭病床等。重点关注中期照护机构的居住环境、活动空间、设施设备、医养康养服务开展情况及效果。

（3）长期照护机构：长期照护机构（long-term care facility, LTCF）主要是为老年人因慢性病或身体、精神残疾而提供的健康照顾、生活协助、康复服务甚至临终关怀的机构。这类机构的服务对象以失能和半失能老年人为主，也包括患有认知症的老年人，主要提供日常生活照料服务和部分专业的医疗护理服务。目前国内的长期照护机构主要包括老年护理院、老年公寓、养老机构、医养结合机构、临终关怀机构等类型。其职能是按照市场需求为老年人提供各种形式的长期照护服务。对这类机构进行评估时，除了关注物理环境外，医疗设施设备、医疗护理服务、康复服务、安宁疗护以及照护理念和服务质量也是评估的重要内容。

国务院办公厅发布的《社会养老服务体系建设规划（2011—2015 年）》中确定，我国的社会养老服务体系主要由居家养老、社区养老和机构养老组成。大力发展多种养老服务形式满足老年人的健康养老服务需求，特别是失能失智老年人的照护需求，不断完善社会养老服务体系的建设和服务标准，是实现健康老龄化的重要策略。

第二节　老年人生活质量评估

随着社会进步、医学发展和人类疾病谱的改变，人们对于健康的需求不再只关注生命的维持和延续，同时也要求维持和促进在生理、心理、社会适应均处于良好的状态。生活质量（quality of life, QOL），又称为生命质量、生存质量、生命质素等，是在生物 - 心理 - 社会 - 环境医学模式下产生的一种新的健康测量技术，被广泛用于人群健康状况评定、临床治疗方案或药物的评价与选择、临床预后及影响因素分析、预防性干预及保健措施的效果评价、卫生资源配置及利用的决策、促进医患沟通和个体化治疗等方面。

一、生活质量的简介

（一）生活质量的研究背景

生活质量的研究始于 20 世纪 30 年代，用于评估不同国家和地区社会发展水平，1958 年，加尔布雷斯（J. K. Galbraith）正式提出了"生活质量"（quality of life）的概念。20 世纪 60 年代以后，生活质量作为一项衡量社会经济发展的重要标准，首先在经济发达国家得到了蓬勃发展。世界卫生组织（WHO）提出"健康不仅是免于疾病和衰弱，而是保持身体、心理和社会功能的完满状态"。随着传统生物医学模式向现代生物 - 心理 - 社会医学模式的转变，医学目标不再是单纯的寿命增长或疾病治愈，同时更关注在生理、心理和社会功能维持更好的状态。由于健康具有多维性和动态性，在新的医学模式下要求有一套既可对人群的总体健康状况进行测量，又能从生理、心理、社会等方面全面反映人体健康状况的测量工具。鉴于此，20 世纪 70 年代末，生活质量在医学领域的研究和应用备受关注，并逐渐形成新的研究热潮。

在其他领域,生活质量的概念也进行了大量的研究和应用,如社会学、社会心理学、医学等诸多学科领域。研究对象主要集中在特殊人群,如疾病终末期患者、癌症患者、身体残疾、阿尔茨海默病、老年人群,关于普通人群的生命质量研究相对较少。随着人口老龄化进程加快,社会经济发展与人民生活水平的提高,老年人寿命的延长与疾病谱改变、身体健康状况、饮食结构、居住环境改善等因素,社会大众对健康的需求提高,人类不再简单追求经济的增长,生活质量与生态环境等日益受到广泛关注。

（二）我国生活质量的研究现状

我国对生活质量的研究始于20世纪80年代中后期,一般将生活质量分为三个层次:低层次强调的是"生存"质量,主要停留在需求层次上,比如保持生理上的完好,维持基本的生存所需和基本功能,主要应用于医学领域;中层强调生活质量,在生存的基础上满足生理、安全、爱与归属、尊重的需要,在社会学领域采用;高层强调狭义的生命质量,在低、中层次的基础上,着重自我价值的实现、对社会的责任,主要应用于医学与社会学综合学科领域。

（三）生活质量的概念及内涵

1. 生活质量的概念　生活质量又称为生命质量、生存质量、生命质素,其概念和内涵目前还没有统一的标准。1993年WHO生命质量研究组将其定义为不同文化和价值体系中的个体对于他们的目标、期望、标准以及所关心的事情有关的生活状况的体验。生活质量是一个复杂的、多维度的概念,包括身心功能和社会功能等方面;是在一定的文化价值体系下的,具有文化依赖性;既关注个体的主观感受,也关注客观功能。

2. 生活质量的内涵　一般来说,生活质量的内容有以下4个方面:

（1）生理状态:反映个人体能和活动能力的状态,包括活动受限、社会角色受限和体力适度。

（2）心理状态:反映疾病给患者带来的不同程度的心理变化,主要是情绪和意识,包括情绪反应和认知功能。

（3）社会功能状态:衡量一个人能否正常生活,包括社会整合、社会接触和亲密关系。

（4）主观判断与满意度:包括自身健康、生活判断、满意度和幸福感。

WHO提出生活质量的6个维度包括生理健康、心理状况、独立能力、社会关系、与周围环境的关系（图6-1）。

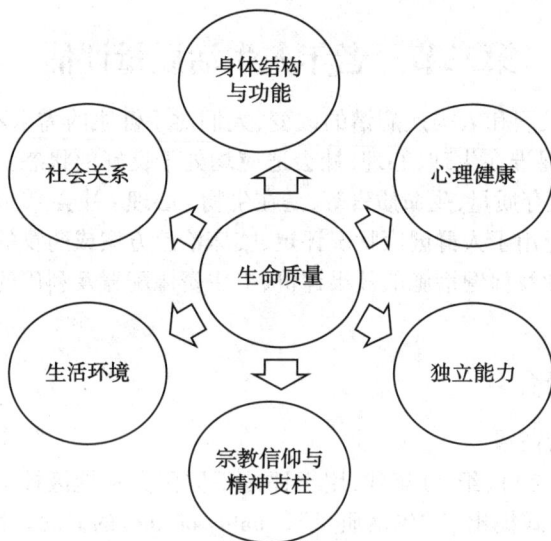

图6-1　WHO生活质量的六个维度

生活质量主要包括6个方面:①物质生活;②精神文化生活;③生命质量（身心健康和社会功能）;④自身素质;⑤享有的权益和权利（人权、自由、机会等）;⑥生活环境（包括自然环境和社会环境）。这6个方面对生活质量的评定都是不可缺少的。前3个方面是生活质量的前提或必要条件,后3个方面是生活质量的补充条件。身体健康（生命质量）是生存和发展的自然基础,物质生活是生存和发展的物质基础,精神文化生活是生存和发展的精神支柱、思想境界和需求层次。

（四）生活质量评估的意义

生活质量评估已广泛用于社会各个领域，成为测量各年龄段和各种疾病人群健康状况的重要工具，对现代医学发展产生了深远的影响。

1. 促进"以患者为中心"的医学思想转变　在新的医学模式下，医学的目标是防治疾病、延长生命、提高生存质量、促进人类身心健康。随着生活质量研究的兴起，使患者主观评价的生活质量作为治疗效果考察的指标越来越受到医疗机构管理者的重视，推动患者从被动接受配合治疗转变为主动参与疾病治疗、身体康复、慢病管理、预防保健等活动中，成为现代医学发展的重要方向。

2. 推动"整体护理"模式发展　生活质量评估不但测量躯体健康状况，也测评受试者的主观感受，如疼痛情绪、满意度、幸福度、对自身健康状况的认识等。现代医学模式下，护理工作关注的焦点由传统的以疾病为对象，转变为对患者身心实施有计划的、系统的、全方位的护理模式，即整体护理。生活质量评估可作为测量整体护理效果的综合评价依据。

3. 为医疗管理和卫生决策提供依据　近年来，临床疗效不佳反映在治愈率和延长寿命上，还包括改善患者的生活质量。随着生活质量评估和有关的健康预期寿命（health life expectancy，HLE）、伤残调整生命年（disability adjusted life years，DALYs）和质量调整生命年（quality adjusted life years，QALYs）等新指标的产生，综合了个人的生存时间与生存质量，克服了以往将健康人的生存时间和患者的生存时间同等看待的不足。因此，生活质量评估被大量用于制定卫生法规和卫生政策，合理分配卫生资源，确定医疗重点人群和卫生投入的重点。

二、老年人生活质量的定义及影响因素

1990 年 WHO 提出"健康老龄化"和"积极老龄化"的目标，让老年人能够获得健康、参与和生活质量。老年人生活质量是多层面的、复合性的概念，包括老年人物质层面的生活质量与非物质层面的生活质量。老年人物质层面的生活质量包括生活水平、自然条件、基础设施建设；老年人非物质层面的生活质量包括健康状况、精神心理、社会环境。

（一）我国老年人生活质量的定义

1994 年中华医学会老年医学分会定义：老年人生活质量是指 60 岁及以上老年人群对自己的身体、精神、家庭和社会生活美满的程度和对老年生活的全面评价。

（二）老年人生活质量的影响因素

老年人生活质量的影响因素也是多元化的，有社会因素，如社会养老体系、医疗卫生水平、老年人权益保障的相关法律法规、社会福利制度、社会经济发展水平、生活环境等；个体因素，如个体的经济收入水平、身体健康状况、精神心理状况、社会参与与社会支持情况、家庭状况。

三、老年人生活质量的评估

（一）评估对象的选择

按评估的样本量分类，生活质量评估的对象主要包括群体生活质量评估与个体生活质量评估。群体生活质量评估指对某一地域范围内（城市、社区）的代表性的群体进行的评估，以抽样调查的方式，用某地区抽取样本的生活质量水平估计该地区群体生活质量水平。个体生活质量评估指对某个个体生活质量的状态进行评估，可以是生活质量的多个维度或一个维度。此外，还可以有特定人群的生活质量评估，如老年人、儿童、学生、教师、患者等，可以使用普适性的评估量表，也可以使用特异性的评估量表。

（二）老年人生活质量评估类型

老年人的生活质量评估可以按老年人生活的地域来划分，如某城市老年人的生活质量、某社区老年人的生活质量、某养老机构老年人生活质量等；也可以按照老年人的年龄划分，如低龄老年人生活质量、高龄老年人生活质量；以健康相关的因素来划分，如疾病终末期老年人生活质量、多个乳腺癌老年人的生活质量等。在评估工具的选择上，可使用的评估工具可包含身体健康、社会角色、生存环境、生活功能、主观感受等指标；从医学的角度出发，多选用包含疾病健康、生活能力、社会活动方面的指标。目前关于生活质量评估的工具有上百种，各有侧重，需要评估者综合考虑、合理使用。

（三）老年人生活质量的评估方法

关于老年人生活质量的评估方法有很多，根据评估的目的和内容不同，评估的方法也不同，以下介绍几种常见的评估方法：

1. **访谈法** 又称会谈法，是研究者与研究对象面对面访谈或电话访谈的方法，来收集受访人信息，了解受访人的心理和行为的基本研究方法。通过访谈法的方式了解对方的健康状态、心理状况、生活习惯、行为方式等，结合对象主观评价对其生活质量进行评分。访谈法具有较好的灵活性和适应性。运用访谈法对老年人生活质量的评估，可以通过制订访谈提纲、自由式提问等方式，与老年人以及其家人进行面对面交流，一边访谈，一边观察，并记录访谈内容，进行生活质量的评估。访谈法使用面广，可以用于养老机构、医院、社区等；访谈对象可以是老年人、老年人家属、机构工作人员等；访谈可以随时随地进行，话题可以自由转换，可以了解到评估量表中没有涉及的问题。由于访谈法主观性较强、受访谈人员的自身素质影响，以及要求投入较多的人力、物力与财力，对访谈结果的分析处理较难，缺乏隐秘性等缺点，对老年人的生活质量评估存在一定的局限性。

2. **观察法** 观察法是指在自然的状态下，评估者通过运用自己的感官或使用辅助设备（如录音、录像、图片、文字等），在一定时间内对研究对象的心理或行为、日常活动、疾病症状及不良反应进行观察。通过对各种观察资料的收集，来研究人的心理活动规律，综合判断对象的生活质量。观察法多用于不能作答或不能可靠回答的特殊人员的生活质量评估，如有认知障碍、精神疾病、失去意识等特殊人员。科学的观察具有目的性和计划性、系统性和可重复性。观察一般利用感觉器官去感知对象。由于感官具有一定的局限性，往往要借助各种现代化的电子设备来辅助观察。

3. **主观报告法** 主观报告法是指被测者根据自己的综合状况结合对生活质量的理解，自己报告对自身生活质量的评价。优点是容易对个体不同阶段的生活质量进行对比分析；缺点是可靠性较差，不宜单独使用，可作为其他方法的补充。

4. **症状测评法** 症状测评法主要用于评估疾病的症状和治疗的不良反应。评估者将各种可能的症状或副作用列成清单，由被测者或评估人员逐一选择选项。很多疾病症状和副作用评价采用此方法。

5. **量表测量法** 量表测量法又称标准化量表法，是目前测量生活质量最普遍的方法。使用标准化的测量程序和评定工具对观察对象的行为、心理或特征进行评定分数的一套系统的评估方法。优点是客观性强、程序化、标准化和易于操作等。缺点是要制订一份性能良好、具有一定文化特色的量表并不简单。量表测量法常适用于临床诊断、心理测量，结合观察与会谈的方法，对测试对象进行评估。也可以把评定方法看作是观察法与测验法的一种结合运用。在老年人生活质量的量表评估中，可以综合运用评估量表，如适用于一般人群或特异人群的生活质量评估量表，对生活质量的多个维度进行综合打分，得出客观的结论。

四、老年人生活质量评估工具

（一）老年人生活质量评估量表分类

生活质量是个人的主观感受，是一个只能由个体直接做出判断，第三方人员或者组织只能对其结果做出评估和分析的指标，它的测定属于心理属性的测定。对老年人生活质量的评估，可以根据评估目的来选择合适的评估工具或选用相关量表。目前用于老年人群生活质量评估量表，如SF-36、WHOQOL-100和WHOQOL-BREF、诺丁汉健康量表，主要反映人们生活质量中的共同的特性，优点是可了解整体的状况，可在不同人群之间进行比较，并可测出预期之外的信息。某特异性量表，如FILC（癌症患者生活质量指数）、HRQOL（脑卒中专用量表）、SSQOL（脑卒中专用生活质量量表），主要针对特异性群体生活质量的评定。

（二）常用的老年人生活质量评估量表

日常常用生活质量测量工具对老年人生活质量做普适性评估，常用的生活质量评估量表见表6-5。

1. **36条目简明健康量表（SF-36）** 36条目简明健康量表（Medical Outcomes Study General Health Survey-Short Form 36，SF-36）是普适性量表，具有较高的信度、效度，广泛应用于临床、卫生政策评价、一般人群健康调查等。SF-36包含生理和心理两大领域，由8个方面构成，其中生理领域有生理功能、生理职能、躯体疼痛、一般健康状况；心理领域有精力、社会功能、情感职能以及精神健康（附录1）。

表 6-5 常用的生活质量测量工具

量表名称	评估内容	适用对象
36 条目简明健康量表（SF-36）	主要有 8 个维度 生理领域：生理功能、躯体疼痛、躯体功能、健康总体自评； 心理领域：活力、精神健康、情感职能、社会功能	一般人群
诺丁汉健康量表（NHP）	主观体验：情绪、睡眠、生活活动、精力、疼痛、社会孤独感； 日常生活：职业、家务能力、个人关系、个人生活、性生活、爱好、闲暇	一般人群 特殊人群（患者）
健康指数（McMaster）	生理：身体活动、自我照料、交往、整体身体表现； 社会：一般情况、社会角色、社会支持、社会参与、社会功能； 情感：自尊、个人关系、情感功能、生活事件	一般人群 特殊人群（患者）
生活满意度量表（LSIA&LSIB）	生活兴趣、满足感、情绪、自我概念、决心与毅力	老年人群
幸福感量表（MUNSH）	正性情感、负性情感、正性体验、负性体验	老年人群
世界卫生组织生命质量量表（WHOOL-100）	生理、心理、日常活动、社会关系、社会环境、精神/宗教/信仰	一般人群
世界卫生组织生命质量简表（WHOOL-BREF）	生理、心理、社会关心、环境	一般人群

2. 诺丁汉健康量表（NHP） 诺丁汉健康量表（Nottingham Health Profile, NHP）由个人生活问题和健康问题组成。健康问题包括 6 个方面：睡眠、生活活动、精力、疼痛、情绪反应和社会孤独感共 38 个条目。个人生活问题包括就业、操持家务、社会活动、家庭生活、性生活、爱好兴趣及度假共 7 个方面。该量表既用于评估一般人群，还用于评估特殊人群生活质量的评估（附录 2）。

3. 生活满意度量表（LSIA&LSIB） 生活满意度量表由 Bemice Neugarten 和 Rodeert Havighurst 编制。包括 3 个独立的分量表，其一是他评量表，即生活满意度评定量表（Life Satisfaction Rating Soale），简称 LSR；另外两个分量表是自评量表，分别为生活满意度指数 A（Life Satisfaction Index A, LSIA）和生活满意度指数 B（Life Satisfaction Index B, LSIB）。LSR 又包含 5 个 1~5 分制的子量表。LSIA 由与 LSR 相关程度最高的 20 项同意 - 不同意式条目组成，而 LSIB 则由 12 项与 LSR 高度相关的开放式、清单式条目组成。研究表明，该量表能够有效而可靠的测量生活满意度，LSI 量表题目有较好的一致性。LSI 量表共有 20 道条目，采用三分分法："同意""不同意""（不能确定）"，"同意" 2 分，"不同意" 0 分，"?（不能确定）" 1 分，因此 LSI 量表分值为 0~40，得分越高表示生活满意度越高（附录 3）。

4. 老年幸福度量表（MUNSH） 幸福感量表（MUNSH）是比较常用的老年人主观幸福感自评量表，由 24 个条目组成：10 个条目反映正性和负性情感，其中 5 个条目反映正性情感（PA），5 个条目反映负性情感（NA）；14 个条目反映正性和负性体验，其中 7 个条目反映正性体验（PE），另 7 个条目反映负性体验（NE）。总的幸福度 =PA-NA+PE-NE 评分：对每项回答"是"，记 2 分，答"不知道"，记 1 分，答"否"记 0 分。第 19 项答"现在住地"，记 2 分，"别的住地"记 0 分。第 23 项答"满意"，计分 2 分，"不满意"，记 0 分。总分 =PA-NA+PE-NE，得分范围 -24 至 +24。为了便于计算，常加上常数 24，记分范围 0~48。PA：正性情感，NA：负性情感，PE：一般正性体验。NE 一般负性体验（附录 4）。

5. WHO 生活质量测定量表 -100（WHOQOL-100） WHOQOL-100 量表是由世界卫生组织研制而成的，是一个跨国家、跨文化的普适性量表，具有国际可比性，具有较好的信度、效度和反应度。WHOQOL-100 量表由 6 个领域 24 个方面加一个总的健康小结组成，包括生理领域、心理领域、独立性、社会关系、环境关系、宗教信仰。该量表用于测定最近 2 周生存质量，评估内容包括被评估对象的生存质量、健康状况和日常活动的感觉，需要被评估对象按照自己的标准、愿望或感觉回答所有问题（附录 5）。

　　关注老年人的生活质量是社会经济发展、人类文明进步的必然要求。随着老龄化、全球化、信息化与城镇化进程的加快，老年人作为社会的弱势群体，日益凸显的社会问题、医疗问题、社会保障问题、精神文化教育等系列问题日益作为社会关注的新焦点。整体提升老年人生活质量是党和国家满足人民日益增长的美好生活的需要，也是全心全意为人民服务的重要体现，对推动我国老龄事业的发展具有重要意义。

（谢　燕）

第七章　常见老年综合征的评估

学习目标

1. 掌握：老年人跌倒、尿失禁、睡眠障碍、疼痛、帕金森病、骨质疏松、压力性损伤、营养不良的危险因素、评估方法；老年人跌倒风险评估量表。

2. 熟悉：老年人跌倒、尿失禁、睡眠障碍、疼痛、帕金森病、骨质疏松、压力性损伤、营养不良的临床表现。

3. 了解：老年人跌倒、尿失禁、睡眠障碍、疼痛、帕金森病、骨质疏松、压力性损伤、营养不良、临终关怀的概念。

4. 学会：老年人跌倒、尿失禁、睡眠障碍、疼痛、帕金森病、骨质疏松、压力性损伤、营养不良的评估方法。

5. 具有：尊老、爱老、孝老、敬老、助老意识和较强的人际沟通能力，操作规范、关爱老年人。

导入情景

李奶奶，85岁，既往有高血压、关节炎、颈椎病、视物模糊。长期服用降压药、螺内酯、艾司唑仑等多种药物。1年内有过3次跌倒史，一次因服用安眠药后去卫生间，加上起床过猛，一阵眩晕而摔倒；一次居家因地面湿滑，李奶奶穿着不合适的拖鞋走路而摔倒；第三次是因为电话铃声响，着急去接电话过程中被绊倒。

工作任务

请对李奶奶进行跌倒风险的评估。

老年人群是一个庞大而有特殊生理特点的群体，随着年龄的增长，老年人各器官系统退化，慢性病发病增多。由于衰老、疾病、心理以及社会环境等多种因素累加，引起老年人对应激表现出脆弱性，老年人中有一些症状特别常见，如跌倒、尿失禁、睡眠障碍、疼痛等，这种由多种原因或多种疾病造成的非特异性的同一临床表现或问题概括为老年综合征。

常见的老年综合征包括跌倒、尿失禁、睡眠障碍、疼痛、帕金森病、骨质疏松、压力性损伤、营养不良等，它们与临床医学提到的综合征有着本质的区别。老年综合征强调的是一种临床表现背后由多种原因导致，而临床医学中的综合征是指一种病因导致多种表现。

第一节 跌倒的评估

一、跌倒的概述

跌倒是一种不能自我控制的意外事件,指个体突发的、不自主的、非故意的体位改变,而脚底以外的部位停留在地上或者更低的平面上。按照国际疾病分类(ICD-10)中的定义,跌倒包括两类:①从一个平面至另一个(更低)平面的跌落;②同一平面的跌倒。

老年人跌倒的发生率高,是导致老年人伤残、失能和死亡的重要原因之一。世界卫生组织指出,跌倒是老年人慢性致残的第三大原因。65岁以上老年人,每年约有30%的人发生过跌倒,15%的人发生2次以上,并伴有骨折、软组织损伤和脑部外伤等,因而导致老年人活动受限、医院就诊或死亡。在美国,老年人意外事故中有2/3由跌倒所致,每年因跌倒造成的医疗总费用超过200亿美元。在我国,跌倒是65岁以上老年人首位意外伤害,按30%的发生率估算每年将有4 000多万老年人至少发生一次跌倒。

二、跌倒的危险因素

跌倒作为一种症状,不仅反映了老年人机体功能的改变,如神经、肌肉、认知等问题,还反映了可能存在的药物反应、心理-社会以及环境等问题。因此,对引起老年跌倒的危险因素进行评估时,应注意从内在因素(主体因素)、外在因素(环境因素)以及医源性因素(与医疗有关的因素)进行系统的综合分析与评估。

(一)内在危险因素及医源性因素

内在危险因素主要来源于老年人本身的因素,通常不易察觉且不可逆转,需要仔细询问方可获知。医源性因素常因个体内在不一致而各有差异,可通过仔细询问而减轻或避免。

1. 生理因素

(1)中枢神经系统:老年智力、肌力、肌张力、感觉、反应能力、反应时间、平衡能力、步态及协同运动能力降低,使跌倒的危险性增加。

(2)感觉系统:老年人的视力、视觉分辨率、视觉的空间/深度觉及视敏度下降;老年性传导性听力损失、老年性耳聋甚至耳垢堆积影响听力;由于社会对跌倒的认识不足,所以老年人很难听到有关跌倒危险的警告声音;老年人触觉下降,前庭功能和本体感觉退行性下降,导致老年人平衡能力下降,从而增加跌倒的危险性。

(3)步态的稳定性下降:步态的稳定性下降也是引发老年人跌倒的主要原因。老年人缓慢踱步行走,造成步幅变短、行走不连续、脚不能抬到一个合适的高度;加之中枢控制能力下降,导致跌倒危险性增加。

(4)骨骼肌肉系统:老年人骨骼、关节、韧带及肌肉的结构、功能损害和退化是引发跌倒的常见原因。老年人骨质疏松会增加与跌倒相关的骨折发生率,尤其是跌倒导致的髋部骨折。

2. 病理因素 造成老年人跌倒的常见病理因素包括以下7种:

(1)神经系统疾病:脑卒中、帕金森病、脊椎病、小脑疾病、前庭疾病、外周神经系统病变。

(2)心血管疾病:直立性低血压、脑梗死、小血管缺血性病变等。

(3)影响视力的眼部疾病:白内障、青光眼、黄斑变性。

(4)心理及认知因素:痴呆、抑郁症。

(5)其他疾病:晕厥、眩晕、惊厥、偏瘫、足部疾病及足或脚趾的畸形等都会导致神经反射时间延长和步态紊乱。

(6)感染、肺炎及其他呼吸道疾病、血氧不足、贫血、脱水以及电解质平衡紊乱会导致机体的稳定能力受损。

(7)老年人泌尿系统疾病或其他伴随尿频、尿急、尿失禁等症状的疾病,常使老年人如厕次数增加或发生排尿性晕厥等而增加跌倒的危险。

3. 药物因素　一些药物通过影响人的神志、精神、视觉、步态、平衡等方面而容易引起跌倒。可能引起跌倒的药物有：

（1）精神类药物：抗抑郁药、抗焦虑药、催眠药、抗惊厥药。

（2）心血管药物：抗高血压药、利尿药、血管扩张药。

（3）其他：降糖药、非甾体抗炎药、镇痛药、多巴胺类药物、抗帕金森病药物。

药物因素致老年人跌倒的关联强度见表 7-1。

表 7-1　药物因素与老年人跌倒的关联强度

因　　素	关联强度
精神类药物	强
抗高血压药物	弱
降糖药	弱
使用 4 种以上的药物	强

4. 心理因素　沮丧、抑郁、焦虑、情绪不佳及其导致的社会隔离均可增加跌倒的危险。沮丧可能会削弱老年人的注意力，潜在的心理状态混乱也与沮丧相关，都会导致老年人对环境危险因素的感知和反应能力下降。另外，害怕跌倒也使行为能力降低、活动受限，影响步态和平衡能力而增加跌倒的危险。

（二）外在危险因素

外在危险因素与内在危险因素相比，外在危险因素容易控制。

1. 环境因素

（1）室内环境因素：室内环境因素如昏暗的灯光、湿滑、不平坦的地面、障碍物、不合适的家具高度和摆放位置、楼梯台阶。卫生间没有扶栏、把手等都可能增加跌倒的危险。

（2）户外环境因素：户外环境因素如台阶和人行道缺乏修缮、雨雪天气、气温过高、拥挤等都可能引起老年人跌倒。

（3）个人环境：常见的个人环境主要是指居住环境和生活细节。例如居住环境发生改变、宽大的衣服、过长的裤子、不合适的鞋子、不适宜的行走辅助工具、家务劳动、居住环境的安全设施、交通损伤等。

2. 社会因素　老年人的教育和收入水平、卫生保健水平、享受社会服务和卫生服务的途径、室外环境的安全设计，以及老年人是否独居、与社会的交往和联系程度等都会影响其跌倒的发生。

三、老年人跌倒的临床表现

老年人跌倒后的临床表现常见的有骨折、关节脱位、出血、疼痛、扭伤及软组织损伤。易骨折的部位有髋部、肱骨外髁颈及桡骨远端的骨折、脊柱压缩性骨折。因骨折断端损伤周围的血管而出现出血及血肿，严重时可出现休克等临床表现。

四、老年人跌倒的后果

老年人跌倒除直接导致的意外伤害外，常常伴有心理、生理方面的障碍，具体表现如下：

（一）躯体器质性伤害

据资料显示，有 22%~60% 的老年人因跌倒而受伤，其中引起躯体严重器质性损伤的占 10%~15%，重度软组织损伤占 5%，以关节积血、脱位、扭伤及血肿常见；骨折占 5%，严重的髋部骨折已成为老年人的首位死因。跌倒所致的颅脑损伤可直接导致死亡。意外跌倒严重威胁老年人的身心健康、日常生活活动能力及独立生活能力，给社会及家庭带来沉重的负担。

（二）功能减退

老年人跌倒后因卧床或伤残肢体制动等导致肌肉萎缩、骨质疏松，甚至关节挛缩，严重影响老年人的活动能力,甚至导致过早死亡。

（三）心理障碍

跌倒给老年人带来极大的心理创伤,约有 50% 跌倒者对再次跌倒产生惧怕心理。惧怕跌倒是老年人常见的心理问题,会造成老年人活动减少、肢体功能减退,增加跌倒风险。因恐惧而避免活动者占跌倒的 25%。跌倒恐惧可造成老年人"跌倒→丧失信心→不敢活动→衰弱→跌倒"的恶性循环,甚至卧床不起。使老年人的生活质量和生存质量下降。做好评估,帮助老年人消除恐惧心理是预防跌倒的重要措施。

（四）继发损害

老年人跌倒后由于长期卧床、肌肉萎缩、骨质疏松、肢体功能障碍等因素可出现多种继发损害,常见的有压力性损伤、吸入性肺炎、尿路感染、血栓性静脉炎、栓塞和便秘,严重的可导致死亡。资料统计髋部骨折后 3 个月病死率可达 20%,很多老年人即使渡过难关也将终身残疾。统计表明老年人跌倒总病死率比无跌倒的老年人高 5 倍。

（五）经济影响

随着老年人口比例的增加,跌倒将对医疗服务体系形成严重的医疗费用压力。1996 年 WHO 统计年鉴中,我国 60 岁以上人群跌倒死亡率居前列,医院伤害中跌倒占 41.2%,居伤害原因的第 3 位。北京市社区调查显示,跌倒发生率为 18.0%,是老年人伤害的首位死因,医疗花费每次平均 209 元。据国家民政部印发的《2013 年社会服务发展统计公报》显示,截至 2013 年底,我国 60 岁及以上老年人口有 20 243 万人,占总人口的 14.9%。其中,65 岁及以上人口有 13 161 万人,占总人口的 9.7%。按每年至少有 2 000 万人发生 2 500 万次跌倒,直接医疗费用在 50 亿元以上,社会代价为 160 亿 ~ 180 亿元。

五、老年跌倒评估的目的及意义

（一）评估目的

1. 获得老年人的相关信息　通过评估掌握老年人既往疾病状况,以及目前的症状、体征、功能损害程度、跌倒的危险因素,同时明确老年人的功能和预后相关的生活环境。

2. 制订相关计划　依据评估结果,针对不同老年人制订相应的治疗、康复和护理计划。

（二）评估意义

通过专业人员对跌倒的评估,找出高危人群并能够干预这些危险因素达到减少跌倒的发生。帮助医生、照护人员、照护者及老年人清楚地了解老年人跌倒的风险级别,制订治疗、康复、护理措施。老年人可以根据评估结果纠正不健康的生活方式和行为,规避或消除环境中的危险因素,防止跌倒的发生。通过多学科团队的共同干预,提高老年人的生活质量及生存质量,减轻家庭及社会的负担。

六、老年跌倒的评估工具及使用方法

跌倒风险评估工具用于评定老年人有无跌倒风险,人们希望通过评估跌倒风险找出高危人群,并能够干预这些危险因素,减少跌倒的发生,提高老年人生活质量及生存质量。评估工具需由专门受过训练的人员来完成,既可用于社区老年跌倒的风险筛查,也可用于医疗机构中老年跌倒风险的评估。

Morse 跌倒评估量表是一个专门用于预测跌倒可能性的量表,通过观察多种功能活动来评价评定对象重心主动转移的能力,对评定对象动、静态、平衡进行全面检查,是一个标准化的评定方法。该量表临床应用广泛,具有较好的信度、效度和敏感度。

（一）Morse 跌倒评估量表评定内容

Morse 跌倒评估量表包括有无跌倒史、医学诊断个数、是否使用助行器具、静脉输液 / 置管 / 使用药物治疗、步态 / 移动和精神状态 6 个方面内容。

（二）Morse 跌倒评估量表的评定方法及评定标准

Morse 跌倒评估量表包含 6 个动作项目,将每一个评定项目分为不同的分值予以记分（表 7-2）,最高分为 30 分,最低分为 0 分,总分为 125 分。

表 7-2　Morse 跌倒评估量表

评估内容	评分 / 分	日期	日期	日期
近 3 个月有无跌倒 / 视觉障碍	0 = 无　25 = 有			
超过 1 个医学诊断	0 = 无　15 = 有			
使用助行器具	0 = 否没有需要 0 = 完全卧床 0 = 照护人员扶持 15 = 使用拐杖、手杖、学步车 30 = 扶家具行走			
静脉输液 / 置管 / 使用药物治疗	0 = 无 20 = 有			
步态 / 移动	0 = 正常、卧床、轮椅代步 10 = 乏力 /≥65 岁 / 直立性低血压 20 = 失调及不平衡			
精神状态	0 = 了解自己能力 15 = 忘记自己限制 / 意识障碍 / 躁动不安 / 沟通障碍 / 睡眠障碍			
总分：125 分	得分：			
老年人能力评估师签名：				
护士长签名：				

（三）Morse 跌倒评估量表的评定结果分析

Morse 跌倒评估量表的评分结果小于 25 分为低危跌倒风险；25~45 分为中危跌倒风险；大于 45 分为高危跌倒风险，高危跌倒风险的老年人每月评估 1 次。病情变化或使用易导致跌倒的药物时需要重新评估；老年人转科后需要重新评估。

七、老年跌倒评估的结果及临床应用

目前，国际公认的伤害预防策略包括教育预防策略、环境改善策略、工程策略、强化执法策略和评估策略（即"5E"伤害预防综合策略）等五个方面，而评估策略的有效性在很多国家的应用实践中都已得到证明，它确实在减少与控制伤害发生与死亡方面发挥了重要作用。

（一）老年跌倒风险分级及干预

根据评估结果，将跌倒风险分为低危跌倒风险、中危跌倒风险和高危跌倒风险，老年跌倒风险分级及干预措施见表 7-3。再根据不同的跌倒风险制订相应的干预措施。

表 7-3　老年跌倒风险分级及干预措施

跌倒风险级别	干 预 措 施
低危跌倒风险	提供足够的灯光，清除病房、床旁及通道障碍物，调整常用药物 保持地面清洁干燥，告知卫生间防滑措施（淋浴时有人陪伴） 降低病床的高度，增加床间距：1.0~1.5m，晨间护理时检查床脚刹车 必要时配备紧急呼叫器，并给予指导正确使用方法 指导老年人渐进坐起，渐进下床的方法 将手杖等辅助设施放在触手可及的位置 需要评估是否需要使用助行设施 穿具有防滑功能的鞋具，不穿袜子，穿合适的衣裤 养成良好的排便习惯 使用镇静剂，睡前排尿，上好床栏，加强巡视 教老年人如何安全跌倒 家属与照护者进行预防跌倒的教育

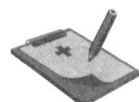

续表

跌倒风险级别	干 预 措 施
中危跌倒风险	教育老年人及照护者,任何活动都需要旁人帮助 老年人所有需要的物品必须放在触手可及的地方 提高对老年人的监护级别 加强巡视
高危跌倒风险	夜间有辅助照明设施 对老年人生活环境进行更高要求的改善 必要时使用助行设施 在老年人活动时提供必要的帮助 家庭成员/照护者必须就老年人跌倒危险因素进行讨论 不要让老年人坐在没有保护措施的椅子上面以及单独停留在浴室 必须随时有人照看老年人 必要时给予行为限制/束缚

（二）老年人跌倒后的处理措施

1. 紧急处理措施　老年人跌倒后不要急于扶起,要进行个体化跌倒后现场处理。

（1）确认伤情:询问老年人跌倒时的情况及对跌倒过程的记忆,如老年人不能记起跌倒过程,提示可能为晕厥或脑血管意外等,需要进行 CT、MRI 等检查确诊;询问老年人跌倒时或跌倒后有无剧烈头痛或口角歪斜、言语不清、四肢无力,提示可能为脑卒中,处置过程中注意避免加重脑出血或脑缺血;检查有无骨折,如有无肢体疼痛、畸形、关节异常及大小便失禁,以确认骨折情形,给予适当处置。

（2）正确搬运:老年人跌倒后如需搬运应保证平稳,保持平卧姿势。

（3）外伤、出血者:对伴有外伤、出血者要立即止血包扎,密切观察生命体征,发现异常立即处理。

（4）体位:如果老年人试图自行站起时,救助者可协助其缓慢起立,采取坐位或者卧位休息,确认无碍后方可放手,并继续观察老年人的情况。

（5）查找危险因素:查找导致老年人跌倒的危险因素,制订防治措施及护理方案。

（6）密切观察病情变化:对跌倒后意识不清的老年人,严密监测生命体征的变化,有呕吐者,应将其头偏向一侧,并及时清理口腔、鼻腔中的呕吐物,保持呼吸道通畅;抽搐者应将其移至平整的地面并在其身体下垫软物,防止碰伤、擦伤,必要时使用牙间垫,防止舌咬伤;如发生呼吸、心跳停止,应立即采取胸外心脏按压、口对口人工呼吸等急救措施。

2. 一般照护

（1）病情观察:立即观察老年人的神志、脉搏、呼吸、血压的变化,警惕内出血及休克征象。严密观察生命体征、神志、瞳孔大小及对光反射,跌倒后排泄情况,警惕有无颅脑损伤。

（2）跌倒后的长期照护:大多数老年人跌倒后伴有不同程度的躯体损伤,从而导致长期卧床。对于这类老年人需要提供长期照护。根据老年人的日常生活活动能力,提供相应的基础护理,满足老年人日常生活需求;做好心理护理,消除老年人因跌倒产生的恐惧心理,指导并协助老年人进行相应的功能锻炼、康复训练;预防压力性损伤、肺部感染、尿路感染等并发症;促进老年人身心功能恢复,回归健康生活。

3. 心理调适　老年人跌倒后大多会产生恐惧心理,害怕再次出现跌倒而卧床不起。故应做好跌倒后老年人的心理护理,帮助其分析产生跌倒的原因,减轻或消除老年人的恐惧心理,积极配合康复治疗,避免发生废用综合征。

4. 健康指导　跌倒的健康指导重点在于预防再次发生跌倒。帮助老年人识别跌倒的危险因素,增强预防跌倒的意识,并给予积极的指导和干预措施,减少发生老年人跌倒,减轻老年人跌倒所致伤害的严重程度。

（1）增强防跌倒意识:加强防跌倒知识和技能的宣教,帮助老年人及其家属正确认识自身状况,增强预防跌倒的意识;告知老年人及家属老年人发生跌倒时的应急处理措施,紧急情况发生时的求助办法,做到有备无患。

（2）合理用药：指导老年人按医嘱正确服药，不要随意加药或减药，避免自行同时服用多种药物，并且尽可能减少用药的剂量。了解药物的副作用，注意用药后的反应。使用易导致跌倒的药物后动作宜缓慢，预防发生跌倒。

（3）合理运动：坚持参加适宜的、规律的体育锻炼，如打太极拳、散步、慢跑等运动，增强肌肉力量、柔韧性、协调性、平衡能力及灵活性，从而减少跌倒的发生。

（4）选择适当的辅助工具：指导老年人选择适宜的助行器（手杖、步行器），对老年人经常使用的物品应固定放置；如有视觉、听觉障碍的老年人应佩戴眼镜、助听器等其他补偿设施。

（5）创造安全环境：保持室内灯光明亮，通风良好，地面干燥、平坦、整洁；将经常使用的物品放在触手可及的位置，不要登高取物；保持家具高度适宜，防止对老年人产生伤害；对道路、厕所、路灯等予以明确标志，并告知老年人；走廊、洗手间装扶手；衣着舒适、合身、长短适宜，避免过于紧身或过于宽松的服饰，避免行走时绊倒；鞋子尺码要合适，鞋底防滑，避免穿拖鞋；在床头设置跌倒警示牌；佩戴醒目的标识，提醒老年人、家属、医护人员及其照护人员，共同维护老年人的安全。

（6）调整生活方式：指导老年人在日常生活中应注意，避免走过陡的楼梯或台阶，上下楼梯、如厕时尽可能使用扶手；转身、转头时动作一定要缓慢；走路保持步态平稳，尽量慢走，避免携带过重物品；避免去人多及湿滑的地方；避免过急过快的体位改变；睡前饮水不要过多，避免导致夜间多次起床如厕，夜间床旁放置小便器避免独自如厕；避免在他人看不到的地方独自活动。

（7）防治骨质疏松：指导老年人加强膳食营养，保持饮食均衡。适当补充维生素 D 和钙剂；适当加强体育锻炼，增强骨骼强度，预防发生跌倒。

（三）老年人跌倒后照护效果的评价

老年人跌倒后照护效果评价主要包括以下内容：老年人跌倒后得到正确有效的处理和护理；老年人日常生活需求得到满足；老年人和 / 或照护者理解跌倒的危险因素，能主动进行自我防护 / 他护；老年人对跌倒的恐惧心理降低或消除。

第二节　尿失禁的评估

一、概述

（一）老年尿失禁的概念

尿失禁是指不能自主控制排尿而引起的一种临床症状。老年尿失禁是老年人各种原因所致尿失禁的总称，发病率高，严重影响老年人的生活质量。由于老年人常常发生尿失禁，人们认为尿失禁是衰老过程中不可避免的自然结果，是年龄增大自然而然发生的衰老表现。事实上，尿失禁不是衰老的正常表现，也不是不可逆的。

（二）老年尿失禁的流行病学

尿失禁是老年人常见疾病之一。据统计，我国尿失禁发病率为 18%~53%，50 岁以上女性发病率高达 60%，女性尿失禁是男性的 5 倍。尿失禁能得到及时治疗的不到 20%，而 80% 以上的尿失禁老年人，很多完全可以治愈并恢复正常生活，但因得不到及时治疗，延误了康复时机。尿失禁可以发生在任何年龄及性别，尤其是女性及老年人。尿失禁除了让人身体不适外，更重要的是它会长期影响老年人的生活质量，严重影响老年人的心理健康，因此尿失禁常被称为"比死亡还痛苦的社交癌"。

（三）老年尿失禁的分类

尿失禁可以根据临床症状的持续时间、临床表现或生理上的异常进行分类。尿失禁根据临床表现特征分为以下几类。

1. **充盈性尿失禁**　充盈性尿失禁是由于下尿路有较严重的机械性（如前列腺增生）或功能性（直肠内粪块嵌塞）梗阻，膀胱内存尿过多使膀胱过度膨胀，不能自觉正常排尿，尿液被迫呈点滴状外溢。

2. **急迫性尿失禁**　老年人泌尿系炎症可造成逼尿肌反射，使膀胱收缩而产生急迫性尿失禁，这种尿失禁是暂时性的，待炎症控制后尿失禁情况也会好转；此外，老年妇女的无菌性尿道炎合并萎缩性阴道炎时，也可引起急迫性尿失禁。

3. 神经性尿失禁　正常人的排尿是通过神经反射来完成的。当患有严重脑动脉硬化、脑卒中、脑肿瘤及颅内感染等疾病时，大脑皮质失去控制排尿的功能，则发生尿失禁。据统计，约80%的老年人尿失禁属于此类。此外，位于骶椎以上的脊髓病变时，可导致排尿反射功能丧失，进而发生神经性尿失禁。

4. 压力性尿失禁　由于膀胱颈括约肌老化松弛，腹部压力增高时，膀胱内压力超过膀胱出口及尿道阻力，可使尿液外溢。咳嗽、大哭、快步走等增加腹部压力时发生尿失禁，多见于膀胱膨出、子宫脱垂的老年经产妇女。

5. 无阻力性尿失禁　无阻力性尿失禁是由于尿道阻力完全丧失，膀胱内不能储存尿液，老年人在站立时尿液由尿道流出。

二、老年尿失禁的危险因素

正常的排尿和随意控制与一系列复杂的生理反应有关。随着膀胱充盈，膀胱壁牵张感受器向骶尾部脊髓发出信号，膀胱容量达临界值时，脊髓反射（排尿反射）刺激膀胱排空。排空过程由逼尿肌节律性收缩及尿道外括约肌松弛来完成。排尿随意控制由大脑皮质的神经元回路抑制排尿反射来完成。随意控制需要个体注意膀胱排空阈值，避免在达到阈值前排尿，形成尿失禁，也就是说，要感觉膀胱充盈的程度，抑制反射性收缩，直到需要排尿的程度。随意排空膀胱的能力在维持随意控制方面也具有重要意义。以上各环节在适当时候不能正常发挥作用，即可出现尿失禁。

很多因素可以导致或加重尿失禁，常见危险因素如年龄、绝经女性、超重与肥胖、疾病因素、社会心理因素、药物因素、不良习惯、认知障碍、活动受限等。

三、老年尿失禁的临床表现

临床表现包括会阴部皮肤红肿、溃疡、尿道周围皮肤湿疹、瘙痒等现象。身体因尿失禁产生异味而不愿意与人交往；可能会出现孤独、抑郁、羞耻和退缩等心理方面的问题。

四、老年尿失禁的后果

发生尿失禁后严重影响老年人身心健康、生活质量。

1. 老年尿失禁导致心理障碍　严重的尿失禁导致老年人身上常常伴有尿臭味。身上难闻的异味使老年人羞于站在人前，害怕与人交往，尽量减少与他人的接触机会，时间长了就会造成交往心理障碍，形成所谓"社交癌"。

2. 老年尿失禁引发多种并发症　老年尿失禁常易引发阴部湿疹、溃疡、压力性损伤、阴道炎、尿路感染、膀胱结石、肾脏受损等多种并发症。尿失禁老年人往往排尿后会觉得尿道口刺痛不适，这是因为女性尿道距离阴道很近，长期尿失禁会诱发阴道炎症。有些老年人为了防止尿失禁而少喝水，导致膀胱尿酸升高，非常容易造成膀胱结石。严重的尿失禁还可引发膀胱输尿管反流、肾积水合并感染、尿毒症而危及生命。

五、老年尿失禁评估的目的及意义

（一）老年尿失禁评估的目的

评估老年人尿失禁程度，判断其生活自理能力。依据评估结果制订治疗和护理计划，同时通过评估评定治疗效果。

（二）老年尿失禁评估的意义

通过询问病史了解症状，评估引起尿失禁的各种原因，了解老年人的排尿功能和与预后相关的影响因素，指导医生、照护人员选择干预措施。最终使老年人恢复健康或维持目前的健康状态，提高老年人的生存质量。

六、老年尿失禁评估工具及使用方法

（一）尿失禁的评估量表

常用的评估量表有国际尿失禁咨询委员会尿失禁问卷表简表和老年人失禁评估总表。

1. 国际尿失禁咨询委员会尿失禁问卷表简表（ICI-Q-SF）（表 7-4 ）

表 7-4　国际尿失禁咨询委员会尿失禁问卷表简表

序号	评估项目	评估内容	评分	得分
1	您的出生日期	年　　月　　日		
2	性别	男　　女		
3	您遗尿的次数	从来不遗尿	0	
		一星期大约遗尿 1 次或经常不到 1 次	1	
		一星期遗尿 2 次或 3 次	2	
		每天大约遗尿 1 次	3	
		一天遗尿数次	4	
		一直遗尿	5	
4	在通常情况下您的遗尿量是多少（不管您是否使用了防护用品）	不遗尿	0	
		少量遗尿	2	
		中等量遗尿	4	
		大量遗尿	6	
5	总体上看,遗尿对您日常生活影响程度如何?	请在 0（表示没有影响）~10（表示有很大影响）之间的某个数字上画圈	0~10	
6	什么时候发生遗尿?（请在与您情况吻合的空格内画钩）	从未遗尿		
		在睡着的时候遗尿		
		在活动或体育运动时遗尿		
		在没有明显理由的情况下遗尿		
		未能到达厕所就会有尿液漏出		
		在咳嗽或打喷嚏时遗尿		
		在排尿完和穿好衣服的时候遗尿		
		在所有时间内遗尿		

注:

评价:把第 3~5 个问题的分数相加为总分。

0 分:无症状,不需要任何处理。

1~7 分:轻度尿失禁,不需要佩戴尿垫,在医师或康复师指导下进行自控训练。

8~14 分:中度尿失禁,需要佩戴尿垫,可进行物理治疗或手术治疗。

15~21 分:重度尿失禁,严重影响正常生活和社交活动,到专科医院或老年病医院系统治疗。

2. 老年人失禁评估总表（表 7-5 ）

表 7-5　老年人失禁评估总表

直接因素评估:评价老年人的失禁状况,并确定相应的护理措施。

项目	评估内容描述	级别	判定
排泄控制	自主排泄,并能保持清洁	A	
	有意识,偶尔小便失禁,但可自行如厕,或者经常小便失禁但使用纸尿裤	B	
	无意识,小便完全失禁或大小便失禁,完全依赖纸尿裤或使用导尿管	C	

续表

间接因素评估:评价失禁相关的状况,情况越差,需要的协助越多,护理员投入的工作量、时间以及关注也越多。

项目	评估内容描述	分值	得分
修饰/灵巧性	自行完成穿脱衣服、擦拭、刷牙、剃须等动作	0	
	可自行完成以上动作,但不能整洁到位,需协助下完成	10	
	完全需要帮助	20	
活动能力	独立行动,能自主如厕	0	
	使用安全保护或辅助用具协助完成,如厕时需要一定协助	10	
	不能行动或完全需要帮助,卧床	20	
液体摄入	适当的饮水量:每天总计≥1 200ml,或每天饮水≥4次	0	
	饮水量 800ml≤每天总计 <1 200ml,或 2 次≤每天饮水 <4 次	10	
	确诊为脱水,饮水总计 <800ml,或每天饮水≤1 次	20	
与失禁有关的药物	没有服用影响尿控能力的药物	0	
	服用了恢复尿控能力的药物	−10	
	服用了可能影响尿控能力的药物,如利尿药、镇静剂、α 受体拮抗药	10	
皮肤	皮肤健康完好	0	
	皮肤轻度敏感/有压力性损伤/红肿/溃烂	10	
	皮肤严重敏感,有发炎、破损、溃烂等	20	
认知能力	反应灵敏并正常交谈	0	
	有一定沟通障碍,但是可以通过工具表达自己	10	
	严重沟通障碍,基本不能表达	20	
对尿控的关注	坦然接受、愿意接受帮助并希望改善	0	
	不太关心失禁问题,认为随便处理即可	10	
	对失禁无意识或完全不关注、或有自卑心理	20	
对如厕设施的使用	非常完善,如厕电铃、马桶旁扶手、防滑走道、如厕指示牌,如厕协助等齐全	0	
	比较完善,上述内容不太齐全,但是基本需求已经满足	10	
	不太完善,上述内容不齐全,不能满足老年人们如厕的基本需求	20	
合计得分		结果判断	
直接因素级别与间接因素得分结合	A 级:密切关注身体情况,保持现状,无需失禁护理		
	B 级:得分≤30,失禁三级护理		
	B 级:且 30< 得分≤60,失禁二级护理		
	B 级:且得分 >60,失禁一级护理		
	C 级:且得分≤30,失禁二级护理		
	C 级:且得分 >30 分,失禁一级护理		

根据评估综合得分确定该老年人需要的失禁护理级别

(二)尿失禁的临床评估

对于老年人尿失禁的评估,除了国际尿失禁咨询委员会尿失禁问卷表简表、老年人失禁直接因素和间接因素评估外,还应注意老年人的泌尿外科症状,如尿失禁产生的诱因、尿失禁发生时有无尿频、尿急等伴随症状、有无反复泌尿系感染、有无膀胱刺激症状、有无持续漏尿、是否使用卫生垫,根据情况选用相应的辅助检查,包括尿液检查、肾功能检查、膀胱逆行造影、测量残余尿量、压力诱发试验、饮水及排尿日记和尿垫试验。

（三）排尿日记

老年人很难准确表述其排尿症状的特点,排尿日记能客观记录老年人规定时间内的排尿情况,包括每天排尿的次数、每次排尿的时间和排尿量、每天饮水时间和饮水量、每次有没有尿失禁的情况。这个日记至少要记 3 天以上。常用的饮水及排尿日记记录表见表 7-6。

表 7-6　饮水及排尿日记记录表

时间	_____年_____月_____日					
	进水量	漏尿	自排	导尿	尿失禁及伴随症状	其他

注:

1. 进水量包括水、汤、果汁、粥、麦片、其他饮品,每日总量不超过 2 000ml。

2. 临睡前 3h 不饮水。

3. 自主排尿量请在"自排"栏上填上容量。

4. "漏尿":尿湿裤子、尿湿床单、尿湿尿片。请在"漏尿"栏上填写 +、++、+++。

5. "其他":如尿中带血(?)、尿有臭味(※)、混浊(?)、有沉淀物(◆)、插尿管有困难(⊙)、发热(×)等。请在"其他"栏上填上症状符号。

（四）尿垫试验

使用尿垫,观察 1 小时内漏尿导致尿垫重量增加的情况。老年人在试验开始 1h 内不排尿,试验时预先放置称重的干燥尿垫。

试验初期 15 分钟内,老年人喝 500ml 白开水,卧床休息。以后的 30 分钟,老年人行走,上下台阶。再以后 15 分钟,老年人应坐立 10 次,用力咳 10 次,跑步,拾起地面 5 个小物体,再用自来水洗手 1 分钟。在试验 60 分钟结束时,将放置的尿垫称重,要求老年人排尿并测尿量。

评估结果判断:尿垫增重 >1g 为阳性;尿垫增重 >2g 时注意有无称重误差、出汗和阴道分泌物;尿垫增重 <1g 提示基本干燥或实验误差。

（五）棉签试验

用于判断女性尿道下垂程度。截石位,消毒后于尿道插入一根 4cm 长的棉签。正常女性腹壁放松时,棉签与水平线的夹角为 –5°~+10°。屏气后棉签保持原位置,表示尿道与膀胱解剖关系正常。静止和应力状态下棉签活动角度超过 30°,表示后尿道下垂。

七、老年尿失禁评估的结果及临床应用

分析评估资料评价老年人尿失禁严重程度和病因。如果因疾病或药物因素导致尿失禁的发生,首先处理这些问题。轻中度的尿失禁可以通过药物和盆底肌训练、膀胱训练等行为治疗得到完全的康复。对较严重的尿失禁,需要多学科团队共同会诊处理。

（一）尿失禁评估结果判断

依据国际尿失禁咨询委员会尿失禁问卷简表及生活质量问卷得分分为轻度尿失禁、中度尿失禁、重度尿失禁三类。

1. 轻度尿失禁　尿失禁问卷得分 1~7 分,失禁 B 级,失禁评估在 30 分以下。此类老年人需要密切关注身体情况,保持现状,无需失禁护理。此阶段不影响日常生活,只有在特殊情况时才会有尿失禁的困扰。譬如,做增强腹压的剧烈运动或大声笑时才出现尿失禁的问题,因此基本上不影响正常生活。

2. 中度尿失禁　尿失禁问卷得分 8~14 分,失禁 B 级,失禁评估 30~60 分,或失禁 C 级,失禁评

估≥30分,给予失禁级二~三级护理。此阶段会出现日常生活的某些不便,如咳嗽或腹部稍微用力就会出现尿失禁问题,可能需要垫护垫、卫生棉或尿失禁裤来保持干爽和便于参加社交活动。

3. **重度尿失禁** 尿失禁问卷得分15~21分;失禁B级:失禁评估60分以上;失禁C级:失禁评估在30分以上。老年人日常生活会受到非常大的限制,心理也会受到影响。有的老年人意识丧失或严重失能,有的老年人小便完全失禁或大小便均失禁,完全依赖纸尿裤或使用导尿管。重度尿失禁大多需要手术治疗。

(二)尿失禁照护

1. **健康教育** 目前我国对尿失禁的预防、治疗的知识宣传远远还不够,尤其是文化素质较低的老年女性对尿失禁的相关知识更加缺乏,就诊意识淡薄,因此采取各项措施改变人们对尿失禁的认识刻不容缓。照护人员一方面要进行疾病相关知识宣教,指导老年人养成良好的卫生习惯,另一方面要指导老年女性进行有效的功能锻炼,教授改善尿失禁的技巧,提高她们的生活质量。

2. **心理疏导** 照护人员应该理解、尊重和关心老年人,注意保护其隐私。注意情绪变化,了解心理状况,给予体贴的照顾和安慰。提醒家属不要嫌弃老年尿失禁者,应该理解、关心老年人,主动协助他们到户外参加力所能及的社交活动。

3. **饮食指导** 尿失禁老年人宜采用高蛋白、高热量、高维生素的饮食;不要过分限制水分,白天足量饮水,每天2 000ml左右,晚餐后限制饮水。注意不要一次大量饮水,不饮茶水和刺激性饮料。

4. **皮肤照护** 尿失禁最大的危害是皮肤溃烂,发生压力性损伤,继发感染。因此做好皮肤护理对尿失禁及卧床老年人尤为重要。皮肤照护最具成效的预防性措施仍是减轻受压、变换体位、加强营养,同时注意皮肤的清洁、滋润和保护等几个方面。

(三)尿失禁老年人的行为干预

1. **膀胱功能训练** 膀胱训练适用于意识清楚,有尿意的急迫性尿失禁老年人。目的是定期排空膀胱,维持膀胱功能,预防泌尿系感染,膀胱功能训练包括使用便器的习惯训练、饮水训练、指导老年人使用骨盆底肌肉运动训练。在训练时要注意评估有无影响排尿的因素,如心理因素、排尿习惯、中枢神经系统疾病、泌尿系结石和肿瘤等;观察老年人的排尿活动,如有无少尿、多尿、尿失禁、尿潴留等;在进行训练时要告知老年人或家属膀胱功能训练的目的和方法,支持和鼓励老年人配合并坚持。留置尿管老年人,间断夹闭导尿管,逐渐延长放尿间隔时间直至每4小时开放一次,使膀胱定时充盈和排空,促进恢复膀胱功能。在训练时要做好观察训练效果并记录,限水的老年人严格记录进水量。

2. **盆底肌训练** 盆底肌训练适用于意识清楚、能理解指令的老年人。

盆底肌肉锻炼的目的是重建和加强盆底控制排尿的肌肉组织——提肛肌群,从而加强尿道外括约肌,使尿道关闭压升高,起到防治压力性尿失禁的作用。进行盆底肌训练时,要让老年人知道此项练习的重要性和长期性,要教会老年人正确进行肌肉收缩。

第一阶段:站立,双手交叉置于肩上,足跟内侧与腋窝同宽,用力夹紧,保持5秒,然后放松。重复20次以上,如此反复进行,随时练习。

第二阶段:平躺,双膝弯曲。收缩臀部肌肉向上提肛,紧闭尿道、阴道和肛门,保持5秒,然后缓慢放松,5~10秒后重复。运动的全程保持自由呼吸,其余肌肉放松。

在盆底肌训练过程中要注意以下几点:运动前先排空膀胱;饭后1小时不适合进行此运动;在轻松、自然且没有压力的环境下练习;双腿、腹部与臀部的肌肉尽量不要收缩,运动的质比量更为重要,动作的正确与否是成功的关键。每天喝水量至少1 500~2 000ml以上;有阴道或泌尿系统感染时要暂停练习;运动时有不适要立即停止练习。

3. **排尿习惯的训练** 排尿习惯的训练适用于对排尿有认知障碍的老年人,主要从以下几个方面进行训练:首先要制订有针对性的排尿计划;其次要训练老年人无论有无尿意,应遵守在规定时间内排空膀胱;最后需要根据老年人训练情况及时调整计划,对老年人行为的改善及时给予反馈。

4. **间歇性导尿** 间歇性导尿适用于残余尿量过多或无法自行解出小便的尿失禁老年人。

(四)尿失禁临床干预的效果评价

对尿失禁老年人开展评估治疗与照护后,老年人能主动参与治疗活动;主诉尿失禁的次数减少;局部皮肤清洁、干燥;愿意并参与社交活动,提示尿失禁干预取得了预期效果。

第三节　睡眠障碍的评估

一、睡眠障碍概述

睡眠是人类生命活动必需的生理现象,约占人生三分之一的睡眠是保持健康不可缺少的组成部分。如果睡眠不足、质量不高或不规律,就会使机体处于疲劳状态,人体免疫功能下降,神经内分泌系统紊乱,并且会有导致肥胖、糖尿病、心脏病等疾病的危险。睡眠障碍是影响人寿命的重要因素之一。

睡眠障碍是指睡眠的数量或质量异常,或是在睡眠中或睡眠-觉醒交替时发生异常的行为或生理事件。可由多种因素引起,常与躯体疾病有关。睡眠障碍作为老年综合征之一,可分为失眠症、嗜睡、睡眠-觉醒节律紊乱、睡眠呼吸障碍、睡眠运动障碍。

老年人群睡眠障碍的发生可以由多种原因诱发,表现为一种或多种睡眠障碍,常与其他疾病共存,与呼吸道疾病、失能、认知功能下降、抑郁以及药物使用密切相关。长期反复睡眠障碍会影响老年人其他共存疾病的治疗和康复,加重或诱发其他疾病,是威胁老年人身心健康的重要因素。随着社会的老龄化,老年人独居、健康状况下降、丧偶等事件的发生,老年人睡眠障碍的发生率将不断升高。由于睡眠障碍的定义、诊断标准及调查方法的不同,老年人睡眠障碍的发生率有一定的差异。睡眠障碍对人体健康的严重危害已经引起国内外学者的高度关注,成为临床研究的重点和热点。世界卫生组织从 2001 年起,将每年 3 月 21 日定为"世界睡眠日",旨在进一步扩大睡眠的相关研究,提高大众对睡眠的认识,从而提高生活质量。

二、睡眠障碍的危险因素

睡眠障碍在老年人群中非常常见,其发生非单纯一个因素造成,往往是多种因素共同作用的结果。常见的睡眠障碍危险因素包括年龄因素、不良的睡眠习惯、不良的睡眠环境、躯体疾病的影响、精神疾病的影响、心理因素(抑郁、焦虑)、药物或饮食和原发睡眠障碍。

三、睡眠障碍的临床表现

老年人睡眠障碍常常表现为早醒、入睡困难、入睡时间延长、夜间易醒、醒后难以入睡、夜间睡眠断断续续、白天容易打盹,其中白天打盹是老年时期最常见的睡眠问题。

老年人睡眠障碍主要特点是常合并其他老年疾病和问题。老年人睡眠障碍多与精神疾病合并,抑郁就是其中最常见的疾病。此外,存在躯体疾病的老年人也容易主诉睡眠困难。关节炎带来的疼痛、癌症、糖尿病、慢性阻塞性肺疾病导致的呼吸困难、前列腺增生伴随的夜尿增多、脑血管疾病所致的认知功能下降以及帕金森病都常常合并睡眠障碍。

四、睡眠障碍的后果

老年人睡眠障碍在很大程度上会影响其生活质量,也是导致老年人其他疾病的患病率显著上升的原因之一。同时,因睡眠障碍可伴发心脏病、抑郁症、痴呆症和其他慢性病症,可使老年睡眠障碍老年人原发病情加重。

五、睡眠障碍评估目的及意义

（一）睡眠障碍评估目的

通过评估掌握老年人既往疾病状况,以及目前的症状、睡眠障碍的程度、睡眠障碍的危险因素,依据评估结果制订治疗和照护计划,同时通过评估评定治疗效果。

（二）睡眠障碍评估的意义

通过询问病史了解症状,评估引起老年人睡眠障碍的各种原因,指导医生、照护人员选择干预措施。由于躯体疾病可引起睡眠障碍,反过来睡眠障碍尤其是中老年人容易出现高血压、心脑血管疾病。对所有睡眠障碍的老年人例行检查和仔细评估很重要。通过对睡眠障碍的老年人的评估能够定位睡眠障碍到底是躯体疾病引起,还是心理社会因素导致,从而采取恰当的干预措施,制订照护目标。

六、评估工具及使用方法

(一)初筛问题

对于老年人睡眠障碍的评估应该重视主诉,提供了初始调查使用的 12 个问题(表 7-7)。

表 7-7　睡眠状态初始调查问卷

序号	问题	回答
1	您一般在夜间什么时候上床睡觉? 早上什么时候醒来?	
2	您是否经常夜间入睡困难?	
3	您在夜间要醒来几次?	
4	如果您在夜间醒来,再次入睡是否很困难?	
5	跟您同屋睡觉的人是否曾说过您睡觉时有打鼾、喘息或有呼吸暂停?	
6	跟您同屋睡觉的人是否曾说过您睡觉时有踢腿、下肢划水等动作?	
7	您是否知道自己睡觉时有梦游、进食、撞击他物、踢腿或尖叫?	
8	您在白天是否会睡觉或者感到很累?	
9	您在白天是否会打盹一次或多次?	
10	您在白天是否经常不经意时就打盹?	
11	您需要睡多长时间,白天时才能维持正常生活功能和保持警觉?	
12	您是否服用任何药物或采取任何措施帮助夜间入睡?	

(二)一般医学评估与检查

一般医学评估与检查包括病史、体格检查、实验室检查、影像学检查、多导睡眠图、睡眠体动记录仪以及精神心理评估(焦虑、抑郁、心理障碍)。如果调查对象在初始调查中存在睡眠问题,可进一步询问症状(表 7-8)。

表 7-8　睡眠状态进一步调查问卷

序号	问题	回答
1	您在休息或睡觉时总有双腿不舒服的感觉或者总是双腿来回摩擦?	
2	您是否经常起夜上厕所?	
3	如果您有白天打盹现象,每天打盹几次,每次持续多长时间?	
4	您每日白天体力活动量有多少?	
5	您白天是否大部分时间都受到自然阳光的照射?	
6	您每天服用什么药物? 这些药物都在什么时候服用?	
7	您服用药物后有什么不适吗?	
8	您每天白天和晚上分别服用多少咖啡因(包括咖啡、茶、可乐)和酒精?	
9	您是否经常感到悲伤或焦虑?	
10	您最近是否遭受了巨大的创伤?	

（三）进一步评估

1. 匹兹堡睡眠质量指数量（PSQI）表（表 7-9）

表 7-9　匹兹堡睡眠质量指数量表

条目	项目	评分			
		0分	1分	2分	3分
1	近 1 个月,晚上上床睡觉通常在(　)点				
2	近 1 个月,从上床到入睡通常需要(　)min				
3	近 1 个月,通常早上(　)点起床				
4	近 1 个月,每夜通常实际睡眠(　)h(不等于卧床时间)				
5	近 1 个月,因下列情况影响睡眠而烦恼				
	a. 入睡困难(30min 内不能入睡)	无	<1 次 / 周	1~2 次 / 周	=3 次 / 周
	b. 夜间易醒或早醒	无	<1 次 / 周	1~2 次 / 周	=3 次 / 周
	c. 夜间去厕所	无	<1 次 / 周	1~2 次 / 周	=3 次 / 周
	d. 呼吸不畅	无	<1 次 / 周	1~2 次 / 周	=3 次 / 周
	e. 咳嗽或鼾声高	无	<1 次 / 周	1~2 次 / 周	=3 次 / 周
	f. 感觉冷	无	<1 次 / 周	1~2 次 / 周	=3 次 / 周
	g. 感觉热	无	<1 次 / 周	1~2 次 / 周	=3 次 / 周
	h. 做噩梦	无	<1 次 / 周	1~2 次 / 周	=3 次 / 周
	i. 疼痛不适	无	<1 次 / 周	1~2 次 / 周	=3 次 / 周
	j. 其他影响睡眠的事情	无	<1 次 / 周	1~2 次 / 周	=3 次 / 周
	如有,请说明:				
6	近 1 个月,总的来说,您认为您的睡眠质量:	很好	较好	较差	很差
7	近 1 个月,您用药物催眠的情况:	无	<1 次 / 周	1~2 次 / 周	=3 次 / 周
8	近 1 个月,您常感到困倦吗?	无	<1 次 / 周	1~2 次 / 周	=3 次 / 周
9	近 1 个月您做事情的精力不足吗?	没有	偶尔有	有时有	经常有

注:如果回答 30~60min,填入平均值 45min。

计分方法:　　　总分:

成分	内容	评分			
		0分	1分	2分	3分
A. 睡眠质量	条目 6 计分	很好	较好	较差	很差
B. 入睡时间	条目 2 和 5a 计分累计	0 分	1~2 分	3~4 分	5~6 分
C. 睡眠时间	条目 4 计分	=7h	6~7h(含 6h)	5~6h(含 5h)	<5h
D. 睡眠效率	以条目 1、3、4 的应答计算睡眠效率 *	=85%	75%~84%	65%~74%	<65%

续表

成分	内容	评分			
		0分	1分	2分	3分
E. 睡眠障碍	条目 5b~5j 计分累计	0分	1~9分	10~18分	19~27分
F. 睡眠药物	条目 7 计分	无	<1 次/周	1~2 次/周	≥3 次/周
G. 日间功能障碍	条目 8 和 9 的计分累计	0分	1~2分	3~4分	5~6分

注: * 睡眠效率计算方法:

床上时间 = 条目 3(起床时间)- 条目 1(上床时间)

睡眠效率 = 条目 4(睡眠时间)/ 床上时间 × 100%

总分范围为 0~21,得分越高,表示睡眠质量越差。

2. 阿森斯睡眠量表 用于测评是否失眠。0~4 分: 无睡眠障碍;4~6 分: 可疑失眠;6 分以上: 失眠(表 7-10)。

表 7-10 阿森斯睡眠量表

	项目	0	1	2	3
1	入睡时间	没问题	轻微延迟	显著延迟	延迟严重或没有睡觉
2	夜间苏醒	没问题	轻微影响	显著影响	严重影响或没有睡觉
3	比期望的时间早醒	没问题	轻微提早	显著提早	严重提早或没有睡觉
4	总睡眠时间	足够	轻微不足	显著不足	严重不足或没有睡觉
5	总睡眠质量(无论睡多久)	满意	轻微不满	显著不满	严重不满或没有睡觉
6	白天情绪	正常	轻微低落	显著低落	严重低落
7	白天身体功能(体力或精神,如记忆力、认知力和注意力等)	足够	轻微影响	显著影响	严重影响
8	白天思睡	无思睡	轻微思睡	显著思睡	严重思睡

3. 失眠严重程度指数 用于测评失眠的严重程度。0~7 分: 无显著临床意义;8~14 分: 亚临床失眠;15~21 分: 中度失眠;22~28 分: 严重失眠(表 7-11)。

表 7-11 失眠严重程度指数量表

1. 描述您当前(或最近 1 周)失眠问题的严重程度:

项目	无	轻度	中度	重度	极重度
入睡困难	0	1	2	3	4
维持睡眠困难	0	1	2	3	4
早醒	0	1	2	3	4

2. 对您当前睡眠模式的满意度:

很满意	满意	一般	不满意	很不满意
0	1	2	3	4

3. 您认为您的睡眠问题在多大程度上干扰了您的日间功能（如日间疲劳、处理工作和日常事务的能力、注意力、记忆力、情绪等）：

没有干扰	轻微	有些	较多	很多干扰
0	1	2	3	4

4. 与其他人相比，您的失眠问题对您的生活质量有多大程度的影响或损害：

没有	一点	有些	较多	很多
0	1	2	3	4

5. 您对自己当前睡眠问题有多大程度的焦虑和烦扰：

没有	一点	有些	较多	很多
0	1	2	3	4

七、评估结果及照护重点

（一）评估结果

是否失眠：阿森斯睡眠量表。0~4 分：无睡眠障碍；4~6 分：可疑失眠；6 分以上：失眠。

失眠的严重程度：失眠严重程度指数量表。0~7 分：无显著临床意义；8~14 分：亚临床失眠；15~21 分：中度失眠；22~28 分：严重失眠。

（二）照护重点

需要医护人员与老年人共同努力，密切配合。主要方面有病因的解决、对失眠的正确理解、坚持治疗计划、树立治疗信心。

1. 一般照护　消除影响睡眠的因素，停用可致失眠的药物，避免晚间情绪刺激，保持居室及周围环境安静、整洁、光线适宜、温度和湿度适中，入睡前如厕。

2. 加强心理指导　为老年人提供疾病知识，帮助老年人认识自己失眠的原因、性质和规律，同时可以找一些心理咨询科普读物，进行学习，增强老年人战胜疾病的信心。

3. 认知疗法　不少老年人对睡眠有较高期望，他们过分关注自己的睡眠，夸大地认为自己睡眠时间严重不足，致使脑力、体力无法充分恢复。许多老年人常称自己通宵做梦，甚至噩梦不断，使大脑根本得不到休息，并认为失眠导致身体严重受损。大多数老年人已经采用过一些防治措施，疗效欠佳，对治疗缺乏信心。施行认知疗法时，帮助老年人对失眠引起的症状及苦恼有一个客观的正确的理解和认识，以减少消极情绪。

4. 行为治疗　在老年人对失眠有正确认识的基础上建立一套能促进良好睡眠的行为方式，包括正常的觉醒 - 睡眠节律，按时起床，从事一切正常的日常活动，即使瞌睡难忍也要振奋精神，这样才能使机体自然而然地在夜间处于休息状态。另外，入睡前后使身体和心理充分放松，可采用睡前温水洗脚，进食易消化的食物，避免过于兴奋的娱乐活动，也可进行放松训练，采用深呼吸、想象等方式放松自己。

5. 药物治疗　比较有效、使用最多的药物是镇静 - 催眠药。根据失眠的不同情况选用不同的药物，入睡困难者服用见效快、作用时间短的短效药物，以避免晨醒后药物的持续效应。睡眠不深又早醒者可服用起效缓慢、作用时间持久的长效药物。入睡困难、睡眠不深和早醒兼而有之者可使用中效药物。对伴有明显焦虑或抑郁者可使用抗焦虑药物或抗抑郁药物。常选用有助于催眠镇静作用的抗抑郁药。

6. 健康指导

（1）养成良好的睡眠卫生习惯：生活作息有规律，晚餐不要过晚、过饱，不在睡前进食、大量喝水、饮酒、饮用浓茶和含咖啡因的饮料，避免睡前看紧张、恐怖的电视、电影或书籍，不在床上思考事情，避免情绪刺激，不做强度大的活动，如有失眠次日要坚持正常工作或活动，不在白天补觉。

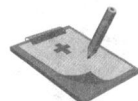

（2）调节居室环境：定时开窗通风使室内空气新鲜，避免对流风直吹人体；保持合适的室温、湿度；室内光线柔和，窗帘选择能遮挡光线的布料；窗户密闭性好，减少周围噪声。

（3）选择合适的卧具：首选硬质木板床，被褥整洁，厚薄适当，枕头高低适度，睡姿以右侧卧位为佳。

（4）采取措施促进睡眠：睡前 30 分钟饮用温热牛奶，晚上用热水泡脚、按摩足底，做些放松活动（如散步、太极拳、肌肉放松训练、气功等）。

（5）加强锻炼、增强体质：根据个人爱好参加团体活动，进行适当的社会交往，保持良好的心情和情绪。

第四节　疼痛的评估

一、疼痛的概述

疼痛是老年人的主观感受，是临床上最常见的症状之一，是一组复杂的病理、生理改变的临床表现。疼痛可以是局部的，也可以是全身性疾病的反映。

（一）疼痛的定义

1979 年国际疼痛学会对疼痛的定义是"疼痛是一种令人不快的感觉和情绪上的感受，伴随着现有的或潜在的组织损伤"。1980 年，国际疼痛研究会对疼痛所下的定义是"疼痛是一种与组织损伤或潜在损伤相关的不愉快的主观感觉和情感体验，是机体对有害刺激的一种保护性防御反应"。

（二）疼痛的流行病学

据统计，目前世界上疼痛的发病率为 35%~45%，老年人疼痛的发病率为 75%~90%。中国六大城市的慢性疼痛调查中发现：成人慢性疼痛的发病率为 40%，就诊率为 35%；老年人慢性疼痛的发病率为 65%~80%，就诊率为 85%。近年来，用于止痛的医疗费用在逐年上升；因丧失工作、家庭、尊严而造成抑郁、焦虑、自杀、永久性残疾的老年人群体在扩大；癌痛老年人的生活质量在降低。因此，疼痛不仅是一个世界范畴的医学问题，也是目前我国主要的健康问题之一。

二、疼痛的危险因素

引起疼痛的危险因素有物理因素、化学因素、机械损伤、生物活性物质刺激等，同时还与年龄、性别、心理、疲劳等其他因素有关。

（一）物理因素

温度刺激是引起疼痛的常见物理因素，过高或过低的温度，接触体表后均会损伤组织，使受伤的组织释放组胺等致痛物质，刺激神经末梢，导致疼痛，如高温引起的灼伤或低温导致的冻伤。

（二）化学因素

强酸、强碱、毒素等化学性刺激，不仅直接刺激游离的神经末梢，造成疼痛，同时受损的组织释放组胺、5- 羟色胺、缓激肽等致痛物质，再次作用于痛觉感受器，使疼痛加剧。

（三）机械损伤

刀割、针刺、碰撞、挤压、手术、身体组织受牵拉、肌肉受压等，均可使局部组织受损，刺激痛觉神经末梢引起疼痛。大部分物理性损伤引起的组织缺血、缺氧、淤血都可促使组织释放致痛物质，从而加剧疼痛并使疼痛的时间延长。

（四）生物活性物质刺激

组织细胞发炎或损伤时释放入细胞外液中的钾离子、5- 羟色胺、乙酰胆碱、缓激肽、组胺等生物活性物质刺激会引起疼痛。

（五）其他影响疼痛的因素

1. 年龄　大脑随年龄增长而不断衰退，因此老年人的疼痛阈限更低，疼痛问题也就更多。

2. 性别　研究显示，女性比男性对于疼痛更敏感，这可能是因为与性别相关的基因特征和激素变化会触发疼痛知觉系统。

3. 心理　男性通常不愿随便表露出疼痛感。

4. 疲劳　身体因为缺乏睡眠而倍感压力时,疼痛感通常会更加强烈。

三、老年疼痛的临床表现

疼痛是老年人中最为常见的症状之一:疼痛的临床表现可以是局部的,也可以是全身性疾病的反映,是一种身心不舒适的感觉。不同的老年人对疼痛的反应是各式各样的,常见的疼痛反应有:生理上的,如面色苍白、出汗、肌肉紧张、血压升高、呼吸心跳加快、恶心呕吐、休克;行为上的,如烦躁不安、皱眉、咬唇、握拳、身体蜷曲、呻吟、哭闹、击打;情绪上的,如紧张恐惧、焦虑。这些反应表明痛觉的存在。老年人常常因多病共存,任何一种疾病都可以解释老年人的症状,容易被忽略;老年人反应不敏感,不能诉说疼痛主观感觉和引起疼痛的原因,容易贻误病情,增加老年人痛苦;因有些疾病的隐匿性而延误诊治,如不典型的心绞痛等。

四、老年疼痛的后果

疼痛具有保护性和防御性的功能,能警告机体正在遭受某种伤害性刺激,提醒机体摆脱伤害。长期疼痛会影响老年人的活动能力和情绪,导致自理能力下降和社会交往减少,易产生孤独感和抑郁情绪甚至有自杀的风险;长期疼痛还可造成食欲减退和营养缺乏,使机体抵抗能力下降而引起各种并发症;长期疼痛还会造成老年人认知和感觉功能减退,生活自理能力受损,活动障碍,有受伤的风险;有的老年人认为疼痛是老年人必须忍受的痛苦,不愿主动告诉别人,特别是认知功能受损的老年人其主诉疼痛往往也不被重视,因此导致老年人被疼痛折磨而未得到及时治疗;长期疼痛使老年人生活质量下降,照护难度增加,医疗费用增加,给家庭和社会带来负担。

五、老年疼痛评估的目的及意义

由于老年人的一些并发性疾病和多种健康问题使疼痛评估和治疗更加困难,对所有老年人的例行检查和仔细评估尤为重要。疼痛评估是疼痛治疗的第一步,准确及时的疼痛评估可以给临床治疗提供必要的指导和帮助,是疼痛治疗必不可少的一步。通过对疼痛的评估,能够定位疼痛的程度和性质,采取恰当的干预措施,制订康复目标;疼痛评估贯穿治疗全过程,在治疗的各个阶段。通过对疼痛的评估,可以了解治疗后疼痛缓解的程度和变化特点,为及时调整治疗方案提供科学数据。

六、老年疼痛的评估工具及使用方法

（一）老年疼痛评估的要点

老年疼痛评估的要点包括了解老年人的基本信息:性别、年龄、职业、精神状况及心理社会因素、诊断及治疗过程、既往止痛效果;了解疼痛的诱发因素、疼痛的部位、疼痛的性质、疼痛的时间、疼痛的程度及伴随症状;了解疼痛的表达方式、与疼痛相关的因素以及疼痛对老年人的影响。

（二）选择适合老年人疼痛程度的评估量表

疼痛是人的主观感觉,每个人对疼痛的表述方法不尽相同,为了使老年能力评估师和老年人对疼痛的程度有比较一致的理解,可以采用评估工具对疼痛的程度进行评估。常用的评估工具有视觉模拟评分法、数字评分法、文字描述法和主诉疼痛的程度分级法、脸谱法等。

1. 视觉模拟疼痛量表（VAS）　用于疼痛的评估,在我国临床使用较为广泛,基本方法是在纸上面划一条 10cm 的横线,横线的一端为 0,表示无痛;另一端为 10,表示剧痛;中间部分表示不同程度的疼痛。让老年人在线上最能反映自己疼痛程度之处画交叉线,由老年能力评估师根据老年人画交叉线的位置测算其疼痛程度。判定方法:

0cm:0 分,无痛,无任何疼痛感觉。

1~3cm:1~3 分,轻度疼痛,不影响工作、生活。

4~6cm:4~6 分,中度疼痛,影响工作,不影响生活。

7~10cm:7~10 分,重度疼痛,疼痛剧烈,影响工作及生活。

此方法简单易行,比较客观而且敏感。

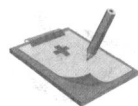

2. 数字疼痛评定量表（NRS）　将疼痛程度用 0~10 个数字依次表示，0 表示无疼痛，10 表示最剧烈的疼痛。由老年人自己选择一个最能代表自身疼痛程度的数字，或由医护人员询问老年人："您的疼痛有多严重？"由医护人员根据老年人对疼痛的描述选择相应的数字。按照疼痛对应的数字将疼痛分为轻度疼痛（1~3）、中度疼痛（4~6）、重度疼痛（7~10）。

3. 词语描述量表（VDS）　用"无痛、轻度痛、中度痛、重度痛、极度痛"等一系列词语来代表不同强度的疼痛，老年人在这些词语中选出最能代表其疼痛强度的词。该方法的词语易于理解，可随时口头表达，沟通方便，满足老年人的心理需求，但不适合语言表达有障碍的老年人。

4. 主诉疼痛的程度分级法（VRS）　让老年人根据自身感受说出疼痛的程度，即语言描述评分法，这种方法老年人容易理解，但不够精确，具体方法是将疼痛划分为以下 4 级：

0 级：无疼痛。

I 级（轻度）：有疼痛但可忍受，生活正常，睡眠无干扰。

II 级（中度）：疼痛明显，不能忍受，要求服用镇痛药物，睡眠受干扰。

III 级（重度）：疼痛剧烈，不能忍受，需用镇痛药物，睡眠受严重干扰可伴自主神经功能紊乱或被动体位。

5. 脸谱法（faces）　脸谱法使用 Wong-Baker 面部表情量表进行评估（图 7-1）。评估时要向老年人解释每一张面部表情代表不同的疼痛程度，要求老年人选择能够代表自己疼痛程度的表情。该表简单直观，该评分量表适用于 3 岁及以上的儿童、老年人以及存在语言或文化差异或其他交流障碍的老年人。

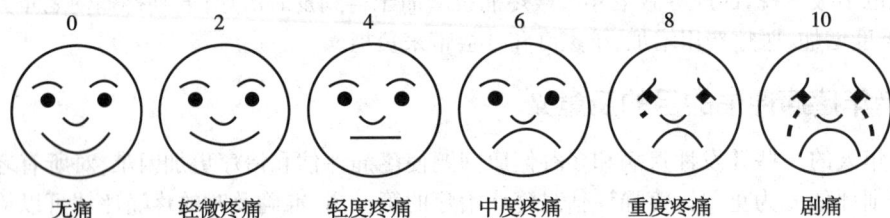

图 7-1　Wong-Baker 面部表情量表

6. 认知受损老年人的疼痛评估　由于老年人认知功能受损，不能主观描述疼痛。可以采取以下方式了解认知功能受损老年人的疼痛状况：

（1）面部表情：皱眉、前额起皱纹、面部扭曲、快速眨眼。

（2）用词语表达或发声：呻吟、大声呼喊、呼吸粗快。

（3）身体表达：紧张、活动受限、坐立不安、辗转反侧。

（4）行为异常：攻击性行为、拒绝进食、骂人、嗜睡、常规活动突然停止。

（5）精神状态：突然流泪、意识模糊加重、痛苦表情。

7. 晚期老年痴呆症疼痛评估表（PADE）　PADE 是根据面部表情、日常活动、照顾者的评价 3 方面发展起来的，包括 24 个项目，分为 3 个部分：①身体方面（面部表情、呼吸形态、姿势）；②照顾者对疼痛的分级；③功能方面（日常生活、穿衣、吃饭、行动）。第 1 部分和第 2 部分分值越高代表老年人的痛苦越严重，第 3 部分的分值越高代表老年人的日常生活活动能力越差、独立性越差、食欲越差。因为该量表对痴呆老年人进行测试，其信度和效度还需完善，第 2 部分由照护人员代理的疼痛评估也还需完善。

七、疼痛评估结果及管理

医疗机构认证联合委员会规定自 2001 年 1 月 1 日起，疼痛被确认为继体温、脉搏、呼吸和血压之后的"人类第五生命体征"，在医院门诊和病房要严格记载。为更好地执行疼痛管理要求，需做好疼痛的评估及管理工作。

（一）疼痛管理

1. 疼痛的评估管理　在疼痛筛查和评估中，若发现首次主诉疼痛，或疼痛评分≥3 分的老年人，照护人员应及时报告医生,由医生决定处理措施。

2. 疼痛方案的制订 临床医生在疼痛评估后,应筛选出需进行疼痛治疗的老年人,制订可行的疼痛治疗方案,并记录在门急诊病历或住院病程中。

疼痛治疗方案包括治疗目标、治疗方案、治疗药物名称、剂量、给药时间、可能发生的不良反应及处理、持续的疼痛评估指标和评估时间(频率)。

制订疼痛治疗方案依据的原则是:有效消除疼痛,最大限度减少药物不良反应,把疼痛及治疗带来的心理负担降到最低,全面提高老年人的生活质量。

3. 疼痛治疗的管理 对于进行疼痛治疗的老年人,临床医生应根据疼痛治疗方案按时进行持续的疼痛评估和记录,每天至少评估 1 次,并根据疼痛评估结果及时调整疼痛治疗方案。

4. 疼痛的健康教育 医生应对老年人及家属进行疼痛管理知识的介绍,教育过程记录在病史中。

5. 疼痛老年人出院后管理 医生及照护人员为慢性疼痛老年人制订出院后疼痛管理方案,并在病程记录及出院记录中做好记录。

（二）疼痛评估分值与评估频次

评分频次以上一次疼痛评分为准,0 分,暂不评;1~3 分(轻度),每月评估 1 次;4~6 分(中度),每日评估 2 次;7~10 分(重度),每日评估 3 次;暴发性疼痛,立即评估;使用镇痛泵,每日至少评估 1 次。

（三）用药后评估

静脉注射止痛药 15 分钟后评估 1 次;皮下、肌内注射止痛药 30 分钟后评估 1 次;口服止痛药 60 分钟后评估 1 次。

（杨术兰）

第五节 帕金森综合征评估

一、帕金森综合征的概述

（一）帕金森综合征的定义

帕金森综合征是帕金森病和各种原因所致的帕金森病症状的总称。帕金森病又称为震颤麻痹,临床上以静止性震颤、运动迟缓、肌强直和姿势步态异常为主要特征,主要病理改变是黑质多巴胺能神经元变性坏死和路易体形成。高血压脑动脉硬化、脑炎、外伤、中毒、基底核附近肿瘤,以及药物等所产生的震颤、强直等症状,称为帕金森综合征。

（二）帕金森病的流行病学

帕金森病全人群患病率约为 0.3%,作为一种典型的老年性疾病,帕金森病在老年人群中患病率成倍增加,多见于中老年人,男性多于女性。我国 65 岁以上人群帕金森病的患病率约为 1.7%,85 岁以上为 3%~5%。大部分帕金森病为散发病例,仅有不到 10% 的老年人有家族史。

我国正处于帕金森病患病人数急剧上升阶段,排除帕金森病患病率的变化,人口老龄化是最重要的原因。据预测,整个 21 世纪上半叶,我国将一直是世界上老年人口最多的国家。因此,帕金森病作为典型老年疾病,患病人数在可预见的未来将保持增长并长期维持在高水平状态。

二、帕金森病的危险因素

（一）年龄老化

帕金森病的发病率和患病率随年龄的增高而增加。主要发生于中、老年人,40 岁以下发病占 10%;40~50 岁占 20%;50~60 岁占 40%;60 岁以上占 30%,这提示发病与衰老有关。正常人随着年龄增长,多巴胺能神经元进行性减少,出现帕金森病症状。因此,年龄老化只是其发病的危险因素之一。

（二）环境因素

流行病学调查显示,吸毒者、长期接触除草剂、杀虫剂和某些工业化学品如锰、一氧化碳、氧化物、井水、工业污染是帕金森病发病的危险因素。

（三）遗传因素

本病在家族中呈聚集现象，有 10%~15% 的帕金森病患者有阳性家族史。目前认为帕金森病是多基因遗传病。

（四）其他

兴奋性氨基酸、氧化应激、自由基形成、免疫学异常、钙的细胞毒性等均对黑质神经元有一定影响，也是帕金森病发生的危险因素。

三、帕金森病的临床表现

起病缓慢，进行性发展。首发症状多为静止性震颤，其次为肌强直、运动迟缓、姿势异常和步态异常。

（一）静止性震颤

多从一侧上肢开始，呈现有规律的拇指对掌和手指屈曲的不自主震颤，类似"搓丸"样动作。具有静止时明显、动作时减轻、入睡后消失等特征，故称为静止性震颤。随着病程进展，震颤逐步波及下颌、唇、面和四肢。少数无震颤，尤其是发病年龄 70 岁以上者。

（二）肌强直

多从一侧上肢或下肢近端开始，逐渐蔓延至远端、对侧和全身的肌肉。肌强直与锥体束受损时，肌张力不同程度增高，肌强直表现为屈肌和伸肌肌张力均增高。被动运动关节时，始终保持阻力增高，类似弯曲软铅管的感觉，故称铅管样肌强直。多数因伴有震颤，检查时感到均匀的阻力中出现断续停顿，如同转动齿轮感，称为齿轮样肌强直，因肌强直与静止性震颤叠加所致。

（三）运动迟缓

随意动作减少、减慢。多表现为开始的动作困难和缓慢，如行走时，始动和终止均有困难。面肌强直使面部表情呆板，双眼凝视和瞬目动作减少，笑容出现和消失减慢，造成"面具脸"。手指很难完成精细动作，如系腰带和系鞋带；有书写时字越写越小的倾向，称为写字过小征。

（四）姿势步态异常

早期走路拖步，迈步时身体前倾，行走时步距缩短，颈肌、躯干肌强直使老年人站立时呈特殊屈曲体姿，行走时上肢协同摆动的联合动作减少或消失；晚期坐位、卧位起立困难。迈步后碎步、往前冲，越走越快，不能立刻停步，称为慌张步态。

四、帕金森病的后果

帕金森病是一种慢性进展性老年疾病，具有高度异质性。不同老年人疾病进展的速度不同，目前尚不能治愈。早期通过药物治疗大多可很好的控制症状，到疾病中期虽然药物仍有一定作用，但常因运动并发症的出现导致生活质量的下降。疾病的晚期由于老年人对药物的反应差，症状不能得到控制，可全身僵硬，生活不能自理，甚至长期卧床，最终多死于肺炎等并发症。

五、评估目的及意义

对可疑有帕金森综合征的老年人进行综合评估具有以下意义：提高照护人员对帕金森综合征的认识，早发现，早诊断，早治疗，合理用药。对于个人、家庭或社区来讲，可对帕金森综合征做出更好的预防与治疗。定期评估，可掌握疾病发展的动态变化，延缓和阻止运动障碍、震颤和强直三大症状的进展；减少非运动系统的并发症，如精神问题、抑郁和痴呆、跌倒和可能发生的骨折、睡眠障碍、自主神经功能紊乱和疼痛。提高老年人的生活质量，减少医疗机构、家庭、看护者的负担。

六、帕金森综合征评估工具及使用方法

（一）帕金森综合征的快速风险筛查

根据国际通用的帕金森综合征风险快速筛查问卷"9 个小问题"，可帮助尽早发现帕金森病（表 7-12）。每个问题若回答"是"计 1 分，如果超过 3 分，则建议被测试者做进一步检查。

表 7-12　帕金森综合征风险快速筛查问卷

序号	筛查问题	选项	得分
1	您从椅子上起立是否有困难?	是__ 否__	
2	您写的字和以前相比是不是变小了?	是__ 否__	
3	有没有人说您的声音和以前相比变小了?	是__ 否__	
4	您走路是否容易跌倒?	是__ 否__	
5	您的脚是不是有时突然像黏在地上一样抬不起来?	是__ 否__	
6	您的面部表情是不是没有以前那么丰富了?	是__ 否__	
7	您的胳膊或者腿是否经常颤抖?	是__ 否__	
8	您自己系扣子或系鞋带是否感到比较困难?	是__ 否__	
9	您走路时是不是脚拖着地走小步?	是__ 否__	

（二）帕金森综合征的评估

1. 一般医学评估　主要包括询问病史、体格检查和辅助检查。病史和查体可以了解老年人是否有帕金森综合征的经典症状和典型体征,辅助检查可用结构性 MRI 对帕金森综合征进行鉴别诊断。

2. 综合评估

（1）帕金森综合征分级量表:该量表是根据帕金森病患者的临床表现设计的一个分级量表,可以提示疾病及临床损伤的严重程度(表 7-13)。共包括 10 个症状,根据被测者的症状选择相对应的表现,对应得分 0~3 分,总分 30 分,分数越高,代表疾病的严重程度及致残情况越重;1~10 分表示疾病早期;11~20 分表示中度;21~30 分表示重度或进行性。

表 7-13　帕金森综合征分级量表

序号	症状	表现	评分	得分
1	手部运动迟缓	无	0	
		可发觉的旋前 - 旋后速度减慢;拿工具、扣组扣及书写开始出现困难	1	
		一侧或两侧旋前 - 旋后速度中度减慢;手功能中度受损;书写严重障碍,出现写字过小征	2	
		旋前 - 旋后速度重度减慢;无法书写或扣组扣;手拿器皿明显困难	3	
2	强直	未察觉到	0	
		颈部和肩部肌肉可发觉到强直;出现激发现象;一侧或双侧上肢出现轻度的、阴性、静止性强直	1	
		颈部和肩部肌肉中度强直;未处于药物治疗过程中的老年人出现静止性强直	2	
		颈部和肩部肌肉重度强直;药物治疗对静止性强直无效	3	
3	姿势	正常姿势;头向前屈不到 1.22m	0	
		开始呈现脊柱强直;头向前屈超过 1.52m	1	
		开始出现上肢屈曲;头向前屈 1.83m;一侧或双侧上肢上抬但仍低于头部	2	
		出现类人猿姿势;头向前屈超过 1.83m;一侧或双侧上肢上抬到腰部以上;手呈明显屈曲,指间分开;膝部屈曲	3	

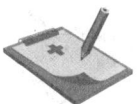

续表

序号	症状	表现	评分	得分
4	上肢摆动	双上肢摆动佳	0	
		一侧上肢摆动明显减少	1	
		一侧上肢无法摆动	2	
		双上肢均无法摆动	3	
5	步态	大步行走,跨度45.72~76.20cm;转身不费力	0	
		步距缩短,每步30.48~45.72cm;足后跟开始相碰;转身速度减慢,需几步才完成	1	
		步距缩短到15.24~30.48cm;两侧足后跟开始强烈击打地面	2	
		开始拖动行走;步距小于7.62cm;偶有拖步或前冲步态;用足趾走路;转身非常缓慢	3	
6	震颤	无可察觉到的震颤	0	
		静止时的四肢或头部,或者是行走时或指鼻试验时的一只手可观察到震幅小于0.30m的震颤运动	1	
		最大的震颤幅度未超过1.22m;非持续的严重震颤,且患者仍保留对手的部分控制	2	
		震颤幅度超过1.22m;持续的严重震颤;除单纯的小脑损伤外,清醒时震颤无法消失;不能书写及自己吃饭	3	
7	面容	正常;功能完善;无凝视	0	
		轻微的可察觉到的面部表情减少;嘴唇仍闭合;开始出现焦虑或沮丧的面貌特点	1	
		中度固定;情感爆发阈值明显提高;两唇有时分开;焦虑与沮丧的面貌较明显;出现流涎	2	
		面具脸;两唇张开≤7.62cm;严重流涎	3	
8	皮脂溢	无	0	
		出汗增多,分泌物稀薄	1	
		油脂明显增多,分泌物较稠厚	2	
		显著的皮脂溢;整个脸部和头皮被厚厚的分泌物覆盖	3	
9	言语	清晰,大声,洪亮,易被人理解	0	
		声音轻度嘶哑,无音调变化,不洪亮;音量正常,易被理解	1	
		中度嘶哑无力;持续单音调,单音量;轻度构音障碍,迟疑,口吃,难以理解	2	
		明显嘶哑无力,极难被听见及理解	3	
10	自理	无影响	0	
		仍能完全自理,但穿衣速度明显减慢;可以独自生活,可以工作	1	
		在某些关键事情上需要帮助;完成许多活动都非常慢,需耗费很长时间,但仍能自理	2	
		一直残疾,无法独立穿衣、吃饭或行走	3	

（2）帕金森病 Hoehn 和 Yahr 分级量表（表7-14）

表7-14　帕金森病 Hoehn 和 Yahr 分级量表

分级	症　状
一期	症状和体征只位于一侧,症状轻微,行动不便但尚未残障,一般表现为肢体震颤,亲朋注意到姿势、运动、面部表情发生改变
二期	双侧症状,轻微残障,姿势和步态受影响
三期	身体活动明显缓慢,行走或站立平衡早期缺损,一般性功能严重失调
四期	症状严重,有限范围内行走,强直和运动徐缓,不能单独行走,震颤可以较早期轻微
五期	恶病质期,完全不能自理,无法站立或行走,需要长期照顾

七、帕金森病的照护重点

（一）一般照护

1. 日常生活照护　下肢行动不便、起坐困难者,配备高位坐厕、高脚椅、手杖、床铺护栏、室内或走道扶手等辅助设施;保证床的高度适中;将呼叫器置于床边,生活日用品,如茶杯、毛巾、纸巾、便器、手杖等固定放置于老年人伸手可及处,以方便取用。

2. 饮食护理　给予高热量、高维生素、高纤维素、低盐、低脂、适量优质蛋白的易消化饮食,鼓励老年人多食新鲜蔬菜、水果,补充水分,保持大便通畅;高蛋白饮食能降低左旋多巴类药物的疗效,故不宜盲目给予过多蛋白质。

3. 安全照护

（1）上肢震颤未能控制、日常生活动作不方便者,谨防烧伤、烫伤,如避免自行使用炉灶,不自己倒开水;端碗、持筷困难者,准备大把手的餐具,选用不易打碎的不锈钢饭碗、水杯和汤勺。

（2）有幻觉、错觉、欣快、抑郁、精神错乱、意识模糊或智能障碍者,应安排专人陪护,保管好药物,按时服药,每次送药到口。

（3）严格交接班,禁止帕金森病老年人自行使用锐利器械和危险品;将智能障碍者安置在有严密监控的病区,避免发生自伤、坠床、坠楼、走失、伤人等意外。

4. 皮肤护理　因震颤和不自主运动,帕金森病老年人出汗多,易刺激皮肤,有不舒适感,皮肤抵抗力降低,容易导致皮肤破损和继发皮肤感染,应保持皮肤清洁。中晚期因运动障碍,卧床时间增多,应勤翻身、勤擦洗,每天1~2次,防止局部皮肤受压,改善全身血液循环,预防压力性损伤。

（二）用药指导

1. 左旋多巴制剂　早期有食欲减退、恶心、呕吐、腹痛、直立性低血压、失眠等不良反应,进食时服药或减小用药剂量,症状会逐渐消失;出现幻觉、妄想等严重精神症状时,报告医生及时处理。

2. 多巴胺能制剂　从小剂量开始,逐步缓慢加量直至有效维持;服药期间尽量避免使用维生素 B_6、氯氮䓬、利血平、氯丙嗪等药物,以免降低药物疗效或导致直立性低血压;长期服用致疗效减退时,寻找和去除使病情加重的原因;出现症状波动和运动障碍时,观察和记录其发生的次数与持续时间,为调整药物提供依据。

3. 抗胆碱能药物　常见不良反应为口干、眼花（瞳孔扩大）、少汗、便秘、排尿困难等,青光眼及前列腺肥大者忌用。

4. 金刚烷胺　有口渴、失眠、食欲减退、头晕、足部水肿、视力障碍、心悸、精神症状等不良反应,严重肾病者禁用。

5. 多巴胺受体激动剂　常见不良反应有恶心、呕吐、头晕、乏力、皮肤瘙痒、便秘等,剂量过大时,可出现精神症状和直立性低血压。

（三）康复训练

1. 有效沟通训练　与老年人沟通过程中,态度和蔼、诚恳,尊重老年人,耐心倾听,了解生活需要和情感需要,不可随意打断老年人说话。

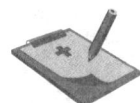

（1）指导老年人进行面肌功能训练，改善面部表情和吞咽困难，协调发音，如指导老年人鼓腮、伸舌、噘嘴、龇牙、吹吸。

（2）言语不清、构音障碍者，指导老年人采用手势、纸笔、画板等沟通方式与他人交流。

2. 运动训练　其目的是防止和推迟关节强直与肢体萎缩。与老年人和家属共同制订切实可行的训练计划。

（1）疾病早期：主要表现为震颤，鼓励老年人维持和培养业余爱好，尽量参加有益的社交活动，坚持适当活动和锻炼，如养花、下棋、散步、太极拳、体操等，保持身体和各关节的活动强度与最大活动范围。

（2）疾病中期：已出现某些功能障碍或起坐困难，进行有计划、有目的的锻炼，如反复练习起坐动作；做力所能及的家务，如叠被子、扫地，尽量做到生活自理，减缓其功能衰退，但避免做超出能力范围的事。

（3）疾病晚期：出现显著运动障碍而卧床不起，协助老年人采取舒适体位，被动活动关节，按摩四肢和背部肌肉，动作轻柔，勿造成疼痛和骨折。

（四）心理照护

细心观察帕金森病老年人的心理反应，倾听其心理感受，与其讨论身体健康状况改变所造成的影响、不能应对的因素，及时给予正确的引导，使其保持良好心态；鼓励老年人维持和培养兴趣与爱好，多与他人交往，不要孤立自己；关心、理解家属的处境，减轻其心理压力，尽力帮他们解决困难、走出困境，并鼓励家属关心和体贴老年人，为其创造良好的亲情氛围。

（五）健康指导

1. 疾病知识指导　本病无法根治，病程长达数年或数十年，指导老年人坚持主动运动，保持关节活动的最大范围；做力所能及的家务劳动，延缓身体功能障碍的发生和发展，提高生活质量。定期门诊复查，动态了解血压变化和肝肾功能指标，出现发热、外伤、骨折或运动障碍、精神智能障碍加重时，及时就诊。

2. 用药指导

（1）本病需要长期或终身服药治疗，向老年人或其家属讲解常用药物的种类、用法、服药注意事项和疗效，教会老年人观察和处理不良反应；告诉老年人长期服药过程中可能会出现症状加重或疗效减退，用药过程可能出现的“开 - 关现象”“剂末现象”及应对方法。

（2）指导老年人观察疗效，如服药过程中震颤、肌强直、运动功能和语言功能的改善程度。观察起坐速度、步行姿势、讲话音调、语言流利程度、写字、梳头、扣纽扣、系鞋带及进食动作有无改善。

3. 安全生活指导　避免单独使用煤气、热水器及锐利器械，防止受伤；避免进食带刺的食物和使用易碎的器皿；外出时有人陪伴，精神智能障碍者，其衣服口袋内放置“安全卡片”，写上老年人姓名、住址和联系电话，或戴手腕识别牌，以防走失。

4. 进食方法指导　进食或饮水时，保持坐位或半卧位，注意力集中，保证时间充足和环境安静，不催促、不打扰。流涎过多者，使用吸管吸食流食；咀嚼能力和消化功能减退者，给予易消化、易咀嚼的细软、无刺激的软食或半流食，少量多餐；咀嚼和吞咽功能障碍者，选用稀粥、面片、蒸蛋等精细制作的小块食物，或不易反流的食物，指导老年人少量分次吞咽；进食困难、呛水者，及时给予鼻饲饮食，做好相应护理，防止经口进食引起误吸、窒息或吸入性肺炎。

（六）防治要点

1. 建立科学的生活方式，养成良好的卫生习惯。
2. 保持健康的心理状态可延缓帕金森综合征的发展。
3. 合理的膳食结构，全面均衡的营养。
4. 适度运动可以预防帕金森综合征的发生。
5. 防治高血压、糖尿病、高脂血症，延缓脑动脉硬化是预防帕金森综合征的重要措施。
6. 避免接触锰、汞、氰化物和一氧化氮等对神经系统有害毒物。
7. 避免应用氯丙嗪、氟哌啶醇、利血平等诱发震颤麻痹的药物。
8. 早期发现有轻微症状时，应立即到医院就诊，早诊断、早治疗。

第六节 骨质疏松症的评估

一、骨质疏松症的概述

（一）骨质疏松症的定义

1994年世界卫生组织对骨质疏松的定义：骨质疏松症是一种以骨量低下、骨微结构破坏导致骨脆性增加、易发生骨折为特征的全身性骨病。

2001年美国国立卫生研究院对骨质疏松定义：骨质疏松症是以骨强度下降、骨折风险性增加为特征的一种骨骼疾病。骨强度主要由骨密度和骨质量来体现。

（二）骨质疏松症的流行病学资料

骨质疏松症是一种与增龄相关的影响老年人身体健康的骨骼疾病，相关研究表明骨质疏松症已经成为21世纪世界五大疾病之一，全球目前大约有2亿骨质疏松症老年人，由骨质疏松症导致骨折的老年人在160万以上。在年龄分布上，60~70岁女性约1/3患有骨质疏松症，80岁或以上的女性约2/3患有骨质疏松症。女性一生中丢失骨量的40%~50%，男性为30%，女性骨质疏松症的发病率是男性的6~8倍。

骨质疏松症最严重的后果就是骨折，是老年人致残和致死的主要原因之一，我国老年人骨质疏松症的患病率：女性为90%，男性为61%。WHO视骨质疏松症为心血管疾病之后，第二大致死的健康照顾问题。

（三）骨质疏松症的分型

骨质疏松症分为原发性骨质疏松、继发性骨质疏松和特发性骨质疏松。原发性骨质疏松症是随年龄增长必然发生的一种生理性退行性病变。原发性骨质疏松症又分为两型：①I型为绝经后骨质疏松症，主要由于雌激素缺乏所致，一般发生在绝经后5~10年内，骨质的快速丢失主要发生在小梁骨，尤其是脊椎、桡骨远端和股骨颈，此型骨质疏松是原发性骨质疏松中最常见的类型；②Ⅱ型为老年性骨质疏松症，此型是随年龄增长发病率增加的骨质疏松，发病主要与骨重建功能减退、钙和维生素D缺乏、肠道和肾脏对钙磷代谢紊乱及继发性甲状旁腺功能亢进有关，松质骨和皮质骨均丢失明显，一般发生在70岁以上的老年人。

二、骨质疏松性骨折的危险因素

（一）可控因素

低体重人群、钙剂或维生素D缺乏、不适当的锻炼、长期制动、易跌倒人群、视力差者、酗酒、吸烟、长期激素治疗。

（二）不可控因素

年龄、女性绝经、亚洲人、白种人、既往骨折史、家族成员髋部骨折史、身材矮小、骨形态学和神经肌肉系统疾病。

三、骨质疏松症的临床表现

骨痛、身高降低、畸形和骨折是骨质疏松症的特征性表现。但有许多骨质疏松症老年人在疾病早期常无明显的感觉。

（一）骨痛

骨痛是骨质疏松症最常见、出现最早的症状，也有些人早期无症状，多数在严重的骨痛或骨折后明确骨质疏松症。骨痛通常为弥漫性，无固定部位，劳累或活动后可加重。较重者有腰背疼痛或全身骨痛，腰背痛常沿着脊柱两侧扩散，仰卧或坐位时疼痛会减轻，直立时后伸或久立、久坐时疼痛加剧。

（二）身高降低、畸形

身高降低、畸形是骨质疏松症重要的体征。椎体骨折可引起身高降低和驼背。腰椎压缩性骨折常导致胸廓畸形，可有胸闷、气短、呼吸困难，严重畸形还可致心排血量下降、心血管功能障碍。

（三）骨折

骨折是骨质疏松症的严重并发症。常因轻微活动或创伤而诱发。当丢失骨量超过20%以上时可出现骨折。骨折部位多见于脊柱、髋部和前臂,常见的有桡骨下端骨折、椎体压缩性骨折、股骨颈骨折。股骨颈骨折最常见,危害也最大。

四、骨质疏松症的后果

骨质疏松症是常见的慢性疾病,也是老年人最常见的骨骼疾病。骨质疏松症被称为沉默的杀手,骨折是骨质疏松症的直接后果,常是部分骨质疏松症老年人的首发症状和就诊原因,轻者影响机体功能,重则致残甚至致死。髋部骨折后第一年内因并发症导致死亡的概率达到 20%~25%。存活者中50% 以上会有不同程度的残疾,生活质量明显下降。

疼痛本身可降低老年人的生活质量,脊柱变形、骨折可致残,使老年人活动受限、生活不能自理,增加肺部感染、压力性损伤发生率,不仅影响老年人的生活质量,而且会增加老年人死亡率,给个人、家庭和社会带来沉重的经济负担。

五、骨质疏松症评估目的及意义

老年性骨质疏松症具有一定的特殊性,由于老年人往往合并胃肠功能减退、慢性疾病和肝肾功能不同程度的下降,同时伴有体力活动减少,因此老年性骨质疏松症诊治的目标应当以预防骨折为重点。多数骨质疏松症老年人在初期都不出现异常感觉或感觉不明显,后期会引起驼背、疼痛、骨折等。对于有上述危险因素的老年人应当定期进行骨质疏松的风险评估,以期早期发现、早期预防和早期治疗,可以最大限度降低发生骨折的风险,提高生活质量。

六、骨质疏松症的评估工具及使用方法

(一)一般医学评估

一般医学评估主要包括对骨质疏松症老年人的病史询问、体格检查、相关血液学检测和其他的辅助检查,其中实验室检测主要包括血清钙、磷和骨代谢指标的检测;辅助检查主要包括骨密度检查,可采用双能 X 射线吸收法:结果用 T 值表示,与正常青年人相比,-2.5~-1 为骨量减少,<-2 为骨质疏松,<-2.5 伴有骨折为重度骨质疏松。骨密度每降低一个标准差表明骨密度水平下降 10%~12%,骨折危险增加 1.5~2.5 倍。

(二)骨质疏松风险评估工具

1. 骨质疏松一分钟风险测试　骨质疏松一分钟风险测试由国际骨质疏松基金会设计,共 10 道题(表 7-15)。其中,根据性别不同设置了与性激素相关的条目。测试题中如果任何一道题答案为"是",就表明有患骨质疏松的危险;如果答案中有相当一部分或者全部为"是",就应当及时去医院做进一步骨密度检测。此测试方便快捷,通俗易懂,易于操作,适用于老年人群。但是仅可作为初步筛查疾病风险,不能用于骨质疏松的诊断。

表 7-15　骨质疏松一分钟风险测试

序号	问　题	是	否
1	您的父母有没有轻微碰撞或跌倒时就会发生髋骨骨折的情况?		
2	您是否曾经因为轻微的碰撞或者跌倒就会伤到自己的骨骼?		
3	您经常连续 3 个月以上服用可的松、泼尼松等激素类药品吗?		
4	您的身高是否降低了 3cm?		
5	您经常过度饮酒吗?		
6	您每天吸烟超过 20 支吗?		
7	您经常患痢疾腹泻吗?		
8	女士回答:您是否在 45 岁之前就绝经了?		
9	女士回答:您曾经有过连续 1 年以上没有月经吗?(除了怀孕期间)		
10	男士回答:您是否有阳痿或者缺乏性欲的症状?		

2. 亚洲人骨质疏松自我筛查工具（OSTA）　OSTA 是用于亚洲绝经后妇女的骨质疏松筛查工具,选用年龄和体重这两项最能体现敏感度和特异度的筛查指标,计算公式:OSTA 指数 =（体重 – 年龄）× 0.2。当 OSTA 指数 >-1 时,为低风险;-4<OSTA 指数 <-1,为中风险;OSTA 指数 <-4,为高风险。由于该筛查工具所选用指标较少,其特异性不高,需结合其他危险因素进行。《中国老年骨质疏松诊疗指南（2018）》建议将 OSTA 用于骨质疏松初筛,对于社区大规模人群可选用 OSTA 筛查高危人群。

七、骨质疏松症的预防与照护重点

骨质疏松症的预防对象分两级:初级预防对象是未发生过骨折但有骨质疏松症的危险因素,或已有骨量减少者,应防止发展为骨质疏松症;二级预防和治疗的对象是已有骨质疏松症或已发生过骨折,以避免初次骨折和再次骨折。针对骨质疏松老年人的照护措施有:

（一）心理指导

由于老年性骨质疏松症病程时间长、疗效慢,导致老年人易出现焦虑、悲观等不良情绪。照护人员应认真倾听,做好安慰工作,鼓励老年人多与其他人交流、积极参加娱乐活动及社会活动,家人及朋友对老年人及时关爱,生活上给予细致、周到的照顾。

（二）饮食指导

我国营养学会推荐成人每日钙摄入量为 800mg（元素钙量）,是获得理想骨峰值、维护骨骼健康的适宜剂量,绝经后的老年人每日钙摄入推荐量为 1 000mg,老年人平均每日摄入量应为 400mg,故平均每日应补充元素钙量为 500~600mg。

膳食营养疗法是公认的防治骨质疏松症的重要方法之一,因此在饮食上应指导老年人做到以下几点:

1. 低盐饮食　食盐摄入过量会促进尿钙排泄,导致老年人钙丢失。

2. 多吃新鲜蔬菜、水果　增加富含钾、镁、纤维素及维生素等食物的摄入,有利于提高骨量。

3. 保持良好的生活方式　吸烟饮酒这些不良的生活习惯可促进老年人尿钙排泄量的增加,导致其骨钙溶出、骨量降低。

4. 多摄入富含钙质、维生素 D 较高的食物　如牛奶、禽肉、蛋、绿叶蔬菜等。

（三）用药指导

治疗老年性骨质疏松症的药物起效慢、疗程长。常用的基础药物是钙剂,具有安全、方便的特点。老年人应遵医嘱合理使用钙剂,服用钙剂时注意以下几点:

1. 由于老年人分泌的胃酸较少,一定程度上会影响钙的吸收,因此最好在饭中或饭后服用。

2. 钙剂不与牛奶同服,防止钙吸收的下降。

3. 补钙时多饮水,钙剂是微溶性或可溶性的钙盐,增加饮水一定程度上增加钙的吸收。

4. 防止跌倒发生,老年人雨雪天尽量不要外出活动,必须外出时要有专人陪伴。

5. 进行适量运动,运动是防治老年性骨质疏松症最有效、最基本的方法之一。

（四）防治要点

根据 2011 年卫生部办公厅印发的《防治骨质疏松知识要点》,防治骨质疏松的要点如下:

1. 骨质疏松症是可防可治的慢性病。

2. 人的各个年龄阶段都应当注重骨质疏松的预防,婴幼儿和年轻人的生活方式都与成年后骨质疏松的发生有密切联系。

3. 富含钙、低盐和适量蛋白质的均衡饮食对预防骨质疏松有益。

4. 无论男性或女性,吸烟都会增加骨折的风险。

5. 不过量饮酒。每日饮酒量应当控制在标准啤酒 570ml、白酒 60ml、葡萄酒 240ml 或开胃酒 120ml 之内。

6. 步行或跑步等能够起到提高骨强度的作用。

7. 平均每天至少 20 分钟日照。充足的光照会对维生素 D 的生成及钙质吸收起到非常关键的作用。

8. 负重运动可以让身体获得及保持最大的骨强度。

9. 预防跌倒。老年人 90% 以上的骨折由跌倒引起。

10. 高危人群应当尽早到正规医院进行骨质疏松检测,早诊断。

11. 相对不治疗而言,骨质疏松症任何阶段开始治疗都不晚,但早诊断和早治疗会大大受益。

第七节 压力性损伤的评估

一、压力性损伤的概述

压力性损伤之前一直被称为压疮,随后又被称为压力性溃疡,不仅可以发生于长期卧床的人群,也可发生于长久坐位或其他卧位者。引起压力性损伤最重要的因素是压力,故医学上倾向于将其改称为压力性损伤。

2019 年 11 月发布的《压疮 / 压力性损伤的预防和治疗:临床实践指南》将压力性损伤定义更新为由压力或压力联合剪切力导致的皮肤和 / 或皮下组织的局部损伤,通常位于骨隆突处,但也可能与医疗器械或其他物体有关。压力性损伤可表现为局部组织受损但表皮完整或开放性溃疡,并可能伴有疼痛。损伤来自于剧烈和 / 或长期的压力或压力联合剪切力,皮下软组织对于压力和剪切力的耐受性受环境、营养、组织灌注、合并症和软组织条件的影响。新指南中指出压力性损伤的发生不仅局限于体表皮肤,也可能发生在黏膜上、黏膜内和黏膜下,呼吸道、胃肠道和泌尿生殖道黏膜的压力性损伤主要与医疗器械有关。

二、压力性损伤的危险因素

(一)局部因素

1. 局部组织持续受压　卧床或坐位的老年人长时间不改变体位,局部组织受压过久出现血液循环障碍。导致压力性损伤的主要力学因素是垂直压力、摩擦力和剪切力,通常是 2~3 种力联合作用所致。

(1)垂直压力:局部组织承受持续性垂直压力是引起压力性损伤的最主要原因。单位面积承受的压力越大,组织发生压力性损伤所需用时间越短。研究显示,当外界施于局部的压力超过终末毛细血管压的 2 倍时,且持续 1~2 小时,即可阻断毛细血管对组织的灌流,引起组织缺氧;若持续受压 2 小时以上,就会引起组织不可逆的损害,从而发生压力性损伤。

(2)摩擦力:当老年人卧床或坐轮椅时,皮肤随时都可以受到床单或轮椅垫表面的逆行阻力摩擦,导致皮肤擦伤。擦伤的皮肤一旦受到汗液、尿液、粪便的浸渍时,更易发生压力性损伤。

(3)剪切力:剪切力发生于两层组织相邻表面间的相向滑行,产生进行性的相对移位所产生的一种力,是压力和摩擦力共同作用的结果,与体位密切相关。如老年人靠坐在轮椅上时,身体会向下滑,与骨紧邻的组织随骨骼向下移动,但皮肤与椅面间存在摩擦力,皮肤和皮下组织无法移动,加上皮肤垂直方向的压力,从而导致剪切力的产生。组织、血管拉长扭曲、断裂,切断局部血液供应,从而引发深部坏死。

2. 医疗措施使用不当　如使用石膏、绷带、夹板、约束带、牵引固定时,衬垫不当,松紧不适宜,致使局部血液循环不良,组织缺血、缺氧。

3. 局部组织受理化刺激　皮肤经常受到汗液、大小便等排泄物、分泌物以及各种引流液的刺激,引起皮肤酸碱度的改变,皮肤角质层的屏障功能降低,使皮肤变软,耐受性降低。另外,潮湿的皮肤有利于微生物滋生,导致皮肤组织极易受损并继发感染。

(二)全身因素

1. 高龄　大部分压力性损伤都发生在老年人群中,特别是 70 岁以上的老年人,老年人心脏血管功能减弱,末梢血管循环功能减退,皮肤老化、变薄,弹性差,血运减少,对温度和疼痛感觉反应迟钝。特别是瘫痪、神经功能受损的老年人,对伤害性刺激无法感知或感觉迟钝,极易导致压力性损伤的形成。

2. 活动或移动受限 老年人因体弱或脊髓损伤、骨折石膏固定、外科手术、麻醉等因素导致活动或躯体移动受阻,需要长期卧床或久坐轮椅,无法自主变化体位而发生压力性损伤。

3. 营养不良或水肿 是压力性损伤发生的内因。长期营养不良的老年人蛋白质合成减少、修复能力降低,皮下脂肪减少甚至消失,皮肤松弛干燥,肌肉萎缩,一旦受压,局部易缺血、缺氧而发生压力性损伤。水肿老年人皮肤变薄,抵抗力减弱,受压后易破损。

4. 疾病老年人 因罹患糖尿病、帕金森病、神经系统疾病或伴有认知功能改变、大小便失禁、残障等多种疾病共存,导致压力性损伤发生率高,且愈合难度增加。长期慢性疾病还会使老年人精神心理压力过大,对于翻身配合有抵触情绪,长期保持同一姿势、体位,导致发生压力性损伤。

5. 其他 其他的危险因素还包括吸烟、临床应激反应、体温升高、缺乏维生素 C 或锌。

三、压力性损伤的临床表现

（一）压力性损伤的好发部位

压力性损伤好发于经常受压和缺乏脂肪组织保护、无肌肉包裹或肌层较薄的骨隆突处。压力性损伤的发生与卧位有着密切的关系,卧位不同,受压点不同,好发部位也不相同。

1. 仰卧位 好发于枕骨、肩胛部、肘部、脊椎体隆突处、骶尾部、足跟和足趾。

2. 侧卧位 好发于耳郭、肩峰、肋部、髋部、膝关节的内外侧和内外踝。

3. 俯卧位 好发于面颊、耳、肩峰、女性乳房、男性生殖器及肋缘突出处、髂前上棘、膝部和足趾。

4. 坐位 好发于坐骨结节。

（二）压力性损伤的分期

1. I期 皮肤完整,出现压之不褪色的局限性红斑,常位于骨隆突处。与周围组织相比,该区域可有疼痛、坚硬或松软,皮温升高或降低。肤色较深者因不易观察到明显的红斑而难以识别I期压力性损伤迹象,但其颜色可与周围皮肤不同。

2. II期 部分表皮缺失,表现为浅表开放性溃疡,创面呈粉红色、无腐肉;也可表现为完整或破损的浆液性水疱。

3. III期 全层皮肤缺失,可见皮下脂肪,但肌肉、肌腱和骨骼尚未显露。可见腐肉但并未掩盖组织缺失的深度。可有潜行或窦道。此期压力性损伤的深度依解剖学位置不同而表现各异。鼻、耳、枕骨和踝部因皮下组织缺乏表现为表浅溃疡;臀部等脂肪丰富部位可发展损伤较大的III期压力性损伤。

4. IV期 全层组织缺失,伴骨骼、肌腱或肌肉外露,可以显露或探及外露的骨骼或肌腱。创面基底部可有腐肉和焦痂覆盖,常伴有窦道。与III期类似,此期压力性损伤的深度取决于解剖位置,可扩展至肌肉和 / 或筋膜、肌腱或关节囊,严重时可导致骨髓炎。

5. 不可分期压力性损伤 全层组织缺失,创面基底部覆盖有腐肉和 / 或焦痂。此期无法确定其实际缺损深度,彻底清除坏死组织和 / 或焦痂,暴露创面基底部后方可判断其实际深度和分期。清创前通常渗液较少,甚至干燥,痂下感染时可出现溢脓、恶臭。

6. 可疑深部组织损伤压力性损伤 皮肤完整,局部区域出现紫色或褐红色颜色改变,或出现出血性水疱,是由于压力和 / 或剪切力所致皮下软组织受损所致。可伴疼痛、坚硬、糜烂、松软、潮湿、皮温升高或降低。肤色较深者难以识别深层组织损伤。

四、压力性损伤的后果

压力性损伤本身不是原发性疾病,而是临床常见的护理并发症。一般是由于某些疾病发生后,没有得到很好的照护而造成的损伤。一旦发生压力性损伤,不仅影响老年人原有疾病的治疗效果,加重病情,给老年人增加痛苦,降低其生活质量。同时会增加住院费用,延长住院天数,增加照护难度,还带来严重的经济压力,增加国家医疗开支,给家庭及社会带来沉重的负担。

发生压力性损伤以后会有不同的表现,轻者皮肤完整,只是出现局部红斑,严重的时候会使皮肤的完整性遭到破坏,甚至深达肌层,骨筋膜暴露。老年人发生压力性损伤后,伤口大多会迁延不愈、增加细菌感染的机会,严重者会引发蜂窝织炎、骨髓炎、败血症或菌血症,不仅增加其痛苦,甚至会危及生命。发生压力性损伤的老年人较没有压力性损伤的老年人死亡率增加4倍;若压力性损伤不愈合,其死亡率增加6倍。

五、压力性损伤的评估目的及意义

压力性损伤发病率高、危害大,但是研究表明,95%的压力性损伤是可以预防的。预防的第一步即风险评估,以此来及时了解老年人压力性损伤的危险因素,对已发生压力性损伤的老年人进行压力性损伤评估,针对性地采取相应的干预措施,对积极预防和及时治疗具有重要意义。

（一）压力性损伤评估的目的

通过对老年人进行压力性损伤危险因素和量表评估,来确定影响其发生压力性损伤的危险因素及风险程度;对于已经发生压力性损伤的老年人,需要对压力性损伤的严重程度进行评估,获取皮肤组织和伤口的基本资料,制订治疗和护理计划,评估治疗、护理的效果,促进沟通和连续护理,制订沟通计划,判断治疗费用和愈合时间。

（二）压力性损伤评估的意义

压力性损伤评估的意义在于鉴别老年人发生压力性损伤的危险性以及预防压力性损伤。通过对老年人危险因素、一般身体状况（性别、年龄、生命体征、发育体型、营养状态）、伤口局部性因素以及心理、社会环境的全面评估,来预测老年人发生压力性损伤的概率,有针对性地对高危老年人制订护理方案,实施重点预防,合理分配医疗护理资源,进而提高预防干预的有效性和治疗效果及护理质量。

六、压力性损伤的评估工具及使用方法

1. Braden危险因素评估量表 Braden危险因素评估量表是用来预测发生压力性损伤可能性的较为常用的方法,对压力性损伤高危人群具有较好的预测效果,评估简便、易行（表7-16）。评估内容包括感觉、潮湿、活动力、移动力、营养、摩擦力和剪切力共6个部分。总分值范围为6~23分,分值越低,提示发生压力性损伤的危险性越高。评分≤18分,提示有发生压力性损伤的危险,建议采取预防措施。

表 7-16 Braden 危险因素评估表

项目	分值			
	1	2	3	4
感觉	完全受限	非常受限	轻度受限	未受限
潮湿	持续潮湿	潮湿	有时潮湿	很少潮湿
活动力	限制卧床	坐位	偶尔行走	经常行走
移动力	完全无法移动	严重受限	轻度受限	未受限
营养	非常差	可能缺乏	充足	丰富
摩擦力和剪切力	有问题	有潜在问题	无明显问题	/

2. Norton压力性损伤风险因素评估量表 也是目前公认的适用于老年人预测压力性损伤发生的有效评分方法,也适用于评估老年人疾病的预后（表7-17）。评估内容包括一般身体状况、精神状况、活动能力、灵活程度和失禁情况,每项评分1~4分,总评分范围为5~20分,16分为诊断临界值。分值越小,提示发生压力性损伤的危险性越高;评分≤14分,提示有发生压力性损伤的危险。

表 7-17　Norton 压力性损伤风险因素评估量表

项目	分值			
	4	3	2	1
身体状况	良好	一般	不好	极差
精神状态	思维敏捷	无动于衷	不合逻辑	昏迷
活动能力	可以走动	需协助	坐轮椅	卧床
灵活程度	行动自如	轻微受限	非常受限	不能活动
失禁情况	无失禁	偶有失禁	经常失禁	大小便失禁
总分				

七、压力性损伤评估结果及照护重点

（一）压力性损伤评估结果及干预（以 Braden 为例）

根据危险因素和风险程度的不同,采取相应的护理干预措施,这样才能有效预防压力性损伤发生。

1. 轻度危险（15~18 分）　重点是加强老年人与家属预防压力性损伤教育,指导常用预防压力性损伤方法,如翻身技巧、皮肤清洁护理、鼓励老年人下床活动等。有研究表明,采用 30° 倾斜体位有利于某些解剖部位的压力分散和血液流动。因此,将受压部位放软枕支撑或抬高床头 30°,可以较好地分散压力,并根据受压皮肤状况制订翻身的时间。此外,对于呼吸困难需要长期处于半卧位或强迫体位者,定期放低床头尽量减少皮肤受压的程度。

2. 中度危险（13~14 分）　除以上措施外,根据病情增加翻身次数,对被动体位者,每日进行全范围关节运动 2~3 次,促进肢体血液循环,2 小时翻身 1 次;对于受压发红的皮肤,可以局部涂抹润肤液,并用手轻拍 1 分钟,这样可以加速皮肤吸收,形成一层保护膜;也可贴减压贴,保护受压部位皮肤,增强皮肤抵抗力;重视加强老年人的营养,摄取高蛋白、高维生素饮食提高皮肤营养状况。

3. 重度危险（10~12 分）　对高危险者每隔 0.5~1 小时翻身 1 次,采用 Braden 量表评分并评估皮肤完整性和受压情况;严格执行每班床边交接皮肤情况;给予相应的营养支持,针对皮肤状况实施预防措施,照护人员能够对高危人群存在压力性损伤危险因素做出正确评估,具备较强的预防压力性损伤和其管理的意识与知识,增强对压力性损伤风险的预见性和科学性。

（二）压力性损伤的预防

压力性损伤是全身、局部因素综合作用所引起的皮肤组织变性、坏死的病理过程。控制压力性损伤发生的关键是预防,预防的关键是去除危险因素。将护理工作重点从事后处理转移到事前预防,提高预防压力性损伤的有效性。对低危者和无危者重点是加强预防教育,教会老年人及其家属自理 / 自护技巧,特别是在卧床期间,要加强翻身和皮肤清洁护理,同时加强预防性监测。

1. 保护皮肤,避免外界机械力作用　对于长期卧床老年人要避免长期局部受压,定时更换卧位,是预防压力性损伤最有效的方法,可使骨隆突处部位交替受压,受压部位可使用一些减压贴预防压力性损伤的发生。对特殊体位老年人要正确移动,避免摩擦力和剪切力,防止滑动,不能自主翻身者一般采取两人协助翻身,切忌一人翻身蛮干,强行拖、拉、拽等不良行为。使用石膏、绷带、夹板固定时注意衬垫平整、柔软、松紧适宜,观察局部皮肤和肢端皮肤颜色变化。

2. 避免局部理化因素的刺激　对卧床老年人要注意保持皮肤清洁、干燥,避免潮湿摩擦及排泄物的刺激,对于大小便失禁、出汗及分泌物多的老年人要及时清理和擦洗,待其干燥后可涂擦一些润肤品保持皮肤湿润。注意保持床单及被褥整洁、干燥、无碎屑,严禁让老年人直接卧于橡胶单或塑料布上。

3. 促进局部血液循环

（1）关节活动度练习:是指根据每一特定关节可活动的范围来对此关节进行屈曲和伸展的运动,

是维持关节可动性的有效锻炼方法。对长期卧床或活动障碍的老年人,每日应进行主动或被动的全范围关节运动,以维持关节的活动性和肌肉的张力,促进肢体的血液循环。

（2）温水擦浴和局部按摩：定期为老年人温水擦浴,不仅能清洁皮肤,还能刺激皮肤血液循环,但水温不宜过高,以免损伤皮肤。老年人变换体位后,局部受压部位可适当按摩,改善该部位血液循环预防压力性损伤的发生,但是要注意对因受压而出现反应性充血的皮肤组织和已受伤的软组织不可进行按摩,以免加重损伤。

4.改善机体营养状况　营养不良既可导致压力性损伤,又可影响其愈合。对压力性损伤老年人要补充高蛋白、高维生素、高热量饮食,保证食物摄入均衡,及时补充维生素（维生素 A、维生素 C、维生素 B_1、维生素 B_6）和微量元素（锌）,可促进伤口愈合。

5.健康教育　由医生、照护人员、营养科、康复科组成多学科团队,让老年人及家属了解皮肤护理与压力性损伤的关系和压力性损伤的发生、发展、治疗和照护的相关知识,让其积极参与压力性损伤的预防,才能取得事半功倍的效果。

第八节　营养不良的评估

一、老年营养不良概述

营养的原意是谋求养身,是人类从外界摄取需要的养料以维持生长发育等生命活动,对维持健康有着重要的作用。合理的营养有助于改善老年人的营养状况、临床情况以及功能指标,降低疾病并发症的发生率和死亡率;良好的营养状况有助于延缓老年进程、促进健康和预防慢性退行性疾病,增强免疫力,提高生活质量。

老年营养不良是指因营养物质摄入不足、过量或营养比例异常,与机体的营养需求不协调,从而导致身体状况和精神状态下降的临床综合征,包括营养不足、营养过剩和营养失衡。高龄老年人和住院老年人中,营养不良多以营养不足为主,表现为蛋白质 - 能量缺乏或微量营养元素缺乏。

二、老年营养不良的危险因素

老年人是营养不良的高危人群之一,其营养状况除受增龄的生理因素影响外,还受到疾病与药物、不合理饮食习惯、社会经济和心理等多种因素的影响。

（一）与增龄有关的生理因素

随着年龄的增长,老年人出现牙齿松动、脱落、咀嚼及吞咽功能减退,使得食物选择和摄入受到影响;味蕾乳头及唾液分泌减少影响味觉;嗅觉逐渐减弱,尤其 80 岁时灵敏度下降至最佳时的 50%,导致食欲减退;渴感降低,导致饮水不足,进而发生脱水;胃酸分泌不足、胃排空延迟、各种消化酶活性下降会影响食物的水解和消化;肠蠕动减少、肠黏膜萎缩、肠道菌群失调、小肠吸收功能减退会影响营养素的吸收和利用。

（二）伴随疾病与药物因素的影响

伴随的相关疾病是老年营养不良的独立影响因素,急性病或慢性病的演变过程通常是影响老年人营养不良的常见因素。疾病是引发老年人营养不良的第二大原因。各个系统的急慢性疾病,都可通过影响机体能量需求、摄入和代谢等环节导致营养不良。如低蛋白血症会降低免疫力、延缓伤口愈合,慢性阻塞性肺疾病、肌肉减少症、阿尔茨海默病、帕金森病、抑郁症都可能导致营养不良。

据调查,每一名多病共存的老年人每日不同的时间需服用 3 种或以上不同的药物,这些药物会影响食欲、味觉和嗅觉及营养吸收、代谢和分泌,从而影响机体营养状况,导致营养不良。如抗帕金森病药物、抗抑郁药、降血糖药可引起恶心、呕吐、味觉和嗅觉下降,导致食欲减退;阿司匹林、四环素等药物会影响消化系统的消化吸收。

（三）不合理的饮食习惯

随着正常衰老过程中的食欲减退以及食物摄取方面的生理性减少,老年人的活动量减少,能量消耗量也相应降低。老年人的代谢过程以分解代谢为主,需要较多的蛋白质补偿组织蛋白的消耗,老年人机体肌肉组织减少,内脏萎缩,对碳水化合物的耐受能力下降,蛋白质摄入减少,尤其是优质蛋白质的摄入受限,导致体重的减少以骨质流失为主;对脂肪的摄入比例增加,导致体重增长以脂肪增长为主,脂肪在体内集中分布在腹部及内脏器官周围。有些老年人有偏食的习惯,长期摄入的饮食种类单一;也有的老年人由于节俭,习惯吃剩菜、隔夜菜和腌制的咸菜,这些不合理的饮食习惯不能满足老年人对营养的需求。

(四)社会经济与心理因素

随着身体功能的下降,大多数老年人对社会的贡献减少,固定收入降低,退休、丧偶、独居会导致社会交际圈狭窄,生活起居无人照顾,性格逐渐孤僻、沮丧、抑郁、固执,出现认知功能减退。长期心情抑郁会严重影响食欲甚至产生生理性厌食。部分老年人在饮食方面易受广告宣传和时尚保健食物的影响,导致老年人在营养物质的选择上存在主观片面的认识,存在较大的营养不良风险。

三、老年营养不良临床表现

老年营养不良最主要的临床表现是营养不足、营养过剩和营养失衡。

(一)营养不足

营养不足主要是由于老年人咀嚼吞咽功能差,消化、吸收功能减退及进食量少等原因,导致能量蛋白质及其他营养素的摄入不足所致。研究表明,蛋白质-能量营养不良及微量营养元素(多种维生素和矿物质)缺乏在老年人群中尤为多见。其中蛋白质-能量营养不良是最常见的营养不良表现形式。常有以下3种典型症状:

1. 消瘦型 由长期能量供给不足引起,表现为消瘦,皮下脂肪消失,皮肤无弹性,头发干燥易脱落,体弱乏力,萎靡不振等。临床上多见于肿瘤、神经性厌食、食欲减退、结核和慢性肠炎。

2. 浮肿型 由长期蛋白质供给不足引起,表现为周身水肿、眼睑和身体低垂部水肿、皮肤干燥萎缩、角化脱屑或有色素沉着、头发脆弱易断和脱落、指甲脆弱有横沟、无食欲、肝大、常有腹泻和水样便。临床上多见于食管癌、肝癌、严重神经性厌食、重度感染、肠营养吸收不良症和肾病综合征。

3. 混合型 由长期的蛋白质、能量均供给不足引起,表现为以上两类营养不良相兼的共同特征,并可伴有其他营养素缺乏的表现。混合型营养不良是老年人最常见的营养不良表现形式。

(二)营养过剩

营养过剩因长期摄入过多的能量和脂肪所致,表现为超重和肥胖。营养过剩与很多疾病有关,如高血压、心脏病、2型糖尿病、胆囊疾病、睡眠呼吸综合征及某些肿瘤疾病。

营养过剩也可能是因过度摄入脂溶性维生素和一些矿物质导致机体功能改变或受损所致,如维生素A过量摄入会引起肝脏损害。

(三)营养失衡

营养失衡介于营养不足和营养过剩两者之间,是由于各种营养素摄入比例不均衡所致,其表现多伴随疾病出现。临床上较为多见,如不均衡的肥胖、2型糖尿病和痛风病。

另外,水液代谢失衡是老年人营养缺乏比较重要的临床表现。老年人脱水引起的水液代谢失衡比水分过多引起的水肿在临床上更多见。脱水被认为是营养不良的一种形式,由液体摄入不足造成,在老年人中最为常见,有潜在的高风险。

四、老年营养不良的后果

由于老年人营养不良的发病率高,尤其是住院的老年人,与各种慢性疾病并存,营养摄入量远低于其维持能量需求,影响疾病预后,增加医疗成本,最终造成不可逆的严重后果。

(一)老年营养不良对老年人的影响

研究发现,老年营养不良的严重程度与机体结构和精神生理功能损害相对应。老年人长期严重营养不良可导致免疫功能下降,出现肌少症和骨量减少,易发生跌倒和骨折。另外,老年人长期的特定微量营养素缺乏会导致焦虑和抑郁。

（二）老年营养不良对家庭的影响

据报道,有营养不良老年人的家庭,用于改善营养状况的花费比一般家庭高出一倍甚至更多。伴随长期的营养不良及危险因素增加,使家庭照料的时间和精力都会增加,家人的心理负担也将会随之加大。

（三）老年营养不良对社会的影响

由于我国对老年营养问题的关注起步晚,发展缓慢,临床医生及临床营养师对老年营养筛查、营养评估及营养计划的制订都显得经验不足,导致营养不良的老年人住院时间延长、医疗费用增加、生活质量下降、死亡率增加。

五、老年营养不良评估目的及意义

伴随临床营养学科的发展,建议将营养筛查及评估纳入国家慢性疾病管理中,有助于改善整体健康。在老年人群的营养风险筛查与评估中,不同机构的老年人都存在不同程度的营养不良风险。据国内外研究报道:社区及居家老年人营养不良发生率为15%,住院患病老年人营养不良发生率为62%,养老院营养不良发生率为85%。所以对老年人来说,营养风险筛查和营养评估是非常重要的。运用老年人营养筛查和评估方法,及时发现老年人是否存在营养不良或营养风险,为制订并完成合理的营养支持方案、监测及评价营养支持效果提供依据。对存在营养不良的老年人进行定时监测和科学有效的营养干预,同时做好营养宣教,从而提高老年人的生活质量,降低老年营养不良的发生率。

六、老年营养不良评估工具及使用方法

（一）老年营养风险筛查

中华医学会肠外肠内营养学分会老年营养支持学组于2013年颁布的《老年患者肠外肠内营养支持中国专家共识》中推荐:对患病的老年人应定期进行营养筛查和/或评估。推荐老年患者使用的营养筛查工具主要为微型营养评定简表(MNA-SF);住院老年人可采用营养风险筛查(NRS)2002;有营养不良相关高危因素的老年人应进行全面营养评估,并依此制订营养干预计划。

1. 微型营养评定简表(MNA-SF)　微型营养评定简表是在微型营养评定量表(MNA)的基础上简化而来(表7-18),包括6项评估内容,评分范围为0~14分:其中0~7分为营养不良;8~11分为有营养不良的风险;12~14分为营养正常。对于无法测量体重指数者可测量小腿围,不能直立测量身高者,可平展双臂的指距作为身高计算体重指数;小腿围测量时,取仰卧位,左膝弯曲90°,卷起裤腿,露出左侧小腿,测量最宽的部位。

表7-18　微型营养评定简表(MNA-SF)

序号	筛查项目	评分方法	得分
1	在过去的3个月由于食欲下降、消化系统问题/咀嚼或吞咽困难,使食物摄入减少吗?	0 = 严重食物摄入减少 1 = 中度食物摄入减少 2 = 食物摄入无改变	
2	在最近的3个月中有体重减轻	0 = 体重减轻 >3kg 1 = 不知道 2 = 体重减轻 1~3kg 3 = 无体重减轻	
3	移动	0 = 只能在床或椅子上活动 1 = 能离开床或椅子,但不能外出 2 = 可以外出	
4	在过去的3个月中,遭受心理压力或急性疾病	0 = 是 2 = 否	

续表

序号	筛查项目	评分方法	得分
5	神经心理问题	0 = 严重精神紊乱或抑郁 1 = 中度精神紊乱 2 = 无神经心理问题	
6	体重指数（BMI）/（kg·m^{-2}）	0 = BMI<19 1 = 19<BMI<21 2 = 21≤BMI<23 3 = BMI≥23	
	如果无法获得 BMI，可用小腿围 /cm	0 = 小腿围 <31 3 = 小腿围 ≥31	

2. 营养风险筛查（NRS）　营养风险筛查量表是 2002 年欧洲肠外肠内营养学会提出并推荐使用的营养筛查工具（表 7-19），包括疾病状态、营养状况和年龄三个方面的内容，总评分为 0~7 分，评分≥3 分，提示有营养不良的风险，需要营养支持。

表 7-19　营养风险筛查量表

序号	项目	评估内容	评分	得分
1	疾病状态	骨盆骨折或慢性病老年人合并有以下疾病：肝硬化、慢性阻塞性肺疾病、长期血液透析、糖尿病、肿瘤	1	
		腹部重大手术、脑卒中、重症肺炎、血液系统肿瘤	2	
		颅脑损伤、骨髓抑制、加护病患（APACHE>10 分）	3	
2	营养状况	正常营养状态	0	
		3 个月内体重减轻 >5% 或最近 1 个星期进食量（与需要量相比）减少 20%~50%	1	
		2 个月内体重减轻 >5% 或 BMI 为 18.5~20.5kg/m^2 或最近 1 个星期进食量（与需要量相比）减少 50%~75%	2	
		1 个月内体重减轻 >5%（或 3 个月内减轻 >15%）或 BMI<18.5kg/m^2（或血清白蛋白 <35g/L）或最近 1 个星期进食量（与需要量相比）减少 70%~100%	3	
3	年龄	年龄≥70 岁	1	

（二）老年营养评估

1. 临床检查　主要通过病史采集和体格检查来发现老年人是否存在营养不良，病史采集包括膳食史、疾病史、用药史、精神史及生理功能史等方面；体格检查能够及时发现营养不良的表现并判断其程度，比如老年人是否有脂肪和肌肉萎缩、毛发疏松、皮肤弹性下降、水肿等营养不良的特征性表现；以及是否有常见营养素缺乏的表现，如味觉减退可能与缺乏锌有关，口角炎可能与缺乏维生素 B$_2$有关。

2. 人体测量指标　常用的人体测量指标包括身高、体重、体重指数、皮褶厚度和围度（上臂围、小腿围、腰围、臀围）。人体测量是通过无创性检查来了解机体脂肪、肌肉的储备情况，用于判断营养不良，监测治疗和提示预后。但是由于老年人的机体组成随着增龄发生的生理性改变，导致这些指标在老年人营养状况评定中有一定的局限性。

（1）身高：身高是反应营养状况的灵敏指标。测量时，被测者赤足，取立位，足跟靠近，使颈部和膝关节放松伸直，双臂自然下垂，背伸直紧靠身高计，将水平板轻轻下滑，直至与被测者颅骨顶点接触，此时水平板直指的刻度为身高，以厘米（cm）为单位。一般选择上午 10 点左右测量比较准确。当老年人由于驼背、肌肉萎缩等原因影响身高测量时,可采用膝高测量:屈膝 90°,测量从髌骨中点至地面的垂直距离,用下述公式计算身高:

男性身高(cm)=62.59+[0.01× 年龄(岁)]+[2.09× 膝高(cm)]

女性身高(cm)=69.28+[0.02× 年龄(岁)]+[1.50× 膝高(cm)]

(2)体重:体重是营养评定中最简单、最直接且常用的可靠指标。

标准体重(kg)= 身长(cm)-105,体重有相对于标准体重的评价标准(表 7-20)。

表 7-20　体重评价标准

轻 20% 以上	轻 11%~20%	轻 10%~ 重 10%	重 11%~20%	重 20% 以上
严重虚弱	瘦弱	正常	超重	肥胖

(3)体重指数:体重指数(body mass index,BMI)被公认为是反映蛋白质、营养不良以及肥胖症的可靠指标,低 BMI 的危险阈值设定在 $18.5kg/m^2$。体重指数的计算公式:BMI= 体重(kg)/ 身高 ^{2}(m^2)。以下是世界卫生组织(WHO)和我国的体重指数评定标准(表 7-21)。

表 7-21　体重指数的评定标准　　　　　　　　　　　　　　　单位:kg/m^2

WHO 标准		中国标准	
等级	BMI	等级	BMI
肥胖Ⅲ级	>40.0	肥胖	≥28.0
肥胖Ⅱ级	30.0~40.0		
肥胖Ⅰ级(超重)	25.0~29.9	超重	24.0~27.9
正常值	18.5~24.9	正常值	18.5~23.9
蛋白质 - 热量营养不良Ⅰ级	17.0~18.4	体重过低	<18.4
蛋白质 - 热量营养不良Ⅱ级	16.0~16.9		
蛋白质 - 热量营养不良Ⅲ级	<16.0		

(4)皮褶厚度:通过测定皮褶厚度和臂围可以推断机体脂肪及肌肉总量,可以间接反映人体热能的变化。测量皮褶厚度的常用部位有上臂肱三头肌部(代表四肢)和肩胛下角部(代表躯体)。这些部位组织均衡、松弛,皮下脂肪和肌肉能充分分开,测点明确,测量方便,测值重复率高。在卧床的老年人中,测量上臂围和小腿围被认为能有效评估老年人的营养状况。

1)上臂肱三头肌皮褶厚度(TSF):被测者立位,用左手拇指和示指将其上臂背侧中点(肩峰至尺骨鹰嘴的中点)以上约 1cm 处的皮肤和皮下组织轻轻捏起,皮褶与上臂纵轴平行,右手持卡尺在 3 秒内测定中点处皮褶厚度,放松皮褶后再次测量,连续测 3 次,取其平均值。上臂肱三头肌皮褶厚度用于衡量身体脂肪储存量。

2)肩胛下角皮褶厚度(SSF):用左手拇指和示指将其肩胛角边缘处皮肤和皮下组织轻轻捏起,皮褶与水平线成 45° 角,并向上斜向体中线,右手持卡尺测量肩胛角下 1cm 处的皮褶,方法同上。

3)上臂围(AC):先使右前臂下垂,上臂松弛,在右上臂中点(肩峰至尺骨鹰嘴突连线中点)处用软尺测量臂围。上臂围标准值男性为 27.5cm,女性为 25.8cm。评价方法:所测结果相当于文献标准值的 80%~90%,为轻度营养不良;60%~80% 为中度营养不良,低于 60% 则为重度营养不良。

4)小腿围(CC):被测者采取坐位,屈膝屈髋 90°,双足自然置于地面。测试人员面对被测者,将无弹力带尺绕小腿放置,不压缩皮下组织,并沿小腿长度移动以获得最大周长。每条腿测量两次,取平均值为每条腿小腿围值。两条腿小腿围测量值再取平均值,作为最终的小腿围测量值。

3. 实验室检查　可以通过测定蛋白质、脂肪、维生素及微量元素的数值来评估老年人是否存在营养不良。血浆蛋白中的白蛋白、前白蛋白、转铁蛋白和视黄醇结合蛋白都是反映营养状况敏感而有效的指标。

4. 量表评价

（1）微型营养评定（MNA）：该量表包括营养筛查和营养评估两部分，分别由人体测量、整体评定、膳食问卷和主观评定等 18 项问题构成，共 30 分，营养筛查部分设有 6 项问题，共 14 分（表 7-22）。当问卷筛查分数≤11 分时，需继续完成营养评估部分。营养评估部分共 12 项问题，共 16 分。当评估部分分数加上筛查部分分数后，总分 <17 分为营养不良，17~23.5 分为存在营养不良风险。

表 7-22 微型营养评定量表

序号	筛查项目	评分方法	得分
1	在过去的 3 个月由于食欲下降、消化系统问题，咀嚼或吞咽困难，使食物摄入减少吗	0 = 严重的食物摄入减少 1 = 中度的食物摄入减少 2 = 食物摄入无改变	
2	在最近的 3 个月中有体重减轻	0 = 体重减轻 >3kg 1 = 不知道 2 = 体重减轻在 1~3kg 3 = 无体重减轻	
3	移动	0 = 只能在床或椅子上活动 1 = 能离开床或椅子，但不能外出 2 = 可以外出	
4	在过去的 3 个月中，遭受心理压力或急性疾病	0 = 是 2 = 否	
5	神经心理问题	0 = 严重的精神紊乱或抑郁 1 = 中等程度的精神紊乱 2 = 无神经心理问题	
6	体重指数（BMI）/（kg·m^{-2}）	0 = BMI<19 1 = 19≤BMI<21 2 = 21≤BMI<23 3 = BMI≥23	
	筛查分数（各分项总分 14 分）： ≥12 分，正常 - 无危险，不需要完成评估 ≤11 分，可能有营养不良，继续进行评估		
7	生活独立（不住在护理院或医院）	0 = 否 1 = 是	
8	每日服用 3 种以上的处方药	0 = 是 1 = 否	
9	压伤或皮肤溃疡	0 = 有 1 = 否	
10	老年人每日进几餐（指一日三餐）	0 =1 餐 1 =2 餐 2 =3 餐	
11	选择摄入蛋白质的消耗量： 每日至少进食（牛奶、酸奶）中的一种（是，否） 每周进食两种以上的豆类或蛋类（是，否） 每日进食肉、鱼或禽类（是，否）	0 = 选择 0 或 1 个是 0.5 = 选择 2 个是 1.0 = 选择 3 个是	

续表

序号	筛查项目	评分方法	得分
12	每日食用 2 种以上的水果或蔬菜	0 = 否 1 = 是	
13	每日进食液体情况（水、果汁、咖啡、茶、奶等）	0 = 至少 3 杯 0.5 = 3~5 杯 1.0 = 超过 5 杯	
14	进食方式	0 = 必须在帮助下进食 1 = 独自进食但有些困难 2 = 独自进食无任何问题	
15	对自己营养状况的认识	0 = 认为自己有营养不良 1 = 对自己的营养状况不确定 2 = 认为自己没有营养问题	
16	老年人认为与其他的同龄人相比自己的健康状况如何？	0 = 不好 0.5 = 不知道 1.0 = 一样好 2.0 = 更好	
17	上臂围（MAC）/cm	0 = MAC<21 0.5 = 21≤MAC<22 1.0 = MAC≥22	
18	小腿围（CC）/cm	0 = CC<31 1 = CC =31	

（2）主观全面评定（SGA）：主观全面评定是一种主观评估方法，主要调查老年人的病史和体征，病史包括体重变化、饮食变化、胃肠道症状、活动能力改变及所患疾病及营养需求的变化。从皮下脂肪组织丢失、肌肉消耗程度和体液平衡情况等方面进行评价（表 7-23）。这 8 项评价指标结果分为 A、B、C 三个等级，若老年人具备 5 个及以上 B 级或 C 级，则分别被评定为中度营养不良或重度营养不良。

表 7-23 主观全面评定量表

指标	A 级	B 级	C 级
1. 近 2 周体重改变	无 / 升高	减少 <5%	减少 >5%
2. 饮食改变	无	减少	不进食 / 低能量流食
3. 胃肠道症状（持续 2 周）	无 / 食欲减退	轻微恶心、呕吐	严重恶心、呕吐
4. 活动能力改变	无 / 减退	能下床活动	卧床
5. 应激反应	无 / 低度	中度	高度
6. 肌肉消耗	无	轻度	重度
7. 肱三头肌皮褶厚度	正常	轻度减少	重度减少
8. 踝部水肿	无	轻度	重度

七、老年营养不良评估结果及营养干预

（一）评估结果

1. 是否有营养不良风险　营养风险筛查（NRS）总分为 3 项评分相加,若总分≥3 分为存在营养风险,需要进一步营养评估;微型营养评定简表（MNA-SF）≤11 分为存在营养不良风险或营养不良,需要进一步营养评估。

2. 营养不良分级

（1）微型营养评定量表（MNA）评分:>24 分时提示营养状况良好;17~23.5 分时提示存在潜在营养不良,需持续评估;<17 分时提示存在营养不良,需要进行营养干预。

（2）主观全面评定（SGA）:总计有 8 项评分,有 5 项属于 C 级者,可被定为重度营养不良;有 5 项属于 B 级者,可被定为中度营养不良,均需要进行营养干预。

建议将营养筛查及评估纳入国家慢性疾病管理中,然而老年人生理原因导致的一些客观指标不能准确反映营养状况,因此建议采用综合评估方法,所有量表评估结果均应结合人体指标测量和生化指标进行综合评价。

（二）营养不良老年人的营养干预

1. 饮食原则　营养不良老年人在接受营养支持干预前,应纠正低血容量、酸碱平衡,调理各器官功能,保证血流动力学基本稳定。根据老年人的综合情况选择营养支持的方案。

（1）能量:营养不良老年人能量需求因伴随疾病种类和病程而不同。推荐目标量为 83.7~125.5kJ/（kg·d）,急性期适当减少,康复期适当增加。低体重老年人按实际质量 120% 计算,肥胖老年人按理想体重计算。对已有严重营养不良者,尤其长期饥饿或禁食者,应严格控制起始喂养量,逐渐增加营养素的摄入。对长期营养不良者,营养支持应遵循先少后多、先慢后快、逐步过渡的原则,预防再喂养综合征。

（2）蛋白质:蛋白质目标量为 1.0~1.5g/（kg·d）,要求优质蛋白占 50% 以上。尤其是疾病恢复期推荐高蛋白饮食,优质蛋白主要包括肉类、鸡蛋（含蛋黄）、豆制品和奶制品。

（3）碳水化合物:《中国居民膳食营养素参考摄入量（2013 版）》推荐健康人碳水化合物摄入量占总能量的 50%~65%,疾病状态时可适当增减。

（4）脂肪:WHO 推荐脂肪量一般不超过摄入总能量的 35%,且饱和脂肪酸应少于总能量的 10%,多不饱和脂肪酸可以提供必需脂肪酸,应占总能量的 6%~11%,尽可能增加单不饱和脂肪酸的比例。

（5）膳食纤维:推荐摄入量为 25~30g/d。

2. 饮食指导　营养不良老年人饮食应注意营养既要全面,又要合理,还要注意食物质量和饮食卫生习惯。具体包括以下几点:

（1）食物要全面:保持多样化,不要偏食,五谷杂粮、畜禽蛋乳、蔬菜水果都要吃。不要因罹患高血压、冠心病等疾病而"谈荤色变",以免因营养不良而导致身体消瘦、抵抗力降低。同时要特别注意水分要充足,尤其是存在尿失禁的老年人,不要为了减少小便而减少饮水或不饮水。

（2）饮食宜清淡、软烂:由于老年人味觉减退,部分老年人喜欢吃味浓油腻不易消化的食物,应该节制以"清淡饮食"为主,但要注意清淡不等于吃素。老年人因牙齿磨损、松动或脱落,咀嚼能力下降,各种消化酶分泌减少,消化能力差,因此可将食物切碎煮烂,肉可以做成肉糜,蔬菜宜用嫩叶。烹调多采用焖、炖、蒸、氽等方法,同时还要注意荤素搭配,色香味俱好,以增进食欲,促进消化。

（3）饮食有节、少食多餐:老年人胃肠道适应能力较差,应避免暴饮暴食,易引起腹胀、嗳气等消化功能失常的症状,甚至发生急性胃扩张或诱发心肌梗死。老年人肝脏合成糖原的能力降低,糖原储备较少,对低血糖耐受力较差,容易感到饥饿。因此,可在睡前、起床后或二餐间吃少许食物作为加餐。一般每日可安排五餐,每餐的量不宜太多,但是加餐不应吃零食,特别是甜食,以免影响食欲,导致消化功能紊乱。

（4）温度要适宜:由于老年人唾液分泌减少,口腔黏膜抵抗力下降,所以,不宜进食过热的

食物,据研究表明进食过热饮食,是引起食管癌的原因之一;也不可进食过冷的食物,可能会引起腹泻。

（5）食物要新鲜:老年人应适当多吃新鲜水果和蔬菜,以保证维生素和矿物质的供给。果胶和纤维素有促进胃肠蠕动的作用,可防止粪便在肠内滞留,对预防便秘和肠道肿瘤都有重要作用。

第九节 临终关怀的评估

生老病死是人生的自然发展过程,临终是人生必然的发展阶段。随着人类社会文明的进步,人们对生存质量和死亡质量提出了更高的要求。如何帮助临终老年人舒适、安详、有尊严、无遗憾地度过人生的最后阶段,同时为亲属提供心理、社会及精神上的支持,是照护人员需要共同关注并解决的问题。

一、概述

（一）临终关怀的概念

临终关怀又称为善终服务、安宁照顾、安息护理。临终关怀是指由照护人员、医生、社会工作者、志愿者以及政府和慈善团体等社会各层次人员组成的团队,向临终老年人及其家属提供的包括生理、心理和社会等方面在内的一种全面性支持和照料。临终关怀的目的在于使临终老年人的生命质量得以提高,能够无痛苦、舒适地走完人生的最后旅途,使家属的身心健康得到维护和增强。

临终关怀是减轻痛苦、追求临终的安详与尊严为目的的学科,老年人面临的除了生理功能下降和疾病困扰以外,还有就是生命终点的到来。通过全面的身心照料,提供姑息性治疗,控制症状,解除痛苦,消除焦虑恐惧,获得个人心理和社会上的支持,以便让老年人在死亡时安宁、平静、舒适,让家属在亲人死亡后不留下遗憾和阴影。

（二）临终关怀的理念

1. 以照料为中心,突出以人为本 临终关怀是针对各种疾病晚期的老年人,治疗不再生效,生命即将结束时进行的照护,一般在死亡前3~6个月实施临终关怀。不是通过治疗疾病使其免于死亡,而是通过对其全面的身心照料,提供临终前适度的姑息性治疗,控制症状,减轻痛苦,消除焦虑、恐惧,获得心理、社会支持,使其得到最后的安宁。因此,临终关怀是从以治愈为主的治疗转变为对症为主的照料。

2. 提高临终老年人的生命质量 临终关怀不以延长临终者的生存时间为目的,而以提高临终阶段的生存质量为宗旨。对临终老年人生命质量的照料是临终关怀的重要环节,减轻痛苦使生命品质得到提高,为其提供一个安适的、有意义的、有希望的生活,在可控制的病痛下与家人共度温暖生活,使其在人生的最后阶段能够感受到人间的温情。

3. 维护临终老年人的尊严与权利 实行人道主义,使临终老年人在人生的最后历程同样得到热情的照顾和关怀,体现生命的价值、生存的意义和尊严。照护人员应注意维护老年人的价值、尊严和权利,在临终照料中应允许老年人保留原有的生活方式,尽量满足其合理要求,维护个人隐私和权利。尊重生命的尊严及尊重濒死者的权利充分体现了临终关怀的宗旨。

4. 提供全面照护,关注亲属感受 对临终老年人的生理、心理、社会等方面给予关心和照护,为其提供24小时照护服务,照护时也要关心家属,通过积极、正面和技巧性沟通,注重临终老年人家属的心理支持。

5. 接纳死亡,加强死亡教育 临终关怀将死亡视为生命的一部分,承认生命是有限的,死亡是一个必然的过程。虽然医务人员已经尽力进行了治疗和照护,但仍不可避免地因疾病不能治愈而死亡。临终关怀强调把健康教育和死亡教育结合起来,从正确理解生命的完整与本质入手,完善人生观,增强健康意识,教育临终老年人把生命的有效价值和生命的高质量两者真正统一起来,善始善终,以健全的身心走完人生的旅途。

（三）临终关怀的组织形式

世界范围内临终关怀的服务形式呈现多样化、本土化的特点。借鉴国外以住院照料方式为主,即注重临终关怀院的发展和以家庭临终关怀服务为主,即开展社区服务等不同形式,我国正在探索符合我国国情的临终关怀服务方式。从目前发展状况来看,以临终关怀病房的形式较为普遍。

1. 独立的临终关怀院 具有医疗、护理设备,一定的娱乐设施,家庭化的危重病房设置,提供适合临终关怀的陪护制度,并配备一定数量和质量的专业人员,为临终老年人提供临终服务。

2. 附设的临终关怀病房 在医院、护理院、养老院、社区保健站等机构内设置的临终关怀病区,为临终老年人提供医疗、护理、生活照料。此类机构属于目前最常见的一种临终关怀服务机构。

3. 居家式临终关怀 居家式临终关怀又称为居家照护,临终老年人不愿意离开自己的家,也可以得到临终关怀。照护人员根据临终老年人的病情每日或每周进行数次访视,并提供临终照料。在照护人员的指导下,由其家属做基本的日常照料,在家里照顾,使他们能感受到亲人的关心和体贴,从而减轻生理上和心理上的痛苦,最后安宁舒适地离开人间。

4. 癌症患者俱乐部 这是一个具有临终关怀性质的群众性自发组织,而不是医疗机构,宗旨是促进癌症人群互相关怀、互相帮助,愉快地度过生命的最后历程。

二、临终关怀的对象

(一)病重垂危的患者

临终关怀的服务对象,首先是指晚期肿瘤患者和一些存在疾病进展、器官衰竭且现有医学没有有效治疗手段的非肿瘤患者,如肺心病晚期、心衰晚期脑血管疾病并发感染、尿毒症晚期、糖尿病晚期等。现阶段,晚期肿瘤患者占接受临终关怀服务人群的绝大多数。

(二)生命晚期的老年人

随着越来越多的人将活到高龄甚至百岁以上,他们在弥留之际也需要得到临终关怀。

(三)家属

临终关怀的服务对象不仅包括病重垂危的患者,还包含其家属。大部分家属在陪伴临终者度过人生最后旅程的同时也接受了医务人员的心理辅导和精神支持。

三、临终老年人和家属的变化

(一)临终老年人的生理变化

1. 肌肉张力丧失 出现大小便失禁,吞咽困难,无法维持良好舒适的功能体位,肢体软弱无力,不能进行自主躯体活动,呈 Hippocrates 面容,即面肌消瘦、面部呈铅灰色、下颌下垂、嘴微张、眼眶凹陷、双眼半睁、目光呆滞。

2. 循环功能减退 出现皮肤苍白、湿冷,大量出汗,体表发凉,四肢发绀、斑点,脉搏弱而快,不规则或测不出,血压降低或测不出,心率出现紊乱。

3. 胃肠道蠕动减弱 出现恶心、呕吐、食欲减退、腹胀、便秘或腹泻、口干、脱水体重减轻。

4. 呼吸功能减退 出现呼吸频率不规则,呼吸深度由深变浅,出现鼻翼呼吸、经口呼吸、潮式呼吸,由于分泌物无法或无力咳出,出现痰鸣音或鼾声呼吸。

5. 知觉改变 出现视觉逐渐减退,由视觉模糊发展到只有光感,最后视力消失,眼干燥、分泌物增多。听觉常是人体最后消失的感觉。

6. 意识改变 若病变未侵犯中枢神经系统,老年人可始终保持神志清醒;若病变在脑部,则很快出现嗜睡、意识模糊、昏睡或昏迷等,有的老年人表现为谵妄及定向障碍。

7. 疼痛 大部分的临终老年人主诉全身不适或疼痛,表现为烦躁不安,血压及心率改变,呼吸变快或变慢,瞳孔散大,大声呻吟,出现疼痛面容,即五官扭曲、眉头紧锁、眼睛睁大或紧闭、双眼无神、咬牙。

(二)临终老年人的心理变化

临终老年人以中晚期肿瘤老年人居多,每个人面对死亡的来临,各自反应不同。一般将身患绝症老年人从获知病情到临终的心理反应总结为 5 个阶段:震惊与否认期、愤怒期、协议期、抑郁期和接受期。

1. 震惊与否认期 当得知自己病重将面临死亡,首先表现出的是拒绝相信,常会说"不,不可能是我,他们一定搞错了"。极力否认拒绝接受,怀着侥幸的心理四处求医,希望是误诊。这种否认是一种心理防御机制,是为了暂时逃避现实的压力,每个人经历否认期的时间有所不同。

2. 愤怒期　当否认难以维持,随之而来的心理反应是怨恨、暴怒、嫉妒,这一阶段会产生"为什么是我,老天太不公平"的心理,于是将愤怒的情绪向照护人员、朋友、家属等接近他的人发泄,对治疗和护理百般挑剔,甚至出现过激行为。

3. 协议期　愤怒的心理消失,开始接受临终的事实。为了延长生命,想尽办法请求医护人员治疗疾病,希望能发生奇迹。甚至认为许愿或做善事能扭转死亡的命运,对曾经所做的错事表示悔恨。出现"假如我病好了,我会……""请让我好起来,我一定……"的心理。处于此期的老年人对生存还抱有希望,也肯努力配合治疗。其心理反应实际上是一种延缓死亡的乞求,是人生命本能和生存欲望的体现。

4. 抑郁期　当发现身体状况日益恶化,协商已经无法阻止死亡来临,产生强烈的失落感,"好吧,那就是我!"认识到治疗无望,出现消极、抑郁、沮丧的情绪,甚至有自杀的想法。表现出对周围事物的淡漠,言语减少,反应迟钝,对任何东西均不感兴趣。此期他们希望与亲朋好友见面,希望亲人、家属能每时每刻陪伴在身旁照顾。

5. 接受期　经历抑郁期后,心情得到了抒发,变得平静,产生"好吧,既然是我,那就去面对吧"的心理,接受即将面临死亡的事实。此期老年人相当平静,喜欢独处,表情淡漠,常处于嗜睡状态,平静等待死亡的到来。

以上 5 个心理反应阶段,次序和程度会因每个人的情况不同而有所差异。并非所有人都一定会经历这五个阶段,有的可以提前或者推后,甚至会重合,也有人可以始终停留在否认期。总之,临终老年人的心理变化十分复杂,需要认真细致地观察。

（三）临终老年人家属的心理反应

1. 忧伤、悲痛　当家属得知亲人的病情已处于治疗无望的阶段时,心情会极度悲痛,有些家属能将痛苦克制于心中,而不表露出来,也有少数家属由于震惊而无法克制自己的感情,在老年人面前痛哭流涕,影响老年人的情绪,加重了病情。

2. 委屈　当老年人得知自己病重将面临死亡时,这一时期其家属是他们发泄情绪的主要对象。如果家属有任何对抗表现,都会导致老年人情绪变坏,可能加速病情恶化。所以家属只好忍气吞声,委曲求全,长期处于痛苦之中。

3. 忧虑与烦恼　当亲属患病后,正常生活秩序和工作秩序被打乱,诸多问题的出现,使家属难以应付,出现了忧虑与烦恼情绪。

4. 悲观失望　照料临终老年人期间,家属长期陪伴,精神、体力及经济的耗费,导致对疾病的治疗产生悲观失望的心理,在照顾老年人时会不经意露出不耐心、嫌麻烦的情绪。

四、临终关怀的评估目的及意义

临终关怀的评估目的是为了更好地完成临终关怀的主要任务及达到临终关怀的目标。临终关怀的主要任务包括对症治疗、家庭照护、缓解症状、控制疼痛、减轻或消除临终者的心理负担和消极情绪。临终关怀的目标是关心临终者并提高其生命质量,减轻因临终末期病症所引起的病痛与其他生理症状,排解心理问题,令其内心宁静地面对死亡。

通过临终关怀任务的完成及目标的实施,达到提升临终者的生命质量、维护其尊严的目的。同时满足临终者在生命最后一段日子中的需要,在临终者逝世后,继续为其家属提供慰藉,帮助他们接受亲人死亡的现实,顺利度过居丧期,尽快适应亲人去世的生活,缩短悲伤过程。还可以使家属的权利和尊严得到保护,获得情感支持,减轻家属的精神痛苦,保持身心健康。

五、临终关怀的评估

（一）死亡的评估

1. 死亡分期　死亡不是生命的骤然结束,而是一个渐进的过程。医学上将死亡分为 3 个时期:濒死期、临床死亡期和生物学死亡期。

（1）濒死期：又称临终期，是临床死亡期以前的阶段，各种迹象显示生命即将终结。此期机体各系统的功能严重障碍，脑干以上部位的神经中枢处于深度抑制状态，表现为呼吸不整、心搏减弱、血压降低、意识不清、各种反射减弱与迟钝、肢体抽搐以及面容苦闷等征象。

（2）临床死亡期：又称躯体死亡期，此期延髓处于深度抑制状态，表现为心跳、呼吸停止，各种反射消失，瞳孔散大，但各种组织细胞仍有短暂而微弱的代谢活动。此期一般持续5~6分钟，若得到及时有效的抢救，生命仍有复苏的可能。若超过这个时间，大脑将发生不可逆变化。

但大量临床资料证明，临床死亡期的长短是可变的，在低温或耗氧量低的情况下，此期就可能延长，甚至可以延长到1小时或更久。

（3）生物学死亡期：又称全脑死亡期，是死亡过程的最后阶段。此期，自大脑皮质开始，整个中枢神经系统及机体各器官的新陈代谢相继停止，并出现不可逆的变化，死亡过程已不能逆转。随着生物学死亡期的进展，相继出现尸冷（最先发生）、尸斑（死后2~4小时出现）、尸僵（死后1~3小时开始出现，12~16小时发展至高峰）和尸体腐败。

2. 脑死亡　脑死亡是脑组织或脑细胞全部死亡，包括大脑、小脑和脑的全部功能完全且永久不可逆性丧失。1968年，在世界第22次医学大会上，美国哈佛大学医学院特设委员会提出了"脑死亡"的诊断标准：①不可逆的深昏迷，对各种内外刺激均无反应；②自发呼吸停止；③脑干反射消失；④脑电波消失。凡符合以上标准，并在24小时内反复测试，结果无变化，并排除体温过低（<32.2℃）及中枢神经系统抑制剂的影响，即可做出脑死亡的诊断。我国目前尚未对脑死亡进行立法。

（二）一般医学评估

1. 病史　除了一般病史外，还要获取其他有关身体、情感、心理和其他方面的详细病史以便于整体上照料老年人和其家属。主要包括详细询问老年人的医疗史，包括初始表现、已做的化验检查、组织学诊断、疾病所处的阶段以及到目前为止老年人所接受的治疗状况等。

对于罹患癌症的老年人还需要根据癌症的位置或者其他疾病的发展阶段，询问包括一般状况、呼吸系统、消化系统、泌尿系统等症状表现，需要特别注意的是呼吸困难、呕吐和疼痛，因为这3种症状是最致命的症状。

2. 体检　体检要基于既往史和现病史，对于不同病史要有侧重点的进行全面系统检查。同时注意精神状态的检查可以发现抑郁、精神错乱等，及时发现濒死征象也是非常重要的，如果出现嗜睡、低血压、神经末梢部位湿冷、叹气样呼吸、皮肤发花以及喉头分泌物都提示死亡即将来临，可以帮助家庭提前做准备。

3. 辅助检查　根据老年人自己的愿望、本身的疾病、期望寿命、以前的治疗效果、目前症状和对费用 - 效果的考虑决定是否做进一步检查。最终的目的是使老年人舒服和感觉良好，不给老年人增加负担和额外的痛苦。

（三）预计生存期的评估

目前我国尚无准确预测临终者生存期的评估工具，可借鉴国外一些预测生存期的评估工具。

1. 姑息功能评价量表（PPS）（表7-24）

表7-24　姑息功能评价量表

评分	移动	活动能力和疾病情况	自理能力	进食情况	意识水平
100%	正常	正常活动无疾病征象	完全自理	正常	清醒
90%	正常	正常活动有一些疾病	完全自理	正常	清醒
80%	正常	勉强进行正常活动，有一些疾病	完全自理	正常或减少	清醒
70%	减低	不能维持正常工作，有一些疾病	完全自理	正常或减少	清醒
60%	减低	不能维持日常生活活动，有明确的疾病	大部分自理，但偶尔需要别人帮助	正常或减少	清醒或意识模糊

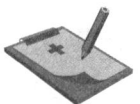

续表

评分	移动	活动能力和疾病情况	自理能力	进食情况	意识水平
50%	大部分时间呈坐位或卧位	不能从事任何工作,有多种疾病	需要相当的帮助,常需要人照料	正常或减少	清醒或意识模糊
40%	大部分时间卧床	不能从事任何工作,有多种疾病	需要特别照顾和帮助	正常或减少	清醒或嗜睡或意识模糊
30%	完全卧床	不能从事任何工作,有多种疾病	需要完全照料	正常或减少	清醒或嗜睡或意识模糊
20%	完全卧床	不能从事任何工作,有多种疾病	需要完全照料	少量啜饮	清醒或嗜睡或意识模糊
10%	完全卧床	不能从事任何工作,有多种疾病	需要完全照料	不能进食	嗜睡或昏迷
0%	死亡	—	—	—	—

2. 姑息预后评分(PaP) PaP 得分:0~5.5 分,30 天生存概率 >70%;5.6~11.0 分,30 天生存概率为 30%~70%;11.1~17.5 分,30 天生存概率 <30%(表 7-25、表 7-26)。

表 7-25 姑息预后评分表

序号	功能状况/症状	具体情况	评分/分	得分/分
1	呼吸困难	无	0	
		有	1	
2	厌食	无	0	
		有	1.5	
3	Karnofsky 功能状态评分	≥30	0	
		10~20 分	2.5	
4	临床生存期预测/周	>12	0	
		11~12	2.0	
		9~10	2.5	
		7~8	2.5	
		5~6	4.5	
		3~4	6.0	
		1~2	8.5	
5	白细胞计数/($\times 10^9$/L)	正常(4.8~8.5)	0	
		升高(8.5~11)	0.5	
		明显升高(>11)	1.5	
6	淋巴细胞/%	正常(20~40)	0	
		降低(12~19.1)	1.0	
		明显降低(<11.9)	2.5	

表 7-26　Karnofsky 功能状态评分

体力状况	评分
正常,无症状和体征	100
能进行正常活动,有轻微症状和体征	90
勉强进行正常活动,有一些症状或体征	80
生活能自理,但不能维持正常生活和工作	70
生活能大部分自理,但偶尔需要别人帮助	60
常需要人照料	50
生活不能自理,需要特别照顾和帮助	40
生活严重不能自理	30
病重,需要住院和积极的支持治疗	20
重危,临近死亡	10
死亡	0

3. 姑息预后指数(PPI)　PPI 总分:>6 分,预计生存期小于 3 周;>4 分,预计生存期小于 6 周;≤4 分,预计生存期大于 6 周(表 7-27)。

表 7-27　姑息预后指数量表

序号	功能状况	具体情况	评分/分	得分/分
1	股息功能评价得分	10~20 分	4	
		30~50 分	2.5	
		>60 分	0	
2	进食量	几口的进食量	2.5	
		进食量减少	1	
		进食量正常	0	
3	水肿	有	1	
		无	0	
4	静息时呼吸困难	有	3.5	
		无	0	
5	谵妄	有	4	
		无	0	
总分(0~15)				

(四)生活质量的评估

临终老年人的生活质量取决于老年人的身体健康情况、心理状态、独立水平、社会关系、个人信仰以及所处的环境。

评定生活质量的工具有多种,十二项生活质量评估量表引自四川大学华西第四医院姑息医学科(表 7-28)。得分 <20 表示极差;21~30 分表示差;31~40 分表示一般;51~60 分表示良好。

表 7-28　十二项生活质量评估量表

序号	评估项目	评估内容及（评分分值）	得分
1	食欲	几乎不能进食（1）；食量小于正常的 1/2（2）；食量约为正常的 1/2（3）；食量略少（4）；食量正常（5）	
2	精神	很差（1）；较差（2）；有影响,但时好时坏（3）；尚好（4）；正常,与病前相同（5）	
3	睡眠	难入睡（1）；睡眠很差（2）；睡眠差（3）；睡眠略差（4）；正常（5）	
4	疲乏	经常疲乏（1）；自觉无力（2）；轻度疲乏（3）；有时轻度疲乏（4）；无疲乏感（5）	
5	疼痛	剧烈疼痛伴被动体位（1）；重度疼痛（2）；中度疼痛（3）；轻度疼痛（4）；无痛（5）	
6	家庭理解与配合	完全不理解（1）；差（2）；一般（3）；家庭理解及照护较好（4）；好（5）	
7	同事的理解与配合	全不理解,无人照顾（1）；差（2）；一般（3）；少数人理解关照（4）；多数人理解关照（5）	
8	自身对疾病的认识	失望,完全不配合（1）；不安,勉强配合（2）；不安,配合一般（3）；不安,但较能配合（4）；乐观,有信心（5）	
9	对治疗的态度	对治疗不抱希望（1）；对治疗半信半疑（2）；希望看到疗效,又怕有副作用（3）；希望看到疗效,尚能配合（4）；有信心,积极配合（5）	
10	日常生活	卧床（1）；能活动,多数时间需卧床（2）；能活动,有时卧床（3）；正常活动,不能工作（4）；正常活动与工作（5）	
11	治疗的副作用	严重影响日常生活（1）；影响日常生活（2）；经对症治疗后可不影响日常生活（3）；未用对症治疗基本不影响日常生活（4）；不影响日常生活（5）	
12	面部表情（如图所示）	无痛 0　轻微疼痛 1　轻度疼痛 2　中度疼痛 3　重度疼痛 4　剧痛 5	

（五）其他评估

在临终关怀的评估中,常常还应对老年人进行躯体功能、精神心理、营养状况、社会与环境、常见老年综合征和老年照护的评估。

六、临终关怀的照护重点

（一）临终老年人的身体照护

1. 促进老年人舒适

（1）病室环境适宜:病室宜安静,空气新鲜,通风良好,温度和湿度适宜。

（2）加强皮肤护理:维持良好舒适的体位,定时翻身,更换卧位,以防压力性损伤发生。大小便失禁者,注意会阴、肛门附近皮肤的清洁干燥,必要时留置导尿管;大量出汗时,应及时擦洗干净,勤换衣裤。床单位保持清洁、干燥、平整,无碎屑。

（3）重视口腔护理:晨起、餐后、睡前协助老年人漱口,保持口腔清洁卫生;口唇干裂者可涂液状石蜡,有溃疡或真菌感染者酌情涂药;口唇干燥者可适量喂水,也可用湿棉签湿润口唇或用湿纱布覆盖。

（4）减轻疼痛:观察疼痛的部位、性质、程度及持续时间,帮助老年人选择减轻疼痛的最有效方法。若选择药物止痛,注意观察用药后的反应,选择合适的剂量和给药方式,达到控制疼痛的目的。

某些非药物控制方法也能取得一定的镇痛效果,如音乐疗法、催眠疗法、外周神经阻断术、针灸疗法、生物反馈法等。照护人员采用安慰、鼓励的方法与老年人交流,稳定情绪,并适当引导使其注意力转移,以减轻疼痛。

2. 改善营养状况

(1)增进食欲:主动向老年人和家属解释引起恶心、呕吐的原因,以减少焦虑,取得心理支持。了解老年人的饮食习惯,注意食物的色、香、味,少量多餐,以减轻恶心。

(2)加强营养:给予高蛋白、高热量以及含水分和纤维素的饮食。进食困难者给予流质或半流质饮食,便于吞咽。必要时采用鼻饲法或完全胃肠外营养,保证营养供给。加强监测,观察老年人电解质指标及营养状况。

3. 改善血液循环　密切观察老年人的各项生命体征、皮肤色泽和温度,注意皮肤清洁干燥。加强保暖,四肢冰冷时给予热水袋保暖。

4. 改善呼吸功能

(1)保持室内空气新鲜,定时通风换气。

(2)意识清醒者,采用半卧位,扩大胸腔容量,减轻回心血量,改善呼吸困难;昏迷者,采用仰卧位头偏向一侧或侧卧位,以利于呼吸道分泌物引流,必要时吸痰,以保证呼吸道通畅。

(3)视呼吸困难程度给予吸氧,纠正缺氧状态,改善呼吸功能。

5. 减轻感知觉改变的影响

(1)提供合适的环境,安静,空气新鲜,通风良好,有一定的保暖设施,适当照明。

(2)用湿纱布拭去眼部分泌物,如眼睑不能闭合,可涂金霉素、红霉素眼膏或覆盖凡士林纱布,以保护角膜,防止角膜干燥发生溃疡或结膜炎。

(3)听觉是临终者最后消失的感觉,因此,照护中应避免在老年人周围窃窃私语,可采用触摸的非语言交流方式,配合轻柔温和的语调、清晰的语言交谈。

6. 观察病情变化

(1)密切观察老年人的意识状态、瞳孔、生命体征、疼痛。

(2)监测心、肺、脑、肝、肾等重要脏器的功能。

(3)观察治疗反应与效果。

(二)临终老年人的心理照护

1. 否认期

(1)照护人员应具有真诚、忠实的态度,不要轻易揭露老年人的防卫机制,也不要欺骗。应坦诚温和地回答老年人对病情的询问,并注意保持与其他照护人员及家属对老年人病情说法的一致性。

(2)注意维持老年人适当的希望,应根据老年人对其病情的认识程度进行沟通,耐心倾听老年人的诉说,在沟通中注意实施正确的人生观、死亡观的教育,使其逐步面对现实。

(3)经常陪伴在老年人身旁,注意非语言交流技巧的使用,尽量满足老年人心理方面的需求,使他们感受到照护人员给予的温暖和关爱。

2. 愤怒期

(1)照护人员此期一定要有爱心、耐心,认真地倾听,应将其发怒看成是一种有益身心健康的正常行为,给老年人提供表达或发泄内心情感的适宜环境,允许其发怒和抱怨,但要注意预防意外事件的发生。

(2)做好老年人家属和朋友的工作,给予其关心、理解、同情和宽容。

3. 协议期

(1)照护人员应积极主动地关心和指导老年人,加强照护,对于他提出的各种合理要求,照护人员应尽可能地予以答应,以满足其心理需求。使其更好地配合治疗,以减轻痛苦。

(2)照护人员应鼓励老年人说出内心的感受,尊重其信仰,积极教育和引导,减轻老年人的压力,最重要的还是给予老年人更多的关爱。

4. 抑郁期

(1)照护人员应经常陪伴老年人,多给予老年人热情的照顾、鼓励和支持,使其增强信心。

（2）创造舒适环境,允许其以不同的方式发泄情感,鼓励老年人保持自我形象和尊严。

（3）取得社会方面的支持,安排亲朋好友见面,并尽量让家属多陪伴在其身旁,给予精神上的安慰。

（4）密切观察老年人,注意心理疏导和合理的死亡教育,预防老年人出现自杀倾向。

5. 接受期

（1）照护人员应积极主动地帮助老年人了却未完成的心愿,继续给予关心和支持。

（2）给予临终老年人安静、舒适的环境,减少外界干扰,不要强迫与其交谈。

（3）加强基础照护,使老年人平静、安详、有尊严地离开人间。

（三）临终老年人家属的照护

1. 满足家属照顾老年人的需要,对家属多关心、理解家属的心情,尽量满足其对临终老年人的陪伴与照顾的需求。

2. 鼓励家属表达感情,照护人员应主动和家属沟通,取得信任。与家属会谈时,提供安静私密的环境,鼓励家属说出内心的感受,耐心倾听,并积极解释临终老年人生理心理变化的原因,减少家属疑虑。

3. 指导家属对老年人的生活照料,指导、解释和示范有关的照护技术,使其在照料老年人的过程中获得心理慰藉。向家属讲解治疗方案及照护措施,取得家属的配合。

4. 协助维持家庭的完整性,在医院环境中,给家属安排日常的家庭活动,如与老年人共进晚餐、看电视、下棋等,以增进其心理调适,保持家庭完整性。

5. 提供对家属的生活关心,尽量帮助安排其陪伴期间的生活,为其提供便利,减轻实际困难,协助做好后事的物质准备及心理准备。

（冯晓敏）

第八章　养老机构评估

08章

第八章
数字内容

学习目标

1. 掌握老年人能力评估师的定义、养老机构评估流程、评估的原则及注意事项。
2. 熟悉老年人能力评估师的素质要求、养老机构评估时段、评估室的配置、老年人能力评估等级评定。
3. 了解养老机构入住评估的方式、国内外老年人综合评估工具。
4. 学会老年人能力评估（MZ/T 039—2013）的方法。
5. 具有尊老、爱老、助老意识、较强的人际沟通能力和科学严谨的工作态度。

导入情景

上午9点，某养老机构接待人员接到家属电话询问老人入住相关事宜，计划下周一送老人到机构进行评估并办理入住。拟入住的陈婆婆86岁，患有高血压、冠心病、糖尿病等慢性疾病，听力和视力均严重减退，行走需要使用拐杖，日常生活由保姆和子女协助。

工作任务

1. 请告知家属养老机构入住评估流程。
2. 准备评估室及评估工具。
3. 针对陈婆婆的实际情况，对她进行养老机构入住评估。

老年人综合能力评估是为了制订和启动以维护老年人健康和功能状态为目的的照护计划，最大限度地提高老年人的生活质量，对老年人的躯体功能、健康状况、精神心理、社会支持、经济情况、生活质量等进行全面的评价。老年人综合能力评估是养老机构收住老年人的第一个环节也是重要的工作内容。

第一节　老年人能力评估师的职责

2020年7月，人力资源和社会保障部正式宣布老年人能力评估师成为一个新的职业，12月正式颁布实施《老年人能力评估师国家职业技能标准》，引导老年人能力评估师职业教育培训的方向，为老年人能力评估师职业技能鉴定提供依据。2021 年 4 月,国家民政部表示将联合有关部门,制定并发布《老年人能力评估规范》国家标准,统一开展老年人能力评估。老年人能力评估的结果将作为老年人领取福利补贴、享受基本养老服务的依据。老年人能力评估师这一新的专业角色将在老年健康服务体系中发挥越来越重要的作用。

一、老年人能力评估师的简介

(一)相关概念

1. 评估　评估是指依据某种目标、标准、技术或手段,对收集到的信息,按照一定的程序,进行分析、研究,判断其结果和价值的一种活动,在此基础上形成的书面评估报告。

2. 老年人能力评估　老年人能力评估是由专业人员依据行业标准,对老年人日常生活活动、精神状态、感知觉与沟通、社会参与等方面进行综合分析评价,科学确定老年人服务需求类型、日常护理等级的一项工作。

3. 老年人能力评估师　老年人能力评估师是指为有需求的老年人提供日常生活活动能力、认知能力、精神状态等健康状况测量与评估服务,经过培训及考核取得老年人能力评估师职业资格的人员。

(二)老年人能力评估师的素质要求

1. 职业素质　老年人能力评估师的服务对象以高龄、失能、失智老年人群体为主,他们可能存在反应迟钝、沟通交流障碍、情绪不稳定、个人卫生欠佳、居住环境恶劣等情况,需要评估师具有高度的责任心、爱心、细心和耐心,始终坚持以人为本的服务理念,理解老年人的困境,给予尊重,平等友善地对待每一位老年人。因评估结果是老年人享受当地政府提供的长期护理保险及其他福利补贴、享受基本养老服务的依据,为保障社会资源的合理有效利用,要求评估师在开展评估工作的过程中遵纪守法、诚实守信,保持科学严谨、恪守独立、客观公正的工作作风,并注意对老年人隐私的保护。

2. 业务素质　从事老年人能力评估工作,评估师必须掌握老年人能力评估的相关国家行业标准、评估工具及量表、评估报告撰写规范、评估信息系统应用、评估工作风险防控、老年人能力维护与康复等评估基础知识和技能。老年人群慢性疾病患病率高,要求评估师要熟悉老年常见病、慢病管理、常用药物、健康教育、安全防护与急救、康复辅助器具配置、适老化改造等老年医学基本知识,以及老年心理学、社会学、信息学、医学伦理学、安全等其他相关知识。除了日常生活照料的需求外,老年人可能还存在赡养、家庭婚姻关系、医疗保险等方面的问题,评估师应了解《中华人民共和国民法典》《中华人民共和国老年人权益保障法》《中华人民共和国社会保险法》《中华人民共和国基本医疗卫生与健康促进法》等相关法律、法规知识,必要时给予老年人及其家属一定的指导和帮助。

3. 能力素质　老年人的健康状况复杂多变,需要评估师具有准确、敏锐的观察力、正确的判断力和良好的沟通能力,能熟练运用评估工具和量表及老年医学、老年康复学、心理学等相关知识和技能,及时发现老年人的问题及各种细微变化,对老年人的健康状况及能力等级做出准确判断。同时,要求评估师具有较强的理解能力、计算能力、信息与数据处理能力,能全面准确地收集老年人、信息提供者及联系人的信息,使用老年人能力评估信息化系统记录、存储、检索、更新信息和数据,建立老年人健康信息档案,并能结合评估结果以及老年人的家庭环境、社区环境、照护服务需求、社会支持等情况,对接各种正式和非正式社会支持资源,为老年人提供服务。

二、老年人综合能力评估师职业技能鉴定要求

(一)申报条件

拥有临床医学、护理、健康管理、心理咨询、社会工作、老年人服务与管理、民政服务与管理、公共事务管理、康复治疗技术、言语听觉康复技术、中医康复技术、预防医学、卫生信息管理、社区康复等专业毕业证,以及高等职业学校的中药学、中医骨伤、医学检验技术、眼视光技术、呼吸治疗技术、中医养生保健、公共卫生管理、人口与家庭发展服务、医学营养、公共事务管理、社区管理与服务、民政管理、

家政服务与管理等专业的毕业生,均可在取得养老护理员、医疗护理员、健康照护师、健康管理师、心理咨询师、康复辅具工程师、社会工作者等相关职业四级/中级工职业资格证书(技能等级证书)后申报老年人能力评估师(申报三级/高级工)。取得三级/高级工职业资格证书(技能等级证书)后,累计从事本职业或相关职业工作4年(含)以上,可申报二级/技师职业资格。取得本职业或相关职业二级/技师职业资格证书(技能等级证书)后,累计从事本职业或相关职业工作4年(含)以上,可申报一级/高级技师。

(二)鉴定方式

老年人能力评估师职业技能鉴定分为理论知识考试、技能考核以及综合评审。理论知识考试主要考核从业人员从事本职业应掌握的基本要求和相关知识要求。技能考试主要采用VR场景考试、实操情景考核等方式进行,主要考核从业人员从事本职业应具备的技能水平。综合评审主要针对技师和高级技师,通常采取审阅申报材料、答辩等方式进行全面评议和审查。理论知识考试、技能考核和综合评审均实行百分制,成绩皆达60分(含)以上者为合格。

三、国内外养老机构评估工具的介绍

(一)国外养老机构评估工具介绍

1. interRAI长期照护机构评估表 国际化居民评估工具(international resident assessment instruments,interRAI)包含个人信息、基本资料、认知功能、沟通与视觉、情绪与行为、社会心理健康、生理功能、自控力、疾病诊断、健康状况、口腔与营养状况、皮肤状况、娱乐活动、药物治疗、部分治疗与处置、责任与生前预嘱、退出服务的可能性、退出服务等共18个模块。适用于急性疾病后期在护理康复中心接受短期康复的人群,以及其他需要医养结合服务的老年人群,目前在北美、欧洲和亚洲部分地区长期照护机构广泛应用。

> **知识链接**
>
> **长期照护**
>
> WHO《关于老龄化与健康的全球报告》中对长期照护(long term care,LTC)的定义是由他人采取的活动,其目的是确保存在严重且持续的内在能力丧失或有相应风险者维持一定水平的功能发挥,以使其获得基本的权利、根本的自由和人格尊严。
>
> 长期照护的服务对象就是日常生活不能自理的身心功能障碍者,即失能失智者。服务内容包括生活照料、慢病管理、心理照护、功能康复、社会工作介入等医疗服务、养老服务和社会工作的结合。目的是使失能者"继续得到其个人喜欢的、较高的生活质量,获得最大可能的独立程度、自主、参与、个人满足及人格尊严"。

2. 日本《要介护认定调查表》 日本是全球老龄化程度比较严重的国家,在养老体系和养老护理方面具有丰富的经验。日本的《要介护认定调查表》包括概况调查、基本调查和特别项目调查3个方面。基本调查由反映身心障碍程度的67项和与医疗有关的12项组成,护理等级划分为自立、要支援Ⅰ、要支援Ⅱ、要介护Ⅰ~Ⅴ共8个等级。所有调查项目均由评估软件进行一次判定。一次判定后,要介护认定审查委员会结合医师诊断书进行第二次判定,主要是对老年人身体障碍程度和痴呆程度进行综合分析,判定是否提升护理等级。

(二)国内养老机构评估工具介绍

1.《老年人能力评估》(MZ/T 039—2013) 中华人民共和国国家民政部于2013年7月30日印发了《民政部关于推进养老服务评估工作的指导意见》(民发[2013]127号)提出,推动建立统一规范的养老服务评估制度。《老年人能力评估》(MZ/T 039—2013)是在参考了美国、日本、澳大利亚、英国等国家及我国香港和台湾地区老年人能力评估工具的基础上编制的,由民政部于2013年8月正式发布(简称"民政行标"),包括基本信息表、老年人能力评估表、评估报告以及评估结果判定卡 4 个部分。结果判定采用综合评价法,划分为 4 个等级,即能力完好、轻度失能、中度失能和重度失能。评估结论作为推进居家养老服务社会化、确定机构养老需求和照料护理等级、老年人健康管理、合理规划建设养老机构以及护理补贴和养老服务补贴的发放依据。目前,全国绝大部分省市相继印发养老服务评估的政策文件,以民政行标为基础进行当地的老年人能力评估。

2.《北京市老年人能力综合评估实施办法(试行)》《北京市老年人能力综合评估实施办法(试行)》(京民养老发〔2019〕42 号)于 2019 年 3 月 14 日发布,评估对象为申请享受北京市养老服务或照护服务政策待遇及其他需要评估的人员,以及主动提出评估申请的老年人。评估机构是在北京市依法独立登记的企事业单位或社会组织,具有独立开展评估工作所需的相关专业人员、办公场所、服务设施,具备安装北京市社会福利综合管理平台——老年人能力综合评估系统(以下简称评估系统)的条件,要求不得同时承担依评估结论而开展的服务工作。

老年人能力综合评估内容分为能力综合评估和照护需求评估。照护需求评估结果分为 0~8 级,共 9 个级别,其中 0 级对应能力综合评估四级(正常)、1~2 级对应能力综合评估三级(轻度)、3~5 级对应能力综合评估二级(中度)、6~8 级对应能力综合评估一级(重度)。评估结论作为辖区内失能老年人办理失能护理补贴、安排居家养老照护服务、轮候入住公办养老机构、配置康复辅助器具、提供康复护理服务、发放养老服务机构运营补贴、实施政府购买服务项目等的依据。

3.《上海市老年照护统一需求评估标准(试行)2.0 版》 上海市于 2018 年 1 月 5 日印发了《上海市老年照护统一需求评估及服务管理办法》(沪府办规〔2018〕2 号),并于 2019 年 12 月发布了《上海市老年照护统一需求评估标准(试行)2.0 版》。评估对象为上海市参加职工基本医疗保险和城乡居民基本医疗保险或具有本市户籍的 60 周岁及以上老年人。评估机构为依法独立登记的社会服务机构或企事业单位,具有稳定的评估人员、办公场所、良好的财务资金状况,具备完善的人事管理、财务管理、档案管理、评估业务管理、质量控制管理等制度,由上海市人力资源和社会保障局(市医保办)统一监管。

老年照护统一需求评估内容包括自理能力维度和疾病轻重维度。自理能力维度包括日常生活活动能力、工具性日常生活活动能力、认知能力。疾病轻重维度分为局部症状、体征、辅助检查和并发症 4 个分项。评估等级划分先根据疾病维度判断,以 30 分和 70 分为两个分界点,再根据自理能力维度得分,得出照护等级。将评估结果分为正常、照护一级、照护二级、照护三级、照护四级、照护五级、照护六级、建议至相关医疗机构就诊共 8 个等级。评估结果作为申请人享受长期护理保险待遇、养老服务补贴等政策的前提和依据。评估机构可根据评估等级出具服务计划建议,作为服务机构制订服务计划的参考。

第二节　养老机构评估

老年人综合能力评估是老年人入住养老机构的重要环节。通过科学划分老年人照护等级,指导制订个性化照护计划,对合理配置养老服务资源、提升养老机构服务质量和运行效率具有十分重要的指导意义,也是保障老年人合法权益的重要举措。

一、养老机构评估时段

根据国家民政部 2018 年发布的《养老机构等级划分与评定》要求,养老机构要为老年人提供包括入住评估、例行评估、即时评估和出院评估在内的出入院服务,持续关注老年人的身心健康状况和能力情况,满足老年人的多样性服务需求。

(一)入住评估

入住评估要求从医疗、认知及情感、躯体功能、社会和环境等方面全面评估老人身体状况及照护需求,按照评估标准确定老年人的能力等级或服务需求等级,建立老年人健康档案。根据评估结果,制订个性化照护服务计划,并与老年人及其代理人沟通入住风险和预防措施,明确照护等级和收费标准。

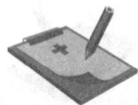

（二）例行评估

每6个月机构需要对在住老年人开展一次例行评估。重点回顾老年人在住院期间主要健康问题和身体功能变化，必要时调整照护等级及照护计划，定期向代理人反馈老年人的身心健康状况，在健康档案中作阶段小结。

（三）即时评估

老年人在养老机构居住期间，出现病情变化或突发意外情况时，应立即对老年人当时的健康问题和严重程度进行评估，及时与老年人的代理人沟通，确定是否转院治疗或采取其他医疗护理措施，必要时调整照护等级并修订照护计划。

（四）出院评估

当老年人计划离开养老机构，返回社区或居家养老时，应回顾该老年人既往健康情况，目前的健康问题、能力情况和服务需求，协助制订居家照护计划，提出适老化环境改造建议。

二、养老机构评估工作流程

（一）评估前

1. 资料准备　老年人或家属提出评估申请时，评估师依据评估规范要求核对被评估人身份、地址、家属或照护人等基本信息，查阅老年人的体检报告、病历资料、门诊病历及其他检查资料，了解老年人既往健康状况及治疗情况，根据评估需要确定参与评估的专业人员并选择相应的评估量表、评估系统、特殊事项记录单（表）和评估报表。

2. 环境及物品准备　评估环境应安静、整洁、光线明亮、空气清新、温度适宜。评估室内依据评估规范要求配备身体基础检测设备，如身高体重测量仪、血压计、体温计、诊疗床、4~5个台阶（台阶的踏步宽度不小于0.30m，踏步高度0.13~0.15m，台阶有效宽度不应小于0.9m（GB/T 50340—2003）。配备老年人能力评估工具，如餐具、水杯、拐杖、助行器、轮椅、模拟洗浴设备、如厕设备、一套老人衣物（含上衣、裤子、袜子、鞋子）、步行测量贴纸、报纸、老花镜、助听器等，有条件的机构可配置老年人能力评估信息化系统。评估前，评估师需要核对确认评估工具的种类、数量及安全性能，必要时能根据评估现场情况调整选用替代性工具。

3. 评估方式的选择　养老机构可以根据老年人的身体健康状况和机构现有条件，合理选择养老机构现场评估、上门评估、线上视频评估等方式对老年人进行能力评估。机构的评估室设施设备和专业人员相对齐全，老年人身体条件允许的情况下，建议尽量邀请老年人及家属到机构进行全面评估。特殊情况下，也可以应老年人及家属的要求，安排至少2名评估师到医院、机构或老年人家中进行上门评估。线上视频评估方式方便快捷，但存在评估项目、方式受限、老年人操作不便等问题，老年人入住机构后，需要结合其他方式对老年人的健康状况和能力状况完善评估工作。

（二）评估中

1. 建立友好信任关系　评估开始时，评估师应规范着装，佩戴有自己身份标识的证件，主动迎接老年人及陪同人员，安排其到评估室入座，协助老年人取舒适体位。与老年人沟通交流时，应态度和蔼，使用礼貌用语称呼老年人，主动介绍自己的姓名和工作内容。简要介绍评估的流程、时间及需要老年人及陪同人员配合的内容，与老年人及陪同人员建立友好信任的关系，便于开展评估工作。

2. 灵活运用评估方法　评估过程中，评估师应熟练掌握评估的各项内容及评分标准，灵活应用体格检查、访谈法、观察法、阅读法、测试法等多种评估方法与技巧，全面详细了解老年人的健康状况和能力情况。及时解答老年人及陪同人员提出的疑问，注意观察老年人的反应和配合情况，必要时可调整评估顺序和评估时间。对于老年人在评估过程中出现的情绪波动和病情变化，及时采取应对措施，保障评估工作的顺利进行和老年人的安全。

（三）评估后

1. 撰写评估报告　评估结束后，对老年人的身体健康状况、躯体功能、精神心理、社会参与及社会支持、居家环境等评估结果进行整理，依据评估标准对老年人的能力等级或照护需求等级进行划分，根据规范要求撰写评估报告,并由 2 名评估师共同签字确认。根据老年人的实际情况,提出养老机构照护建议和居家环境改造建议。由养老机构开展的入住评估,评估师还需要与老人及家属详细沟通评估结果、机构照护等级、照护风险及收费标准,三方达成一致后,养老机构方可为老年人办理入住手续,接收老人居住。

2. 对评估结论有异议的处理

（1）由第三方机构进行评估的老年人或家属对评估结论有异议时,可自收到《老年人能力评估结论告知书》之日起 5 个工作日内向原评估机构提出复查申请。第三方机构应在接到复查申请之日起 15 日内,重新安排评估人员进行复查,并做出复查意见。申请人对复查意见仍有异议的,可在收到复查意见之日起 5 个工作日内,可以向本区民政部门提出异议处理。区民政局自受理异议之日起 15 日内组织专家做出最终结论。

（2）由养老机构进行评估的老年人或家属对评估结论有异议的,在双方平等自愿的基础上,老年人可选择到养老机构试住 1~2 周,试住期间由养老机构的评估师对老年人的能力情况进行再次评估。老年人或家属对再次评估结论仍有异议的,经协商双方不能达成一致时,老年人可选择其他养老机构入住。

三、老年人能力评估的原则及注意事项

（一）评估原则

1. 熟悉老年人身心变化的特点　随着年龄的增长,人体的结构和功能会发生各种退行性改变,这些变化称之为老化。老化可分为生理性老化和病理性老化。生理性老化是符合自然规律的,如皮肤出现皱纹、感觉迟钝;肺功能下降,容易罹患各种肺部疾病;心血管弹性降低,血流分布改变;咀嚼、吞咽和消化能力减弱;肌肉萎缩、肌力减退、行动迟缓。

除了生理方面的变化,老年人心理方面也会发生很大的变化。老年人感知觉功能下降,反应迟钝,注意力不集中,认知功能下降;容易出现孤独、焦虑、抑郁等负性的情绪体验和反应;人格方面常表现出适应力下降、固执刻板、以自我为中心。病理性老化是由于生物、物理或化学因素导致的老年人身体结构和功能的一种异常变化,如冠心病、帕金森病、糖尿病、骨质疏松症、认知症等老年性疾病。感知觉功能下降和病理性老化可能在老年人身上同时出现,需要注意区分。

2. 明确老年人与其他人群实验室检测的差异　老年人实验室检查结果异常可能是由于三种原因引起:①疾病引起的异常改变;②正常老年期变化;③某些药物的影响。目前关于老年人实验室检测结果标准值的资料较少,需要医护人员通过长期观察和反复检查,结合病情,正确解读老年人的实验室检查数据,辨别异常的检查结果是因为正常的老化,还是病理性变化所致,以免延误疾病的诊断和治疗。

3. 重视老年人疾病的非典型性表现　随着年龄的增长,老年人感受性降低,大部分还有多病共存的情况,急性发病后往往没有典型的症状和体征,被称为非典型临床表现。如急性心肌梗死,老年人发病后可能没有明显的胸痛表现,仅表现为神情淡漠、呼吸困难、食欲减退或恶心呕吐等;老年人发生阑尾炎肠穿孔时,可能并没有明显的腹膜刺激征,或仅诉轻微腹胀。老年人这种疾病具有临床表现不典型的特点,给疾病的诊治带来一定困难,容易造成漏诊或误诊。因此老年人要重视客观检查,尤其要注意体温、脉搏、血压及意识的变化。

（二）评估的注意事项

1. 设置适宜的评估环境　评估室应保持安静和宽敞明亮,避免张贴或摆放有提示作用的物品,如钟表、日历等。老年人对外界环境的感受性降低,体温调节功能和免疫力下降,与成年人相比容易受凉。因此,在为老人进行身体评估时,应提前调节室温在 22~24℃,同时注意适当遮盖老年人的身体,保护隐私。有条件者可准备特殊检查床,高度应低于普通病床,便于起降。

2. 选择恰当的评估方法　根据老年人身体健康状况、听力、视力、沟通交流等情况,恰当运用访谈法、观察法、体格检查、测试和阅读体检报告等方法对老年人进行评估,以尽可能全面真实地了解老年人实际的健康状况和能力。平时有佩戴老花镜、近视眼镜和助听器等习惯的老年人,评估其视力和听力时,要求其佩戴老花镜和助听器再进行评估。评估过程中,还应注意周围环境对老年人的影响,应

通过直接观察评估老年人的进食、穿衣、如厕等日常活动；也要避免由于评估师在旁观察，老年人在从事某项活动时，会因努力表现而掩盖平时状态而产生的霍桑效应。

3. 运用良好的沟通技巧 老年人感觉能力降低，反应迟缓，听力和视力存在不同程度下降，在与他人沟通交流时可能会产生各种沟通障碍。评估师应注意运用恰当的沟通方式和技巧，促进与老年人的相互理解和良好沟通，如态度和蔼、称呼体现尊敬和礼貌、说话语音清晰、语速减慢，适当停顿和重复，采用关心、体贴的语气提问，不随意打断老年人的谈话，耐心倾听，适当触摸给予支持。在与老年人和家属交谈的过程中，注意观察对方的面部表情、肢体动作和语音语调等非语言信息的表达（表 8-1），以便收集完整而准确的资料。

表 8-1 非语言行为及其意义

非语言行为	可能代表的意义
直接的目光接触	人际交往准备就绪或愿意、关注
注视或固定在某人或某物体上	面临挑战、全神贯注、刻板或焦虑
双唇紧闭	应激、决心、愤怒、敌意
左右摇头	不同意或无信息
坐在椅子上无精打采或离开访问者	悲观、与来访者意见不一致、不愿意交谈
发抖、双手反复揉搓	焦虑或愤怒
脚敲打地面	不耐心或焦虑
耳语或低语	不愿泄露秘密
沉默不语	不愿意或全神贯注
手心冷汗、脸色苍白、脸红	害怕、焦虑、窘迫

4. 安排充分的评估时间 入住养老机构的大多为高龄老年人，思维能力下降，反应减慢，行动迟缓往往患有多种慢性疾病，容易感到疲劳。完成一次全面评估需要较长时间，为避免老年人劳累，评估师可以根据老年人的具体情况对评估项目的先后顺序调整，重要的项目先评估，一般的项目后评估，也可分时分段进行。

四、《老年人能力评估》（MZ/T 039—2013）指标体系及等级评定

《老年人能力评估》（MZ/T 039—2013）包括日常生活活动、精神状态、感知觉与沟通、社会参与等4 个一级指标和22 个二级指标构成（表 8-2）。评定老年人能力等级时，采用综合评价法，综合 4 个一级指标的分级及等级变更条款，将老年人能力划分为 4 个等级，即能力完好、轻度失能、中度失能、重度失能（表 8-3）。

表 8-2 老年人能力评估指标

一级指标	二级指标数量	二级指标
日常生活活动	10	进食、洗澡、修饰、穿衣、大便控制、小便控制、如厕、床椅转移、平地行走、上下楼梯
精神状态	3	认知功能、攻击行为、抑郁症状
感知觉与沟通	4	意识水平、视力、听力、沟通交流
社会参与	5	生活能力、工作能力、时间/空间定向、人物定向、社会交往能力

表 8-3　老年人能力等级划分

能力等级	等级名称	等级标准
0	能力完好	日常生活活动、精神状态、感知觉与沟通的分级均为 0,社会参与的分级为 0 或 1
1	轻度失能	1. 日常生活活动的分级为 0,但精神状态、感知觉与沟通中至少一项的分级为 1 及以上,或社会参与的分级为 2; 2. 或日常生活活动的分级为 1,精神状态、感知觉与沟通、社会参与中至少有一项的分级为 0 或 1
2	中度失能	1. 日常生活活动的分级为 1,但精神状态、感知觉与沟通、社会参与的分级均为 2,或有一项的分级为 3; 2. 或日常生活活动的分级为 2,且精神状态、感知觉与沟通、社会参与中有 1~2 项的分级为 1 或 2
3	重度失能	1. 日常生活活动的分级为 3; 2. 或日常生活活动、精神状态、感知觉与沟通、社会参与的分级均为 2; 3. 或日常生活活动的分级为 2,且精神状态、感知觉与沟通、社会参与中至少有一项的分级为 3

注:1. 处于昏迷状态者,直接评定为重度失能。若意识转为清醒,需重新进行评估;

2. 有以下情况之一者,在原有能力级别上提高一个级别:①确诊为认知障碍 / 痴呆;②确诊为精神疾病;③近 30 天内发生过 2 次及以上意外事件(如跌倒、噎食、自杀、走失)。

　　随着人口老龄化加剧和养老服务工作的发展,针对老年人开展能力综合评估,确定老年人照护等级成为社会、老人和政府的迫切需要。2013 年公布并实施的《老年人能力评估》(MZ/T 039—2013)属于行业标准。2021 年 4 月 21 日,国务院新闻办发布会介绍,民政部将联合有关部门,制定并发布老年人能力评估国家标准,统一开展老年人能力评估,评估结果将作为领取老年人福利补贴、享受基本养老服务的依据。老年人能力评估师这一新的职业将得到快速发展,在我国老年健康养老服务体系中发挥重要作用。

（谢　燕）

实训指导

实训一　老年人心肌梗死心力衰竭的一般医学评估

【实训目的】

1. 掌握心肌梗死的典型表现、老年人心肌梗死的临床特点及常见并发症。

2. 掌握老年人无症状心力衰竭、左心衰竭、右心衰竭、全心衰竭、舒张功能不全性心力衰竭的临床表现,心力衰竭的纽约心脏病学会心功能分级(NYHA 心功能分级)。

3. 掌握科学、规范的评估方法,良好、有效与老年人沟通的技巧。

4. 具有收集、分析、总结老年人心肌梗死、心力衰竭一般医学评估资料的能力,为制订护理级别提供依据。

5. 具有尊重、关心、爱护、理解老年人,时刻以老年人为中心的素养。

【实训准备】

1. 实训教学材料　真实老年人心肌梗死案例、老年人心肌梗死一般医学评估操作视频、老年人心肌梗死的心电图,心肌酶检查报告;真实老年人心力衰竭案例、老年人心力衰竭一般医学评估视频、老年人心力衰竭的 X 线检查、心电图、超声心动图、血流动力学检测、运动试验报告。

2. 实训用物　检查床、治疗车、心电图机、医用棉棒、75% 酒精、评估对话用桌椅、屏风、记录单、记录笔、免洗消毒液、一次性医用口罩、一次性床罩、医疗垃圾桶、生活垃圾桶。

3. 实训环境

(1)校内实训室:安静、干净整洁、宽敞明亮、温湿度适宜的评估室。

(2)校外实际场景:养老机构或综合医院老年病科。

【实训学时】

2 学时。

【实训内容】

1. 心肌梗死的典型临床表现。

2. 老年人心肌梗死的不典型临床表现,如没有心前区痛、胸骨后痛、疼痛轻微而以其他症状(心力衰竭、休克、胃肠症状、精神症状)为主。

3. 老年人心肌梗死的心电图特点、心肌酶学特点。

4. 老年人心肌梗死常见并发症的表现。

5. 老年人无症状心力衰竭、左心衰竭、右心衰竭、全心衰竭、舒张功能不全性心力衰竭的临床表现,心力衰竭的纽约心脏病学会心功能分级(NYHA 心功能分级)。

6. 老年人心力衰竭的 X 线检查、心电图、超声心动图、血流动力学检测、运动试验等相关检查特点。

【实训方法与结果】

1. 实训方法

（1）到养老机构、医院老年病科见习，在带教老师的指导下分别对老年人心肌梗死、心力衰竭的一般医学评估资料进行收集、分析、总结，完成见习报告。

（2）在校内实训室采用情景模拟、角色扮演的方法，由学生分别扮演心肌梗死的老年人、心力衰竭的老年人，老年人能力评估师及老年人家属，分别指导学生如何对心肌梗死、心力衰竭的老年人进行评估，如何收集评估资料。

（3）在校内实训室观看并讨论老年人心肌梗死案例、心电图，心肌酶检查报告；观看并讨论心力衰竭案例、X线检查、超声心动图、血流动力学检测、运动试验等相关检查报告。

2. 实训结果　完成见习报告和案例讨论报告。

实训二　老年人脑梗死、脑出血的一般医学评估

【实训目的】

1. 掌握老年人颈动脉系统脑梗死、椎基底动脉系统脑梗死、腔隙性脑梗死和脑出血的临床表现及老年人脑出血的临床特点。

2. 掌握科学、规范的评估方法，良好、有效地与老年人沟通的技巧。

3. 具有收集、分析、总结老年人脑梗死、脑出血的一般医学评估资料的能力，为制订护理级别提供依据。

4. 具有敏捷的观察力和急救意识。

【实训准备】

1. 实训教学材料　真实老年人脑梗死案例、老年人脑梗死一般医学评估操作视频、老年人脑梗死的影像学检查、心脏检查及其他常规检查报告；真实老年人脑出血案例、老年人脑出血一般医学评估视频、老年人脑出血的影像学检查、腰穿检查、经颅多普勒超声检查报告。

2. 实训用物　检查床、治疗车、叩诊锤、瞳孔笔、别针、医用棉棒、秒表、评估对话用桌椅、记录单、记录笔、免洗消毒液、一次性医用口罩、一次性床罩、医疗垃圾桶、生活垃圾桶。

3. 实训环境

（1）校内实训室：安静、干净整洁、宽敞明亮、温湿度适宜的评估室。

（2）校外实际场景：养老机构或综合医院老年病科。

【实训学时】

2学时。

【实训内容】

1. 老年人颈动脉系统脑梗死、椎基底动脉系统脑梗死、腔隙性脑梗死的临床表现。

2. 脑出血的临床表现。

3. 老年人脑出血的临床特点。

4. 老年人脑梗死的影像学检查、心脏检查及其他常规检查的具体表现。

5. 老年人脑出血的影像学检查、腰穿检查、经颅多普勒超声检查的具体表现。

【实训方法与结果】

1. 实训方法

（1）到养老机构、医院老年病科见习，在带教老师的指导下分别对老年人脑梗死、脑出血的一般医学评估资料进行收集、分析、总结，完成见习报告。

（2）在校内实训室采用情景模拟、角色扮演的方法，由学生分别扮演脑梗死的老年人、脑出血的老年人、老年人能力评估师及老年人家属，分别指导学生对脑梗死的老年人、脑出血的老年人进行评估并收集评估资料。

（3）在校内实训室观看并讨论老年人脑梗死案例、影像学检查、心脏检查及其他常规检查报告；

观看并讨论老年人脑出血案例、影像学检查、腰椎穿刺检查、经颅多普勒超声检查等相关检查报告。

2. 实训结果　完成见习报告和案例讨论报告。

实训三　老年人慢性阻塞性肺疾病和
良性前列腺增生的一般医学评估

【实训目的】

1. 掌握老年人慢性阻塞性肺疾病（COPD）的病理改变、临床表现、腹式缩唇呼吸的方法；掌握老年人良性前列腺增生（BPH）的一般医学评估要点，能够应用国际前列腺症状评分（IPSS）评估 BPH 老年人的症状严重程度及指导 BPH 老年人应用排尿日记记录其尿量变化。

2. 掌握科学、规范的评估方法和良好、有效的与老年人沟通的技巧。

3. 具有收集、分析、总结老年人 COPD 及 BPH 一般医学评估资料的能力，为制订护理级别提供依据。

4. 具有爱心、耐心、细心、责任心、尊重老年人的素养。

【实训准备】

1. 实训教学材料　真实老年人 COPD 案例、老年人 COPD 一般医学评估操作视频、老年人 COPD 的肺功能检查、影像学检查、血气分析及其他常规检查报告；真实良性前列腺增生老年人案例及一般医学评估视频，国际前列腺症状评分单，排尿日记表格单，BPH 老年人相关辅助检验及检查单。

2. 实训用物　检查床、治疗车、听诊器、蜡烛、评估对话用桌椅、记录单、记录笔、免洗消毒液、一次性医用口罩、一次性床罩、医疗垃圾桶、生活垃圾桶。

3. 实训环境

（1）校内实训室：安静、干净整洁、宽敞明亮、温湿度适宜的评估室。

（2）校外实际场景：养老机构或综合医院老年病科。

【实训学时】

2 学时。

【实训内容】

1. 老年人 COPD 和 BPH 的一般医学评估流程。

2. 老年人 COPD 的病理改变、临床表现。

3. 老年人 COPD 的肺功能检查、影像学检查（X 线胸片、胸部 CT）、血气分析及其他常规检查的具体表现。

4. BPH 老年人的问诊要点，重点掌握 IPSS 的应用。

5. 直肠指诊是 BPH 老年人的体格检查重点项目之一，通过教学视频了解其操作流程。

6. BPH 老年人的相关辅助检验及检查单的判读，包括血清前列腺特异抗原、尿常规、前列腺超声检查等；独立指导 BPH 老年人应用排尿日记记录其尿量变化。

【实训方法与结果】

1. 实训方法

（1）到养老机构、医院老年病科见习，在带教老师的指导下分别对老年人 COPD 和 BPH 一般医学评估资料进行收集、分析、总结，完成见习报告。

（2）在校内实训室采用情景模拟、角色扮演的方法，由学生分别扮演 COPD 的老年人、BPH 的老年人，老年人能力评估师及老年人家属，分别指导学生如何对 COPD 的老年人、BPH 的老年人进行评估，如何收集评估资料。

（3）在校内实训室观看并讨论老年人 COPD 案例、肺功能检查、影像学检查（X 线胸片、胸部 CT）、血气分析及其他常规检查报告；观看并讨论老年人 BPH 案例及相关检验检查报告。

2. 实训结果　完成见习报告和案例讨论报告。

实训四　老年人急重症的一般医学评估

【实训目的】

1. 掌握老年人急重症的一般医学评估流程、工具及方法,能熟练应用改良早期危险评分早期发现急重症老年人。

2. 了解老年人急重症的评估与普通疾病一般医学评估的区别。

3. 具有收集、分析、总结老年人急重症一般医学评估资料的能力,为制订下一步照护计划提供依据。

4. 具有牢记"时间就是生命"、时刻以老年人为中心的素养。

【实训准备】

1. 实训教学材料　真实老年人突发危重症案例,老年人危重症一般医学评估操作视频。

2. 实训用物　检查床、治疗车、血压计、体温计、听诊器、计时器、记录单、记录笔、免洗消毒液、一次性医用口罩、一次性床罩、医疗垃圾桶、生活垃圾桶、桌椅、屏风。

3. 实训环境

(1)校内实训室:安静、干净整洁、宽敞明亮、温湿度适宜的评估室。

(2)校外实际场景:养老机构、综合医院老年病科、急诊科。

【实训学时】

2学时。

【实训内容】

1. 老年人危重症的一般医学评估流程。

2. 老年人危重症的病史问诊要点:第一步"快",第二步"全"。

3. 老年人危重症的体格检查要点:呼吸道、呼吸和循环(ABC)的评估。

4. 改良早期危险评分的应用。

【实训方法与结果】

1. 实训方法

(1)到养老机构、医院老年病科、急诊科见习,在带教老师的指导下对老年人危重症一般医学评估资料进行收集、分析、总结,完成见习报告。

(2)在校内实训室由学生分别扮演危重症老年人、老年人能力评估师及老年人家属,指导学生如何对危重症老年人进行评估,如何收集评估资料。

(3)在校内实训室观看老年危重症案例并展开讨论。

2. 实训结果完成见习报告和案例讨论报告。

(蔡巧英　徐珍珍)

实训五　老年人日常生活活动(ADL)能力评估

【实训目的】

1. 掌握对新入住养老机构或老年病科老年人进行 ADL 评估的内容及方法。

2. 具有系统思维,具有根据 ADL 评估结果指导照护等级分级、安全照护的思维。

【实训准备】

1. 实训教学材料　养老机构新入住老年人的真实案例、新入住养老机构老年人的 ADL 评估操作视频。

2. 实训用物　Barthel 指数评定量表、Lawton-Brody 工具性日常生活活动评估量表、记录笔;各种食物及烹饪用品。

3. 实训环境

(1)校内实训室:设备齐全的厨房,设施齐全的盥洗间,干净整洁、安静、温湿度适宜、宽敞明亮的客厅、卧室;长度超过 45m 的无障碍走道。

（2）校外实际场景:养老机构或综合医院老年病科。

【实训学时】

2 学时。

【实训内容】

1. BADL 指数评定量表、Lawton-Brody 工具性日常生活活动评估量表的使用方法。

2. 日常生活活动能力下降预防措施的指导。

3. 不同功能缺陷程度老年人的干预措施指导。

【实训方法与结果】

1. 实训方法

（1）到养老机构、医院老年病科见习,在带教老师的指导下对新入住养老机构老年人 ADL 评估资料进行收集、分析、总结,完成见习报告。

（2）在校内实训室采用情景模拟、角色扮演,由学生分别扮演新入住老年人。老年人能力评估师及老年人家属,指导学生如何对新入住老年人进行 ADL 评估,如何收集评估资料。

（3）在校内实训室观看新入住养老机构、医院老年病科老年人案例并展开讨论。

2. 实训结果　完成见习报告和案例讨论报告。

实训六　老年人运动功能能力评估

【实训目的】

1. 掌握对老年人进行运动功能评估的内容及方法。

2. 具有安全意识,根据活动功能评估结果指导照护等级分级、安全照护的思维。

【实训准备】

1. 实训教学教材　运动功能障碍老年人的真实案例、老年人运动功能能力评估操作视频。

2. 实训用物　量角器（长臂、短臂、普通量角器）、软尺、A4 纸（若干张）、圆规、铅笔、计时器、Tinetti 平衡量表、Berg 平衡量表、Tinetti 步态量表、带扶手靠背的椅子 1 张、高凳子 1 张、矮凳子（或踏板）1 张、记录笔、记录纸、免洗消毒液、一次性医用口罩、医疗垃圾桶、生活垃圾桶、评估对话用桌椅、屏风。

3. 实训环境

（1）校内实训室:安静、干净整洁、宽敞明亮、温湿度适宜的评估室;长度超过 5m 的无障碍走道。

（2）校外实际场景:养老机构或综合性医院老年病科。

【实训学时】

2 学时。

【实训内容】

1. 老年人运动能力下降、平衡障碍、异常步态的表现。

2. 老年人运动能力、平衡功能、步态评估的内容及方法。

3. Tinetti 平衡量表、Berg 平衡量表、Tinetti 步态量表的使用方法。

【实训方法与结果】

1. 实训方法

（1）到养老机构、医院老年病科见习,在带教老师的指导下对运动功能障碍、平衡功能下降、异常步态老年人评估资料进行收集、分析、总结,完成见习报告。

（2）在校内实训室采用情景模拟、角色扮演,由学生分别扮演老年人、老年人能力评估师及老年人家属,指导学生如何对老年人进行运动能力、平衡功能、步态的评估。

（3）在校内实训室观看运动功能障碍老年人案例并展开讨论。

2. 实训结果　完成见习报告和案例讨论报告。

实训七　老年人感觉功能评估

【实训目的】

1. 掌握对老年人进行视功能及听力评估的内容及方法。

2. 具有整体思维,根据感觉评估结果指导照护等级分级、安全照护的思维。

【实训准备】

1. 实训教学教材　感觉功能障碍老年人的真实案例、老年人感觉功能障碍评估的操作视频。

2. 实训用物　老年人视力评估表、老年人视功能评估表、汉化版 HHIE-S 量表、听力自我测试表、记录笔、记录纸;免洗消毒液、一次性医用口罩、医疗垃圾桶、生活垃圾桶、评估对话用桌椅、屏风。

3. 实训环境

(1)校内实训室:安静、干净整洁、宽敞明亮、温湿度适宜的评估室。

(2)校外实际场景:养老机构或综合性医院老年病科。

【实训学时】

2 学时。

【实训内容】

1. 视力评估(远视力检查、近视力评估)、视野评估、色觉评估、暗适应评估、立体视觉评估、对比敏感度评估等评估方法。

2. 老年人听力评估表、汉化版老年听力筛查量表(HHIE-S)、听力自我测试表的使用;语言评估法、表测试、音叉试验等测试试验的方法。

【实训方法与结果】

1. 实训方法

(1)到养老机构、医院老年病科见习,在带教老师的指导下对感觉功能障碍老年人评估资料进行收集、分析、总结,完成见习报告。

(2)在校内实训室采用情景模拟、角色扮演,由学生分别扮演老年人、老年人能力评估师及老年人家属,指导学生如何对老年人进行感觉功能评估。

(3)在校内实训室观看感觉功能障碍老年人案例并展开讨论。

2. 实训结果　完成见习报告和案例讨论报告。

实训八　老年人吞咽功能评估

【实训目的】

1. 掌握对新入住老年人进行吞咽能力评估的内容及方法。

2. 具有整体思维,根据吞咽能力评估结果指导照护等级分级、安全照护的思维。

【实训准备】

1. 实训教学教材　吞咽功能障碍老年人的真实案例,老年人吞咽功能评估的操作视频。

2. 实训用物　水杯(内盛适量温水)若干、医疗床旁吞咽评估表、记录笔、记录单;评估对话用桌椅、免洗消毒液、一次性医用口罩、医疗垃圾桶、生活垃圾桶、屏风。

3. 实训环境

(1)校内实训室:安静、干净整洁、宽敞明亮、温湿度适宜的评估室。

(2)校外实际场景:养老机构或综合性医院老年病科。

【实训学时】

2 学时。

【实训内容】

1. 吞咽困难的表现。

2. 反复唾液吞咽试验、洼田饮水试验、食管滴酸试验、食管测压的操作方法。

3. 吞咽功能量表（医疗床旁吞咽评估量表、吞咽困难分级量表）的应用方法。

【实训方法与结果】

1. 实训方法

（1）到养老机构或医院老年病科见习，在带教老师的指导下对吞咽功能障碍老年人的评估资料进行收集、分析、总结，完成见习报告。

（2）在校内实训室采用情景模拟、角色扮演，由学生分别扮演老年人、老年人能力评估师及老年人家属，指导学生如何对老年人进行吞咽功能评估。

（3）在校内实训室观看感觉功能障碍老年人案例并展开讨论。

2. 实训结果　完成见习报告和案例讨论报告。

（杨　芳　方　欣）

实训九　老年人精神心理评估

【实训目的】

1. 掌握老年人精神心理评估的主要内容与评估方法。

2. 具有使用各种量表对老年人进行精神心理评估并正确记录和判断结果的能力。

3. 具有良好沟通能力，尊重、关爱老年人。

【实训准备】

1. 实训教学材料　抑郁、焦虑、谵妄老年人的真实案例，老年人精神心理评估的操作视频。

2. 实训用物　简易精神状态检查量表（MMSE）、老年抑郁量表（GDS）、焦虑自评量表（SAS）、谵妄评定方法中文修订版（CAM-CR）；记录笔、记录纸；评估对话用桌椅、免洗消毒液、一次性医用口罩、医疗垃圾桶、生活垃圾桶、屏风。

3. 实训环境

（1）校内实训室：安静、干净整洁、宽敞明亮、温湿度适宜的评估室。

（2）校外实际场景：养老机构或综合性医院老年病科、心理咨询门诊。

【实训学时】

2 学时。

【实训内容】

1. 抑郁、焦虑、谵妄老年人的表现。

2. 简易精神状态检查量表（MMSE）、老年抑郁量表（GDS）、焦虑自评量表（SAS）、谵妄评定方法中文修订版（CAM-CR）的使用方法。

3. 老年人精神心理评估沟通技巧。

【实训方法与结果】

1. 实训方法

（1）到养老机构或医院老年病科见习，在带教老师的指导下对抑郁、焦虑、谵妄老年人评估资料进行收集、分析、总结，完成见习报告。

（2）在校内实训室采用情景模拟、角色扮演，由学生分别扮演老年人、老年人能力评估师及老年人家属，指导学生如何对抑郁、焦虑、谵妄老年人进行评估。

（3）在校内实训室观看抑郁、焦虑、谵妄老年人案例并展开讨论。

2. 实训结果　完成见习报告和案例讨论报告。

（宗胜蓝）

实训十　老年人社会评估

【实训目的】

1. 增进对老年人社会支持系统评估、角色适应、虐待的认识。

2. 具有对老年人进行社会评估、老年人被虐风险评估的能力。

3. 具有良好沟通能力,尊重、爱护受虐待老年人。

【实训准备】

1. 实训教学材料 社会支持系统减弱、角色适应不良、受虐老年人的真实案例。

2. 实训用物 社会支持评定量表(SSRS)、领悟社会支持量表(PSSS)、社会关系评估量表(LSNS)、Barry 角色评估量表、角色功能评估量表、老年人被虐风险评估表、快乐指数量表;记录笔、记录纸、评估对话用桌椅、免洗消毒液、一次性医用口罩、医疗垃圾桶、生活垃圾桶、屏风。

3. 实训环境

(1)校内实训室:安静、干净整洁、宽敞明亮、温湿度适宜的评估室。

(2)校外实际场景:养老机构或综合性医院老年病科、心理咨询门诊。

【实训学时】

2 学时。

【实训内容】

1. 社会支持系统减弱、角色适应不良、受虐老年人的表现。

2. 社会支持评定量表(SSRS)、领悟社会支持量表(PSSS)、社会关系评估量表(LSNS)、Barry 角色评估量表、角色功能评估量表、老年人被虐风险评估表、快乐指数量表的使用方法。

3. 老年人社会评估沟通技巧。

【实训方法与结果】

1. 实训方法

(1)到养老机构或医院老年病科见习,在带教老师的指导下对社会支持系统减弱、角色适应不良、受虐老年人评估资料进行收集、分析、总结,完成见习报告。

(2)在校内实训室采用情景模拟、角色扮演,由学生分别扮演老年人、老年人能力评估师及老年人家属,指导学生如何对社会支持系统减弱、角色适应不良、受虐老年人进行评估。

(3)在校内实训室观看社会支持系统减弱、角色适应不良、受虐老年人案例并展开讨论。

2. 实训结果 完成见习报告和案例讨论报告。

(喻秀丽)

实训十一 老年人生活评估

【实训目的】

1. 掌握老年人生活环境和生活质量的评估方法。

2. 熟悉老年人生活环境和生活质量的评估内容。

3. 了解常用生活质量评估量表的适用范围和评定方法。

4. 具有良好的沟通能力和同理心,尊重、关爱老年人。

【实训准备】

1. 实训教学材料 老年人生活环境(居家安全环境、居室内环境、坐轮椅返家环境、养老服务机构环境)。

2. 实训用物 36 条目简明健康量表(SF-36)、诺丁汉(Nottingham)健康量表、生活满意度指数 A 量表(LSIA)、生活满意度指数 B 量表(LSIB)、MUNSH 幸福感量表、WHOQOL-100 量表;记录笔、记录纸、免洗消毒液、一次性医用口罩、医疗垃圾桶、生活垃圾桶、屏风。

3. 实训环境

(1)校内实训室:安静、干净整洁、宽敞明亮、温湿度适宜的评估室。

(2)校外实际场景:养老机构或综合性医院老年病科。

【实训学时】

2 学时。

【实训内容】

1. 36条目简明健康量表（SF-36）、诺丁汉（Nottingham）健康量表、生活满意度指数A量表（LSIA）、生活满意度指数B量表（LSIB）、MUNSH幸福感量表、WHOQOL-100量表的使用方法。

2. 老年人生活评估沟通技巧。

【实训方法与结果】

1. 实训方法

（1）到养老机构或医院老年病科见习，在带教老师的指导下对老年人生活环境、生活质量评估资料进行收集、分析、总结，完成见习报告。

（2）在校内实训室采用情景模拟、角色扮演，由学生分别扮演老年人、老年人能力评估师及老年人家属，指导学生如何对老年人生活环境、生活质量进行评估。

（3）在校内实训室观看老年人生活环境、生活质量评估案例并展开讨论。

2. 实训结果　完成见习报告和案例讨论报告。

（谢　燕）

实训十二　跌倒的评估

【实训目的】

1. 掌握跌倒评估工具的内容及使用方法。

2. 具有根据量表评估结果确定其风险程度，指导照护分级的能力。

3. 具有制订预防跌倒或干预计划的能力。

【实训准备】

1. 实训教学材料　老年人跌倒案例和跌倒评估操作视频。

2. 实训用物　跌倒风险评估量表、跌倒分级干预表；记录笔、记录纸、评估对话用桌椅、免洗消毒液、一次性医用口罩、医疗垃圾桶、生活垃圾桶、屏风。

3. 实训环境

（1）校内实训室：安静、干净整洁、宽敞明亮、温湿度适宜的评估室。

（2）校外实际场景：养老机构或综合性医院老年病科。

【实训学时】

2学时。

【实训内容】

1. 老年人跌倒的后果。

2. 跌倒风险评估量表、跌倒分级干预表的使用方法。

3. 老年人跌倒后的护理措施。

4. 预防跌倒或再次跌倒的健康指导。

【实训方法与结果】

1. 实训方法

（1）到养老机构或医院老年病科见习，在带教老师的指导下对老年人跌倒危险因素、评估资料进行收集、整理、分析、总结，完成见习报告。

（2）在校内实训室采用情景模拟、角色扮演，由学生分别扮演老年人、老年人能力评估师及老年人家属，指导学生如何对老年人进行跌倒风险评估。

（3）在校内实训室观看跌倒老年人评估案例并展开讨论。

2. 实训结果　完成见习报告和案例讨论报告。

实训十三　睡眠障碍的评估

【实训目的】

1. 掌握睡眠障碍评估工具的内容及使用方法。

2. 具有根据量表评估结果确定是否有失眠的能力。

3. 具有制订预防睡眠障碍或制订干预计划的能力。

【实训准备】

1. 实训教学材料　老年人睡眠障碍案例和睡眠障碍评估操作视频。

2. 实训用物　睡眠状态初始调查问卷、睡眠状态进一步调查问卷、匹兹堡睡眠质量指数量表、阿森斯睡眠量表、失眠严重程度指数量表；记录笔、记录纸、检查床、评估对话用桌椅、免洗消毒液、一次性医用口罩、一次性床罩、医疗垃圾桶、生活垃圾桶、屏风。

3. 实训环境

（1）校内实训室：安静、干净整洁、宽敞明亮、温湿度适宜的评估室。

（2）校外实际场景：养老机构、综合性医院老年病科、睡眠研究中心。

【实训学时】

2 学时。

【实训内容】

1 老年人睡眠障碍的后果。

2. 睡眠状态初始调查问卷、睡眠状态进一步调查问卷、匹兹堡睡眠质量指数量表、阿森斯睡眠量表、失眠严重程度指数量表的使用方法。

3. 睡眠障碍的干预措施。

【实训方法与结果】

1. 实训方法

（1）到养老机构或医院老年病科见习，在带教老师的指导下对老年人睡眠障碍影响因素、评估资料进行收集、整理、分析、总结，完成见习报告。

（2）在校内实训室采用情景模拟、角色扮演，由学生分别扮演老年人、老年人能力评估师及老年人家属，指导学生如何对老年人进行睡眠障碍风险评估。

（3）在校内实训室观看睡眠障碍老年人评估案例并展开讨论。

2. 实训结果　完成见习报告和案例讨论报告。

实训十四　疼痛的评估

【实训目的】

1. 掌握疼痛评估工具的内容及使用方法。

2. 具有根据疼痛量表评估结果确定疼痛等级的能力。

3. 具有制订疼痛照护计划的能力。

【实训准备】

1. 实训教学材料　老年人疼痛案例和疼痛老年人评估操作视频。

2. 实训用物　视觉模拟评估尺（VAS）、数字疼痛评定量表（NRS）、词语描述量表（VDS）、主诉疼痛的程度分级法（VRS）、脸谱法（faces）、晚期老年痴呆症疼痛评估表（PADE）；电脑、记录笔、记录纸、检查床、评估对话用桌椅、免洗消毒液、一次性医用口罩、一次性床罩、医疗垃圾桶、生活垃圾桶、屏风。

3. 实训环境

（1）校内实训室：安静、干净整洁、宽敞明亮、温湿度适宜的评估室。

（2）校外实际场景：养老机构，综合性医院老年病科、疼痛科。

【实训学时】

2 学时。

【实训方法与结果】

1. 实训方法

（1）到养老机构或医院老年病科见习,在带教老师的指导下对引起老年人疼痛的危险因素、评估资料进行收集、整理、分析、总结,完成见习报告。

（2）在校内实训室采用情景模拟、角色扮演,由学生分别扮演老年人、老年人能力评估师及老年人家属,指导学生如何对疼痛老年人进行等级评估。

（3）在校内实训室观看疼痛老年人评估案例并展开讨论。

2. 实训结果　完成见习报告和案例讨论报告。

实训十五　压力性损伤的评估

【实训目的】

1. 掌握压力性损伤评估工具的内容及使用方法。

2. 具有根据量表评估结果确定其风险程度的能力。

3. 具有制订预防压力性损伤或干预计划的能力。

【实训准备】

1. 实训教学材料　老年人出现压力性损伤的案例和评估操作视频。

2. 实训用物　Braden 量表、Norton 量表;检查床、记录笔、记录纸、评估对话用桌椅、免洗消毒液、一次性医用口罩、一次性床罩、医疗垃圾桶、生活垃圾桶、屏风。

3. 实训环境

（1）校内实训室:安静、干净整洁、宽敞明亮、温湿度适宜的评估室。

（2）校外实际场景:养老机构,综合性医院老年病科、疼痛科。

【实训学时】

2 学时。

【实训内容】

1. Braden 量表、Norton 量表的内容及使用方法。

2. 压力性损伤评估结果及照护重点。

3. 压力性损伤的预防措施。

【实训方法与结果】

1. 实训方法

（1）到养老机构或医院老年病科见习,在带教老师的指导下对引起老年人压力性损伤的危险因素、评估资料进行收集、整理、分析、总结,完成见习报告。

（2）在校内实训室采用情景模拟、角色扮演,由学生分别扮演老年人、老年人能力评估师及老年人家属,指导学生如何对出现压力性损伤的老年人进行评估。

（3）在校内实训室观看压力性损伤老年人评估案例并展开讨论。

2. 实训结果　完成见习报告和案例讨论报告。

（杨术兰　冯晓敏）

实训十六　养老机构评估

【实训目的】

1. 掌握《老年人能力评估》(MZ/T 039—2013)评估内容及等级评定方法。

2. 熟悉评估过程中的行为礼仪与沟通技巧。

3. 了解评估室内物品配置及使用方法。

4. 具有尊老、爱老、助老意识,严谨求实的工作态度。

【实训准备】

1. 实训教学材料 《老年人能力评估》(MZ/T 039—2013)量表、用于评估的老年人案例。

2. 实训用物 检查床、记录笔、记录纸、评估对话用桌椅、免洗消毒液、一次性医用口罩、一次性床罩、医疗垃圾桶、生活垃圾桶、屏风;模拟用如厕设备和洗浴设备、护理床、床头柜、床旁椅;身高体重秤测量仪、阶梯、步行测量贴纸、助行器、拐杖、轮椅;一套老人衣物(含上衣、裤子、袜子、鞋子)、餐具、水杯、老花镜、助听器。

3. 实训环境

(1)校内实训室:安静、干净整洁、宽敞明亮、温湿度适宜的评估室。

(2)校外实际场景:养老机构、综合性医院老年病科。

【实训学时】

2学时。

【实训内容】

1. 养老机构老年人入住评估流程。

2.《老年人能力评估》(MZ/T 039—2013)评估内容及等级评定方法。

3. 评估过程中的行为礼仪与沟通技巧。

【实训方法与结果】

1. 实训方法

(1)阅读案例中老年人的信息,以小组为单位对案例在老年人的具体情况进行讨论及角色扮演,模拟评估过程,练习评估方法与沟通技巧。

(2)由教师带领学生,分别就案例中老年人的日常生活活动、精神状态、感知觉沟通、社会参与等一级指标和老年人能力等级判定进行讨论。

2. 实训结果 完成见习报告和案例讨论报告。

(谢 燕)

附　录

附录1　SF-36量表

36条目简明健康量表（SF-36）

序号	评估项目	评估选项	得分
	以下问题是询问您对自己健康状况的看法,对自己做日常活动的能力评价。		
1	总的来说,您认为您的健康状况	①极好　②很好　③好　④一般　⑤差	
2	您如何评价您目前总的健康状况	①比一年前好多了　②比一年前好一些 ③同一年前一样　　④比一年前差一些 ⑤比一年前差多了	
	健康和日常活动		
3	下列各项可能是您在某一天可能进行的日常生活,您目前的健康状况是否对这些活动有妨碍或限制		
	（1）重体力活动,如跑步、举重、参加剧烈活动等	①限制很大　②有些限制　③毫无限制	
	（2）适度的活动,如搬桌子、扫地、打太极拳、做简单体操等	①限制很大　②有些限制　③毫无限制	
	（3）手提日用品,如提蔬菜、食品或杂物等	①限制很大　②有些限制　③毫无限制	
	（4）爬几层楼	①限制很大　②有些限制　③毫无限制	
	（5）爬一层楼	①限制很大　②有些限制　③毫无限制	
	（6）弯腰、屈膝、下蹲	①限制很大　②有些限制　③毫无限制	
	（7）步行1 500m左右的路程	①限制很大　②有些限制　③毫无限制	
	（8）步行1 000m的路程	①限制很大　②有些限制　③毫无限制	
	（9）步行100m的路程	①限制很大　②有些限制　③毫无限制	
	（10）自己洗澡或穿衣服	①限制很大　②有些限制　③毫无限制	
4	过去四周里,您在工作或其他日常活动中是否因身体健康方面的原因而产生下列问题?		
	（1）减少了工作或其他活动的时间	①是　②不是	
	（2）实际做的要少于想做的	①是　②不是	
	（3）做某些工作或活动的种类受到限制	①是　②不是	
	（4）完成工作或其他活动有困难（如更费劲）	①是　②不是	

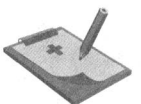

序号	评估项目	评估选项	得分
5	过去四周里,您在工作或其他日常活动中是否因情绪方面的原因(如感到沮丧或焦虑)而产生下列问题		
	(1)减少了工作或其他日常活动的时间	①是 ②不是	
	(2)本来要做的事情只完成了一部分	①是 ②不是	
	(3)干事情不如平时仔细	①是 ②不是	
6	过去四周里,您的身体健康或情绪问题在多大程度上影响了您与家人,朋友,邻居或集体的正常社会交往	①没有影响 ②稍有影响 ③有一些影响 ④有较大影响 ⑤有极大影响	
7	过去四周里,您身体任何部位有过疼痛吗	①完全没有疼痛 ②有一点疼痛 ③有轻度的疼痛 ④有中度的疼痛 ⑤有较重的疼痛 ⑥有非常剧烈的疼痛	
8	过去四周里,您身体的疼痛对您的日常工作(包括上班和家务)有多大影响	①完全没有影响 ②有一点影响 ③中度影响 ④影响很大 ⑤影响非常大	
9	以下几个问题问及您在过去四周中自我感觉情况。针对每一个问题,请选择一个最接近您感觉的答案。(请在每一项圈出一个答案)		
	(1)您觉得生活充实	①所有的时间 ②大部分时间 ③比较多时间 ④一部分时间 ⑤小部分时间 ⑥没有这种感觉	
	(2)您是个敏感的人	①所有的时间 ②大部分时间 ③比较多时间 ④一部分时间 ⑤小部分时间 ⑥没有这种感觉	
	(3)您的情绪非常不好,什么事都不能使您高兴	①所有的时间 ②大部分时间 ③比较多时间 ④一部分时间 ⑤小部分时间 ⑥没有这种感觉	
	(4)您的心理很平静	①所有的时间 ②大部分时间 ③比较多时间 ④一部分时间 ⑤小部分时间 ⑥没有这种感觉	
	(5)您做事精力充沛	①所有的时间 ②大部分时间 ③比较多时间 ④一部分时间 ⑤小部分时间 ⑥没有这种感觉	
	(6)您的情绪低落	①所有的时间 ②大部分时间 ③比较多时间 ④一部分时间 ⑤小部分时间 ⑥没有这种感觉	
	(7)您感到精疲力尽	①所有的时间 ②大部分时间 ③比较多时间 ④一部分时间 ⑤小部分时间 ⑥没有这种感觉	
	(8)您觉得自己是个快乐的人	①所有的时间 ②大部分时间 ③比较多时间 ④一部分时间 ⑤小部分时间 ⑥没有这种感觉	
	(9)您感觉厌烦	①所有的时间 ②大部分时间 ③比较多时间 ④一部分时间 ⑤小部分时间 ⑥没有这种感觉	

续表

序号	评估项目	评估选项	得分
9	（10）您的健康限制了您的社会活动？（如走亲访友）	①所有的时间　②大部分时间 ③比较多时间　④一部分时间 ⑤小部分时间　⑥没有这种感觉	
10	下述每种情况,目前您在多大程度上认为是正确的？		
	（1）我好像比别人更容易生病	①绝对正确　②大部分正确　③不能肯定 ④大部分错误　⑤绝对错误	
	（2）我跟周围人一样健康	①绝对正确　②大部分正确　③不能肯定 ④大部分错误　⑤绝对错误	
	（3）我觉得我的健康状况在变坏	①绝对正确　②大部分正确　③不能肯定 ④大部分错误　⑤绝对错误	
	（4）我非常健康	①绝对正确　②大部分正确　③不能肯定 ④大部分错误　⑤绝对错误	

附录 2　诺丁汉健康量表（NHP）

诺丁汉健康量表（NHP）

序号	维度	条目及序号	权重
1	躯体活动（PA）	只能在室内走动（10）	11.54
		弯腰困难（11）	10.57
		根本不能走路（14）	21.30
		上下楼梯很困难（17）	10.79
		伸手拿东西很困难（18）	9.30
		自己穿衣服很困难（25）	12.61
		长时间站立很困难（27）	11.20
		户外活动时需帮助（35）	12.69
2	精力水平（EL）	成天感到疲倦（1）	39.20
		做什么事情都很费力（12）	36.80
		很快就精疲力尽（26）	24.00
3	疼痛（P）	晚上感到疼痛（2）	12.91
		有难以忍受的疼痛（4）	19.74
		改变体位时疼痛（8）	9.99
		走路时感到疼痛（19）	11.22
		站立时感到疼痛（24）	8.96
		有持续性疼痛（28）	20.86
		上下楼梯时疼痛（36）	5.83
		坐着时感到疼痛（38）	10.49

序号	维度	条目及序号	权重
4	睡眠（S）	需要安眠药辅助睡眠（5）	23.37
		早晨很早就醒来（13）	12.57
		晚上大部分时间睡不着（22）	26.26
		很长时间才能入睡（29）	16.10
		晚上睡眠很差（33）	21.70
5	社会隔离（SI）	感到孤独（9）	22.01
		很难与别人接触（15）	19.36
		没有亲密的朋友（21）	20.13
		感到自己对别人是一种负担（30）	22.53
		很难与他人相处（34）	15.97
6	情感反应（ER）	有些事情使您精神崩溃（3）	10.47
		没有什么事情使自己高兴（6）	9.31
		感到很紧张（7）	7.22
		日子过得很慢（16）	7.08
		这些天容易发脾气（20）	9.76
		感到自己不能控制情绪（23）	13.99
		烦恼使自己晚上睡不着（31）	13.95
		感到自己已经没有价值（32）	16.21
		醒来时感到压抑（37）	12.01

附录3　生活满意度量表（LSIA&LSIB）

生活满意度指数A量表（LSIA）

序号	评估条目	评估选项	得分
	请仔细阅读每一道题并根据自己实际情况进行评分：每一道题均包含3种选项即:（A. 同意　B. 不同意　C. ?，选项"?"表示不能确定），请从其中选择一个适合您的答案。在作答过程中不得漏题，有些题目可能不适合您或您从未思考过，如有这种情况请选出一个您个人倾向性的答案。测试时间建议为10min。		
*1	当我老了以后发现事情似乎要比原先想得好。（A）	A. 同意　B. 不同意　C. ?	
*2	与我所认识的多数人相比，我更好地把握了生活中的机遇。（A）	A. 同意　B. 不同意　C. ?	
*3	现在我是一生中最郁闷的时期。	A. 同意　B. 不同意　C. ?	

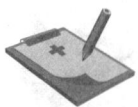

序号	评估条目	评估选项	得分
*4	我现在和年轻时一样幸福。（A）	A. 同意　B. 不同意　C.?	
5	我的生活原本应该是更好的时光。（D）	A. 同意　B. 不同意　C.?	
*6	现在是我一生中最美好的时光。（A）	A. 同意　B. 不同意　C.?	
*7	我所做的事多半是令人厌烦和乏味的。（D）	A. 同意　B. 不同意　C.?	
8	我估计最近能遇到一些有趣的令人愉快的事。（A）	A. 同意　B. 不同意　C.?	
*9	我现在做的事和以前做的事一样有趣。（A）	A. 同意　B. 不同意　C.?	
10	我感到老了,有些累了。（D）	A. 同意　B. 不同意　C.?	
11	我感到自己确实上了年纪,但我并不为此而烦恼。（A）	A. 同意　B. 不同意　C.?	
*12	回首往事,我相当满足。（A）	A. 同意　B. 不同意　C.?	
13	即使能改变自己的过去,我也不愿有所改变。（A）	A. 同意　B. 不同意　C.?	
14	与其他同龄人相比,我曾经做过较多的愚蠢的决定。（D）	A. 同意　B. 不同意　C.?	
15	与其他同龄人相比,我的外表较年轻。（A）	A. 同意　B. 不同意　C.?	
*16	我已经为一个月甚至一年后该做的事制订了计划。（A）	A. 同意　B. 不同意　C.?	
*17	回首往事,我有许多想得到的东西均未得到。（D）	A. 同意　B. 不同意　C.?	
*18	与其他人相比,我惨遭失败的次数太多了。（D）	A. 同意　B. 不同意　C.?	
*19	我在生活中得到了相当多我所期望的东西。（A）	A. 同意　B. 不同意　C.?	
*20	不管人们怎样说,许多普通人是越过越糟,而不是越过越好了。（D）	A. 同意　B. 不同意　C.?	

注: * 项目被 Wood（1969）等人列入了生活满意度指数 Z（LSIZ）;

A 为正序记分项目,同意计 1 分,不同意计 0 分;

D 为反序记分项目,同意计 0 分,不同意计 1 分。

生活满意度指数 B 量表（LSIB）

序号	评估条目	评估选项	得分

请仔细阅读每一道题,根据自己实际情况进行作答:从每一题后答案中选出一个最适合您的答案。

序号	评估条目	评估选项	得分
1	您这个年纪最大的好处是什么?	2 积极的答案; 1 没有任何好处	
2	今后五年您打算做什么? 您估计今后的生活会有什么变化?	2 变好,或无变化; 1 无法预料,"各种可能性都有"; 0 变坏	
3	您现在生活中最重要的事情是什么?	2 任何自身之外的事情,或令人愉快的对未来的解释; 1 "维持现状"、保持健康或工作; 0 摆脱现在的困境或"目前什么重要的事情也没有"或提起以往的经历	

序号	评估条目	评估选项	得分
4	与早期的生活相比,您现在是否幸福?	2 现在是最幸福的时期,过去和现在同样幸福;或无法比较出何时更幸福; 1 最近几年有些不如以前了; 0 以前比现在好,目前是最糟糕的时期	
5	您是否曾担心人们期望您做的事您却不能胜任——您无法满足人们对您的要求?	2 不曾担心; 1 略有些担心; 0 担心	
6	如果您想怎样就能怎样,那么您最喜欢生活在哪里(国家名)?	2 目前所在地; 0 任何其他地方	
7	您感到孤独的时间有多少?	2 从未有过; 1 有时; 0 经常,十分频繁	
8	您感到生活无目的的时间有多少?	2 从未有过; 1 有时; 0 经常,十分频繁	
9	您希望将来与好朋友在一起的时间更多一些还是自己独处的时间更多一些?	2 现在这样很好; 1 与好朋友在一起的时间更多一些; 0 自己独处的时间更多一些	
10	您在目前的生活中发现多少不幸的事情?	2 几乎没有; 1 有一些; 0 许多	
11	当您年迈之后,事情比原先想象得好还是不好?	2 好; 1 和预期的差不多; 0 不好	
12	您对自己生活的满意程度如何?	2 非常满意; 1 相当满意; 0 不太满意	

LSIA 得分从 0(满意度最低)到 20(满意度最高);LSIB 得分从 0(满意度最低)到 22(满意度最高)

附录 4　老年幸福度量表(MUNSH)

老年幸福度量表(MUNSH)

序号	评估内容	评估标准			得分
		是	不知道	否	

指导语:我们想问一些关于您过得怎么样的问题。如果符合您的情况,请回答"是",如果不符合您的情况,请回答"否"。最近几个月里,您感到:

1	满意到极点?(PA)	2	1	0	
2	情绪很好?(PA)	2	1	0	

序号	评估内容	评估标准 是	不知道	否	得分
3	对您的生活特别满意?（PA）	2	1	0	
4	很走运?（PA）	2	1	0	
5	烦恼（NA）	2	1	0	
6	非常孤独或与人疏远?（NA）	2	1	0	
7	忧虑或非常不愉快?（NA）	2	1	0	
8	担心,因为不知道将来会发生什么情况?（NA）	2	1	0	
9	感到您的生活处境变得艰苦?（NA）	2	1	0	
10	一般来说,生活处境变得使您感到满意?（PA）	2	1	0	
11	这是我一生中最难受的时期?（NE）	2	1	0	
12	我像年轻时一样高兴?（PE）	2	1	0	
13	我所做的大多数事情都令人厌烦或单调?（NE）	2	1	0	
14	我做的事像以前一样使我感兴趣（PE）	2	1	0	
15	当我回顾我的一生时,我感到相当满意（PE）	2	1	0	
16	随着年龄的增加,一切事情更加糟糕?（NE）	2	1	0	
17	您感到孤独的程度如何?（NE）	2	1	0	
18	今年一些事情使我烦恼（NE）	2	1	0	
19	如果您能到您想住的地方去住,您愿意到那儿去住吗?（PE）	2	1	0	
20	有时我感到活着没意思（NE）	2	1	0	
21	我现在像我年轻时一样高兴（PE）	2	1	0	
22	大多数时候我感到生活是艰苦的（NE）	2	1	0	
23	您对您当前的生活满意吗?（PE）	2	1	0	
24	我的健康情况和我的同龄人比与他们相同甚至还好些（PE）	2	1	0	

注:
①每项回答"是",记2分,答"不知道",记1分,答"否"记0分;
②第19项答"现在住地",记2分,"别的住地"记0分;
③第23项答"满意",计分2分,"不满意",记0分;
④总分 =PA−NA+PE−NE;
⑤得分范围 −24 至 +24。为了便于计算,常加上常数24,记分范围0~48。

附录 5　WHO 生活质量测定量表 - 100（WHOQOL-100）

WHO 生活质量测定量表 -100（WHOQOL-100）

下列问题是问前 2 个星期中的某些事情，诸如快乐或满足之类积极的感受。问题均涉及前 2 个星期。

序号	评估内容	评分标准与选项					得分
		1	2	3	4	5	
1	您对自己的疼痛或不舒服担心吗	根本不担心	很少担心	担心（一般）	比较担心	极担心	
2	您在对付疼痛或不舒服时有困难吗	根本没困难	很少有困难	有困难（一般）	比较困难	极困难	
3	您觉得疼痛妨碍您去做自己需要做的事情吗	根本不妨碍	很少妨碍	有妨碍（一般）	比较妨碍	极妨碍	
4	您容易累吗	根本不容易累	很少容易累	容易累（一般）	比较容易累	极容易累	
5	疲乏使您烦恼吗	根本不烦恼	很少烦恼	烦恼（一般）	比较烦恼	极烦恼	
6	您睡眠有困难吗	根本没困难	很少有困难	有困难（一般）	比较困难	极困难	
7	睡眠问题使您担心吗	根本不担心	很少担心	担心（一般）	比较担心	极担心	
8	您觉得生活有乐趣吗	根本没乐趣	很少有乐趣	有乐趣（一般）	比较有乐趣	极有乐趣	
9	您觉得未来会好吗	根本不会好	很少会好	会好（一般）	会比较好	会极好	
10	在您生活中有好的体验吗	根本没有	很少有	有（一般）	比较多	极多	
11	您能集中注意力吗	根本不能	很少能	能（一般）	比较能	极能	
12	您怎样评价自己	根本没价值	很少有价值	有价值（一般）	比较有价值	极有价值	
13	您对自己有信心吗	根本没信心	很少有信心	有信心（一般）	比较有信心	极有信心	

续表

序号	评估内容	评分标准与选项					得分
		1	2	3	4	5	
14	您的外貌使您感到压抑吗	根本没压抑	很少有压抑	有压抑(一般)	比较压抑	极压抑	
15	您外貌上有无使您感到不自在的部分	根本没有	很少有	有(一般)	比较多	极多	
16	您感到忧愁吗	根本没忧愁	很少有忧愁	有忧愁(一般)	比较忧愁	极忧愁	
17	悲伤或忧郁等感觉对您每天的活动有妨碍吗	根本没妨碍	很少有妨碍	有妨碍(一般)	比较妨碍	极妨碍	
18	忧郁的感觉使您烦恼吗	根本不烦恼	很少有烦恼	烦恼(一般)	比较烦恼	极烦恼	
19	您从事日常活动时有困难吗	根本没困难	很少有困难	有困难(一般)	比较困难	极困难	
20	日常活动受限制使您烦恼吗	根本不烦恼	很少烦恼	烦恼(一般)	比较烦恼	极烦恼	
21	您需要依靠药物的帮助进行日常生活吗	根本不需要	很少需要	需要(一般)	比较需要	极需要	
22	您需要依靠医疗的帮助进行日常生活吗	根本不需要	很少需要	需要(一般)	比较需要	极需要	
23	您的生存质量依赖于药物或医疗辅助吗	根本不依赖	很少依赖	依赖(一般)	比较依赖	极依赖	
24	生活中,您觉得孤单吗	根本不孤单	很少孤单	孤单(一般)	比较孤单	极孤单	
25	您在性方面的需求得到满足吗	根本不满足	很少满足	满足(一般)	多数满足	完全满足	
26	您有性生活困难的烦恼吗	根本不烦恼	很少烦恼	烦恼(一般)	比较烦恼	极烦恼	
27	日常生活中您感受安全吗	根本不安全	很少安全	安全(一般)	比较安全	极安全	
28	您觉得自己居住在一个安全和有保障的环境里吗	根本没安全保障	很少有安全保障	有安全保障(一般)	比较有安全保障	总有安全保障	
29	您担心自己的安全和保障吗	根本不担心	很少担心	担心(一般)	比较担心	极担心	
30	您住的地方舒适吗	根本不舒适	很少舒适	舒适(一般)	比较舒适	极舒适	
31	您喜欢自己住的地方吗	根本不喜欢	很少喜欢	喜欢(一般)	比较喜欢	极喜欢	

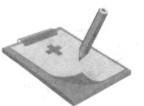

续表

序号	评估内容	评分标准与选项					得分
		1	2	3	4	5	
32	您有经济困难吗	根本没困难	很少有困难	有困难（一般）	比较困难	极困难	
33	您为钱财担心吗	根本不担心	很少担心	担心（一般）	比较担心	极担心	
34	您容易得到好的医疗服务吗	根本不容易得到	很少容易得到	容易得到（一般）	比较容易得到	极容易得到	
35	您空闲时间享受到乐趣吗	根本没乐趣	很少有乐趣	有乐趣（一般）	比较有乐趣	极有乐趣	
36	您的生活环境对健康好吗	根本不好	很少好	好（一般）	比较好	极好	
37	居住地的噪声问题使您担心吗	根本不担心	很少担心	担心（一般）	比较担心	极担心	
38	您有交通上的困难吗	根本没困难	很少有困难	有困难（一般）	比较困难	极困难	
39	交通上的困难限制您的生活吗	根本没限制	很少有限制	有限制（一般）	比较限制	极限制	

下列问题是问过去两星期内您做某些事情的能力是否安全"完全、十足"，问题均涉及前两星期。

序号	评估内容	1	2	3	4	5	得分
40	您有充沛的精力去应付日常生活吗	根本没精力	很少有精力	有精力（一般）	多数有精力	完全有精力	
41	您觉得自己的外形过得去吗	根本过不去	很少过得去	过得去（一般）	多数过得去	完全过得去	
42	您能做自己日常生活的事情吗	根本不能	很少能	能（一般）	多数能	完全能	
43	您依赖药物吗	根本不依赖	很少依赖	依赖（一般）	多数依赖	完全依赖	
44	您能从他人那里得到您所需要的支持吗	根本不能	很少能	能（一般）	多数能	完全能	
45	当需要时您的朋友能依靠吗	根本不能依靠	很少能依靠	能依靠（一般）	多数能依靠	完全能依靠	
46	您住所的质量符合您的需要吗	根本不符合	很少符合	符合（一般）	多数符合	完全符合	
47	您的钱够用吗	根本不够用	很少够用	够用（一般）	多数够用	完全够用	
48	在日常生活中您需要的信息都齐备吗	根本不齐备	很少齐备	齐备（一般）	多数齐备	完全齐备	

续表

序号	评估内容	评分标准与选项					得分
		1	2	3	4	5	
49	您有机会得到自己所需要的信息吗	根本没机会	很少有机会	有机会（一般）	多数有机会	完全有机会	
50	您有机会进行休闲活动吗	根本没机会	很少有机会	有机会（一般）	多数有机会	完全有机会	
51	您能自我放松和自我找乐趣吗	根本不能	很少能	能（一般）	多数能	完全能	
52	您有充分的交通工具吗	根本没有	很少有	有（一般）	多数有	完全有	

下面的问题要求您对前两星期生活的各个方面说说感觉是如何的"满意、高兴或好"，问题均涉及前两星期。

序号	评估内容	评分标准与选项					得分
		1	2	3	4	5	
53	您对自己的生存质量满意吗	很不满意	不满意	既非满意也非不满意	满意	很满意	
54	总的来讲，您对自己的生活满意吗	很不满意	不满意	既非满意也非不满意	满意	很满意	
55	您对自己的健康状况满意吗	很不满意	不满意	既非满意也非不满意	满意	很满意	
56	您对自己的精力满意吗	很不满意	不满意	既非满意也非不满意	满意	很满意	
57	您对自己的睡眠情况满意吗	很不满意	不满意	既非满意也非不满意	满意	很满意	
58	您对自己学习新事物的能力满意吗	很不满意	不满意	既非满意也非不满意	满意	很满意	
59	您对自己作决定的能力满意吗	很不满意	不满意	既非满意也非不满意	满意	很满意	
60	您对自己能力满意吗	很不满意	不满意	既非满意也非不满意	满意	很满意	
61	您对自己的能力满意吗	很不满意	不满意	既非满意也非不满意	满意	很满意	
62	您对自己的外形满意吗	很不满意	不满意	既非满意也非不满意	满意	很满意	
63	您对自己做日常生活事情的能力满意吗	很不满意	不满意	既非满意也非不满意	满意	很满意	
64	您对自己的人际关系满意吗	很不满意	不满意	既非满意也非不满意	满意	很满意	
65	您对自己的性生活满意吗	很不满意	不满意	既非满意也非不满意	满意	很满意	

续表

序号	评估内容	评分标准与选项					得分
		1	2	3	4	5	
66	您对自己从家庭得到的支持满意吗	很不满意	不满意	既非满意也非不满意	满意	很满意	
67	您对自己从朋友那里得到的支持满意吗	很不满意	不满意	既非满意也非不满意	满意	很满意	
68	您对自己供养或支持他人的能力满意吗	很不满意	不满意	既非满意也非不满意	满意	很满意	
69	您对自己的人身安全和保障满意吗	很不满意	不满意	既非满意也非不满意	满意	很满意	
70	您对自己居住地的条件满意吗	很不满意	不满意	既非满意也非不满意	满意	很满意	
71	您对自己的经济状况满意吗	很不满意	不满意	既非满意也非不满意	满意	很满意	
72	您对得到卫生保健服务的方便程度满意吗	很不满意	不满意	既非满意也非不满意	满意	很满意	
73	您对社会福利服务满意吗	很不满意	不满意	既非满意也非不满意	满意	很满意	
74	您对自己学习新技能的机会满意吗	很不满意	不满意	既非满意也非不满意	满意	很满意	
75	您对自己获得新信息的机会满意吗	很不满意	不满意	既非满意也非不满意	满意	很满意	
76	您对自己使用空闲时间的方式满意吗	很不满意	不满意	既非满意也非不满意	满意	很满意	
77	您对周围的自然环境（比如污染、气候、噪声、景色）满意吗	很不满意	不满意	既非满意也非不满意	满意	很满意	
78	您对自己居住地的气候满意吗	很不满意	不满意	既非满意也非不满意	满意	很满意	
79	您对自己的交通情况满意吗	很不满意	不满意	既非满意也非不满意	满意	很满意	
80	您与家人的关系愉快吗	很不愉快	不愉快	既非愉快也非不愉快	愉快	很愉快	
81	您怎样评价您的生存质量	很差	差	不好也不差	好	很好	

续表

序号	评估内容	评分标准与选项					得分
		1	2	3	4	5	
82	您怎样评价您的性生活	很差	差	不好也不差	好	很好	
83	您睡眠好吗	很差	差	不好也不差	好	很好	
84	您怎样评价自己的记忆力	很差	差	不好也不差	好	很好	
85	您怎样评价自己可以得到的社会服务的质量	很差	差	不好也不差	好	很好	

下列问题有关您感觉或感觉经历某些事情的"频繁程度"，问题均涉及前两星期。

序号	评估内容	1	2	3	4	5	得分
86	您有疼痛吗	没有疼痛	偶尔有疼痛	时有时无	经常有疼痛	总是有疼痛	
87	您通常有满足感吗	没有满足感	偶尔有满足感	时有时无	经常有满足感	总是有满足感	
88	您有消极感受吗（如情绪低落、绝望、焦虑、忧郁）	没有消极感受	偶尔有消极感受	时有时无	经常有消极感受	总是有消极感受	

以下问题有关您的工作，这里工作是指您所进行的主要活动。问题均涉及前两星期。

序号	评估内容	1	2	3	4	5	得分
89	您能工作吗	根本不能	很少能	能（一般）	多数能	完全能	
90	您觉得您能完成自己的职责吗	根本不能	很少能	能（一般）	多数能	完全能	
91	您对自己的工作能力满意吗	很不满意	不满意	既非满意也非不满意	满意	很满意	
92	您怎样评价自己的工作能力	很差	差	不好也不差	好	很好	

以下问题问的是前两星期中"行动的能力"如何，这里指当您想做事情或需要做事情的时候移动身体的能力。

序号	评估内容	1	2	3	4	5	得分
93	您行动的能力如何	很差	差	不好也不差	好	很好	
94	行动困难使您烦恼吗	根本不烦恼	很少烦恼	烦恼（一般）	比较烦恼	极烦恼	
95	行动困难影响您的生活方式吗	根本不影响	很少影响	影响（一般）	比较影响	极影响	
96	您对自己的行动能力满意吗	很不满意	不满意	既非满意也非不满意	满意	很满意	

续表

以下问题有关您个人信仰，以及这些如何影响您的生存质量。这些问题有关宗教、神灵和其他信仰，这些问题也涉及前两个星期。

序号	评估内容	评分标准与选项					得分
		1	2	3	4	5	
97	您的个人信仰增添您生活的意义吗	根本没增添	很少有增添	有增添（一般）	有比较大增添	有极大增添	
98	您觉得自己的生活有意义吗	根本没意义	很少有意义	有意义（一般）	比较有意义	极有意义	
99	您的个人信仰能给您力量去对待困难吗	根本没力量	很少有力量	有力量（一般）	有比较大力量	有极大力量	
100	您的个人信仰帮助您理解生活中的困难吗	根本没帮助	很少有帮助	有帮助（一般）	有比较大帮助	有极大帮助	
附加问题：							
101	家庭摩擦影响您的生活吗	根本不影响	很少影响	影响（一般）	有比较大影响	有极大影响	
102	您的食欲怎么样	很差	差	不好也不差	好	很好	

如果让您综合以上各方面（生理健康、心理健康、社会关系和周围环境等方面）给自己的生存质量打一个总分，您打多少分（满分为100分）？

E

G

H

J

L

S

T

W

X

Y

Z

[1] 吴仕英,肖洪松.老年综合健康评估[M].成都:四川大学出版社,2015.

[2] 冯辉.养老服务评估[M].长沙:中南大学出版社,2018.

[3] 田兰宁.老年人能力评估基础操作指南[M].北京:中国社会出版社,2018.

[4] 宋岳涛.老年综合评估[M].2版.北京:中国协和医科大学出版社,2019.

[5] 于普林.老年医学[M].2版.北京:人民卫生出版社,2019.

[6] 化前珍,胡秀英.老年护理学[M].4版.北京:人民卫生出版社,2018.

[7] 熊云新,叶国英.外科护理学[M].4版.北京:人民卫生出版社,2020.

[8] 尤黎明,吴瑛.内科护理学[M].6版.北京:人民卫生出版社,2020.

[9] 李小鹰.中华老年医学[M].北京:人民卫生出版社,2016.

[10] 孙建萍,张先庚.老年护理学[M].4版.北京:人民卫生出版社,2018.

[11] 孙玉梅,张立力.健康评估[M].4版.北京:人民卫生出版社,2019.

[12] 戴晓阳.常用心理评估量表手册[M].北京:人民军医出版社,2015.

[13] 王刚.痴呆及认知障碍神经心理测评量表手册[M].北京:科学出版社,2014.

[14] 程琳.老年认知功能障碍患者的评估和干预研究[M].长春:吉林大学出版社,2019.

[15] 库少雄.人类行为与社会环境[M].2版.武汉:华中科技大学出版社,2018.

[16] 万崇华,禹玉兰,谭健峰.生命质量研究导论[M].北京:科学出版社,2016.

[17] 朱燕波.生命质量(QOL)测量与评价[M].北京:人民军医出版社,2010.